Prokrastination

Anna Höcker
Margarita Engberding
Fred Rist

Prokrastination

Ein Manual zur Behandlung des pathologischen Aufschiebens

2., aktualisierte und ergänzte Auflage

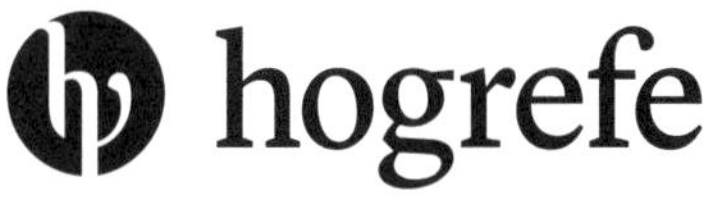

Dr. Anna Höcker, geb. 1981. 2000–2005 Studium der Psychologie in Münster. 2005–2009 Ausbildung zur Psychologischen Psychotherapeutin am Institut für Psychologische Psychotherapieausbildung Münster (IPP). 2005–2006 Mitarbeiterin in der Fachklinik für Psychiatrie, Psychotherapie, Psychosomatik und Neurologie in Remscheid. Seit 2006 Mitarbeiterin der Psychotherapie-Ambulanz der Universität Münster, dort verantwortlich für die Prokrastinationsambulanz. 2009 Approbation als Psychologische Psychotherapeutin. 2010 Promotion. Seit 2010 zusätzlich Leitende Psychologin der Psychotherapeutischen Ambulanzen an der Universität Bielefeld und seit 2015 Leiterin der Psychotherapeutischen Ambulanz des Bielefelder Instituts für Psychologische Psychotherapieausbildung (BIPP).

Dipl.-Psych. Margarita Engberding, geb. 1947. 1967–1974 Studium der Psychologie in Münster. 1974–1987 Wissenschaftliche Mitarbeiterin an der Erziehungsberatungsstelle des Psychologischen Instituts der Universität Münster. Seit 1987 Wissenschaftliche Mitarbeiterin der Universität Münster. 1993–2012 Geschäftsführende Leiterin der Psychotherapie-Ambulanz der Universität Münster. 1999 Approbation als Psychologische Psychotherapeutin und als Kinder- und Jugendlichenpsychotherapeutin. Seit 1999 als Dozentin und Supervisorin am Institut für Psychologische Psychotherapie-Ausbildung (IPP-Münster) und anderen Ausbildungsinstituten tätig.

Prof. Dr. Fred Rist, geb. 1947. 1967–1973 Studium der Psychologie in Konstanz. 1977 Promotion. 1987 Habilitation. 1988–1990 Professur für Klinische und Differentielle Psychologie an der Universität Konstanz. 1991 Umhabilitierung an die Medizinische Fakultät der Universität Heidelberg. 1993 apl.-Professur für Klinische Psychologie an der Universität Heidelberg. 1996–2013 Inhaber des Lehrstuhls für Klinische Psychologie und Psychotherapie an der Universität Münster. Seit 2013 Tätigkeit als Senior-Professor an der Universität Münster.

Bibliografische Information der Deutschen Nationalbibliothek
Die Deutsche Nationalbibliothek verzeichnet diese Publikation in der Deutschen Nationalbibliografie; detaillierte bibliografische Daten sind im Internet über http://dnb.dnb.de abrufbar.

Hogrefe Verlag GmbH & Co. KG
Merkelstraße 3
37085 Göttingen
Deutschland
Tel. +49 551 999 50 0
Fax +49 551 999 50 111
verlag@hogrefe.de
www.hogrefe.de

Satz: ARThür Grafik-Design & Kunst, Weimar
Druck: Media-Print Informationstechnologie, Paderborn
Printed in Germany
Auf säurefreiem Papier gedruckt

2., aktualisierte und ergänzte Auflage 2017

(E-Book-ISBN [PDF] 978-3-8409-2842-0; E-Book-ISBN [EPUB] 978-3-8444-2842-1)
ISBN 978-3-8017-2842-7
http://doi.org/10.1026/02842-000

Inhaltsverzeichnis

CD-ROM

Die CD-ROM enthält PDF-Dateien aller Arbeitsmaterialien, die zur Durchführung des Trainingsprogrammes verwendet werden können. Alle Arbeitsmaterialien befinden sich zusätzlich im Anhang des Manuals.

Die PDF-Dateien können mit dem Programm Acrobat® Reader (eine kostenlose Version ist unter www.adobe.com/products/acrobat erhältlich) gelesen und ausgedruckt werden.

Vorwort zur 2. Auflage

Wir freuen uns, dass sich die erste Auflage dieses Manuals so großer Beliebtheit erfreut hat, dass wir schon so kurz nach ihrer Veröffentlichung eine 2. Auflage herausbringen können. In diesem Manual wollen wir unsere Erfahrungen mit der Diagnose und Behandlung einer Störung weitergeben, die die gängigen Kataloge psychischer Störungen noch gar nicht kennen: Weder in der „International Classification of Diseases (ICD)" der Weltgesundheitsorganisation, noch im „Diagnostic and Statistical Manual (DSM)" der American Psychiatric Association wird Prokrastination – im Sinne pathologischen Aufschiebens – als eine eigenständige Störung aufgeführt; allenfalls wird Aufschieben als Symptom oder Konsequenz anderer Störungen genannt. Warum meinen wir also, dass Prokrastination als eine eigene Störung verstanden, speziell diagnostiziert und gezielt behandelt werden sollte?

Unsere klinischen Beobachtungen und vor allem unsere Forschungsbefunde aus den letzten Jahren haben uns in dieser Überzeugung bestärkt. In unserer klinischen Arbeit wurden wir auf das Thema aufmerksam, als immer wieder Menschen aus verschiedenen beruflichen Kontexten in unserer Psychotherapie-Ambulanz vorstellig wurden, die essenziell darunter litten, chronisch und exzessiv aufzuschieben. Ihr gemeinsames Problem bestand vor allem in einem chronischen stark ausgeprägten Aufschieben von wichtigen oder sogar unerlässlichen Arbeiten, aber ihre Primärdiagnosen waren unterschiedlich und konnten in der Regel diesen Mangel an Selbststeuerung nicht erklären. In manchen Fällen gab es trotz klinisch signifikanten Leidens aufgrund des Aufschiebens darüber hinaus keine spezifische Diagnose obwohl die Betroffenen nicht nur Beeinträchtigungen durch die Konsequenzen des Aufschiebens, sondern auch extreme psychische und körperliche Symptome schilderten.

In der Folgezeit recherchierten wir zu diesem Phänomen und führten selbst wissenschaftliche Untersuchungen in unterschiedlichen studentischen und nicht studentischen Stichproben durch. Dabei fanden wir bedeutsame Zusammenhänge beispielsweise mit ADHS, Depression und Versagensangst. Es wurde deutlich, dass Prokrastination in allen Berufsgruppen vorkommt, dass sie sich auf eine Vielzahl persönlich wichtiger Aufgaben und alltäglicher Verrichtungen erstreckt, und dass sie nicht selten eine lebensbeherrschende Beeinträchtigung darstellt.

Offensichtlich ist das Problem Prokrastination so universell und mit so viel Leid und schädlichen beruflichen und privaten Folgen für die Betroffenen verbunden, dass der Behandlungsbedarf unübersehbar ist. Wie können wir den Betroffenen helfen, diese Störung ihrer Selbststeuerung zu überwinden? Diese therapeutische Herausforderung war für uns seit Beginn unserer Beschäftigung mit dem Thema die zentrale Frage, und unsere Antworten darauf stellen wir in diesem Manual vor.

Unsere Leitprinzipien bei der Entwicklung des Behandlungsrationales waren Verhaltensnähe, Einfachheit und Zeitökonomie; die kontinuierliche Evaluation aller hier vorgestellten Behandlungsmethoden war und ist uns ein zentrales Anliegen. In der Fachliteratur finden sich etliche Behandlungsvorschläge, in denen entweder in eklektizistischer Manier viele unterschiedliche mehr oder weniger spezifische Behandlungskomponenten zusammengestellt sind oder in denen aus einer pädagogischen Perspektive vor allem die Arbeitsmotivation verbessert werden soll. Der hier vorgestellte Ansatz weicht von beiden Traditionen durch die Konzentration auf wenige spezifische und verhaltensnahe Elemente ab, die von Therapeuten gut erlernt und den Betroffenen gut vermittelt werden können, und deren Wirkprinzip leicht nachzuvollziehen ist. Die von uns entwickelten Behandlungsmodule können in reguläre kognitiv-verhaltenstherapeutische Therapiepläne bruchlos eingebaut werden.

Im Dezember 2016 ist zudem unser Ratgeber „Heute fange ich wirklich an!" im Hogrefe-Verlag erschienen, den Patienten auch parallel zur Behandlung oder zur Rückfallprophylaxe lesen können, um ihr Wissen bezüglich Entstehung und Aufrechterhaltung sowie Behandlungsmethoden zu festigen und aufzufrischen, und der sich ebenso für ein eigenverantwortliches Veränderungsprojekt eignet. Unseren jetzigen Forschungs- und Kenntnisstand zur Diagnostik und zur Behandlung von Prokrastination haben wir in Zusammenarbeit mit vielen Kolleginnen und Kollegen sowie Studierenden erreicht. Ihnen wollen wir hier danken für ihr Interesse am Thema Prokrastination, für die intensiven Diskussionen bei den Treffen unserer Forschungsgruppe und für ihren Einsatz bei der Beantwortung unserer vielen Fragen zum Bedingungsmodell und zur Behandlung der Prokrastination in ihren empirischen Abschlussarbeiten – sie alle haben zur Entstehung dieses Manuals beigetragen!

Danksagung

Wir danken unseren früheren und aktuellen Mitarbeitern und Mitarbeiterinnen der Prokrastinationsambulanz der Universität Münster: v. a. Eva Frings, Lena Reinken (geb. Beck), Karoline Krumm, Katrin Hönen, Julia Beumler und Stephan Förster.

Wir danken unseren Diplomandinnen, die gemeinsam mit uns die einzelnen Behandlungsmodule entwickelt und in ihren Diplomarbeiten erstmals durchgeführt und evaluiert haben: Julia Beißner, Sarah Nieroba, Nicole Samberg und Maike Wildt.

Wir danken allen Diplomanden bzw. Master- und Bachelorstudierenden die für ihre Abschlussarbeiten eine Fragestellung aus unserer Forschungsgruppe zur Prokrastination übernommen haben: Inga Opitz, Julia Patzelt, Björn Deters, Dina Menke, Birthe Jaensch, Karoline Krumm, Dorothee Brückner, Meike Braukmann, Lena Reinken (geb. Beck), Anita Bandalo, Eva Frings, Sarah Rossa, Sonja Westermann, Dorothee Müller, Sophie Bischoff, Ruth Haferkamp, Andrea Daemen, Marijke Hullegie, Anna Engberding, Milena Mentgen, Carolin Spieker, Inez Frank, Laura Engelke, Michaela Lues, Johanna Schulte, Cornelia Scheuerle, Nicole Paßlick, Johanne Wolf, Hannah Wittmann, Carola Schmidt, Christian Wolff, Melanie Lindenberger, Nele Hannig und Verena Jurilj.

Wir danken den Korrektorinnen des Manuskripts: Imke Pudritz, Johanna Schulte und Janna von Beschwitz.

Wir danken der Psychotherapie-Ambulanz des Fachbereichs Psychologie und Sportwissenschaften der Westfälischen Wilhelms-Universität Münster, dem An-Institut für Psychologische Psychotherapieausbildung (IPP), der Christoph-Dornier-Stiftung (CDS) Münster und der Universitätsgesellschaft Münster e.V. für die Unterstützung unserer Forschungsarbeiten.

Wir danken Frau Prof. Dr. Marianne Ravenstein, Prorektorin für Lehre im Rektorat der Westfälischen Wilhelms-Universität dafür, dass sie die Arbeit unserer Prokrastinationsambulanz in ihrer Bedeutung für das Wohlergehen der Studierenden, die Verkürzung der Studienzeiten und die Verhinderung von Studienabbrüchen gewürdigt und wirkungsvoll unterstützt hat.

Münster, Januar 2017

Anna Höcker, *Margarita Engberding* und *Fred Rist*

Kapitel 1

Beschreibung der Störung

1.1 Aufschieben und Prokrastination

Mit dem Begriff „Aufschieben" bezeichnen wir die Verlagerung einer Entscheidung oder einer Aktivität von einem früheren auf einen späteren Zeitpunkt. Das englische Verb „to procrastinate" bzw. das deutsche „prokrastinieren" geht auf das lateinische „procrastinare" zurück, das ohne negative Konnotation als „aufschieben", „vertagen" (crastinum = morgen, der morgige Tag) zu übersetzen ist. Ursprünglich war damit also eine eher positiv bewertete Verhaltensweise gemeint, nämlich das reflektierte Aufschieben von schwerwiegenden Entscheidungen bis zu einem günstigen Zeitpunkt, der einer Handlung mehr Erfolg sichert. Im Sprachgebrauch der Gegenwart überwiegt jedoch die negative Konnotation von Prokrastination im Sinne von „zögern", „zaudern", „eine Sache nicht in Angriff nehmen, obwohl das längst fällig wäre", gegenüber der ursprünglichen Interpretation von Aufschieben als Gegenteil ungestümen und unüberlegten Handelns.

Im Alltag bestimmt eine Vielzahl von Faktoren, welche Aktivität wann, wie und zugunsten welcher alternativen Tätigkeit aufgeschoben wird. In dem Maße, wie Arbeitsabläufe frei gestaltet werden können, müssen zu einem bestimmten Zeitpunkt immer wieder Entscheidungen zwischen verschiedenen gerade durchführbaren Aktivitäten getroffen werden. Das Aufschieben von Tätigkeiten ist deshalb häufig, alltäglich und nicht primär dysfunktional, sondern entspricht einer flexiblen Handlungskontrolle, mit der spontan auf aktuellen Handlungsbedarf reagiert werden kann. Oft sind die vorgezogenen Tätigkeiten solche, die kurzfristig anfallen und schnell zu erledigen sind oder deren vorgezogene Erledigung durch ihre Dringlichkeit begründet werden kann. Solche Entscheidungen sind jedoch nicht allein durch die objektive Wichtigkeit und Dringlichkeit der zu wählenden Aktivitäten bestimmt, sondern immer auch durch psychische Einflussfaktoren. Die Entscheidung, was aufgeschoben wird und was weitergeführt wird, steht in Zusammenhang mit der momentanen Stimmung, der Antizipation von Erfolg und Misserfolg, dem erwarteten Einfluss der Tätigkeit auf die Stimmung und generell der Abwägung von Kosten und Nutzen einer unmittelbaren im Vergleich zu einer späteren Ausführung. Die Stärke und Richtung des Einflusses solcher Faktoren wird durch die Konstellation von situationsübergreifenden Persönlichkeitsmerkmalen eines Menschen noch weiter modifiziert.

Nur wenige Personen werden von sich sagen können, dass sie sich bei freier Wahlmöglichkeit in solchen Entscheidungssituationen immer zugunsten des wichtigeren Ziels und zu Ungunsten der alternativen, aber momentan attraktiver oder dringlicher erscheinenden Aktivitäten entscheiden. Aufschieben wird jedoch dann zum Problem, wenn persönlich wichtige Tätigkeiten überwiegend zugunsten weniger wichtiger Tätigkeiten aufgeschoben werden, wenn also die tatsächlich durchgeführten Handlungen anhaltend nicht den eigenen Absichten zur Erreichung wichtigerer Ziele entsprechen. Ein Thema für die Klinische Psychologie wird Aufschieben erst dann, wenn ein solches Verhalten habituell wird und trotz bereits gravierender negativer Folgen nicht eingeschränkt werden kann. Tätigkeiten zur Erreichung persönlich wichtiger Ziele werden dann so oft oder in so vielen Bereichen aufgeschoben, dass der Lebensvollzug beeinträchtigt ist und das Aufschieben zu persönlichen Nachteilen von erheblichem Ausmaß führt. Diese Nachteile umfassen sowohl objektive Leistungseinbußen (z. B. schlechte Noten, verlängerte Ausbildungszeiten, nicht erreichte Ausbildungsabschlüsse), Belastungen zwischenmenschlicher Beziehungen (Ärger und Enttäuschung anderer über nicht eingehaltene Leistungsversprechen), als auch Beeinträchtigungen des eigenen Wohlbefindens (z. B. Stressgefühle, Schlafstörungen, reduziertes Selbstwertgefühl, Depressivität bis zur manifesten Depression). Ein derart chronisches und exzessives Aufschieben wird in der Ausbildung, im Beruf und auch im privaten Leben zum Problem für die Betroffenen selbst und ihre Interaktionen mit anderen. Das immer wieder praktizierte Vermeiden der Arbeit für ein persönliches Ziel, obwohl dieses als wichtig angesehen wird und obwohl Zeit dafür zur Verfügung steht, erscheint den Betroffenen dabei oft selbst so rätselhaft wie den Menschen, die mit ihnen zu tun haben. Dieses dysfunktionale, mit Leid, negativen

Konsequenzen für das eigene Leben und Risiken für die Entwicklungen weiterer Störungen verbundene Verhalten ist von gewöhnlichem Aufschieben abzugrenzen. Im Folgenden sprechen wir hier von pathologischem Aufschieben oder Prokrastination.

1.2 Kennzeichen von Prokrastination

Prokrastination findet sich als Thema in der wissenschaftlichen Literatur etwa seit 1970, verstärktes Interesse an Prokrastination ist aber erst ab ca. 1990 festzustellen. Viel Verdienst für die Festlegung und Ausgestaltung des Forschungsthemas Prokrastination hatte das Buch „Procrastination and Task Avoidance" von Ferrari, Johnson und McCown (1995). Wichtige weitere Sammelveröffentlichungen sind ein Sonderheft zum Thema Prokrastination („Procrastination: Current issues and new directions") im „Journal of Social Behavior and Personality", herausgegeben von Ferrari und Pychyl (2000), sowie ein Sammelband zu ersten Behandlungsansätzen bei Prokrastination, herausgegeben von Schouwenburg, Lay, Pychyl und Ferrari (2004). Mittlerweile sind hunderte von Einzelarbeiten zum Thema Prokrastination zumeist im englischen Sprachraum erschienen. Im Vergleich zu anderen problematischen Verhaltensweisen oder Persönlichkeitsmerkmalen ist Prokrastination jedoch noch immer erstaunlich wenig erforscht. Insbesondere verwundert der Mangel an einschlägigen Arbeiten im deutschen Sprachraum, obwohl in der deutschen Psychologie vielfach zu motivationalen und volitionalen Modellen des Lernens und Arbeitens publiziert wird (vgl. Heckhausen & Heckhausen, 2010). Der Großteil der einschlägigen Untersuchungen betrifft „akademische Prokrastination", womit Prokrastination speziell bei Schülern, Studierenden oder wissenschaftlich Tätigen in akademischen Einrichtungen gemeint ist: Zumeist wird in solchen Untersuchungen bei Schülern oder Studierenden das Ausmaß der selbstberichteten Aufschiebetendenz erfasst und mit anderen Persönlichkeits- oder Situationsmerkmalen in Beziehung gesetzt. Selten werden dabei jedoch klinisch bedeutsame und behandlungsbedürftige Ausprägungen der Aufschiebetendenz – also der Prokrastination im von uns vorgeschlagenen engeren Sinn – gesondert erfasst und beschrieben. Entsprechend findet sich in der Literatur zum Aufschiebeverhalten eine ganze Reihe von Definitionen von Prokrastination, die aber nicht speziell klinisch formuliert sind (vgl. Kasten 1).

Kasten 1: Defintion von Prokrastination

„Procrastination …

- … manifests itself in frequent delays in starting and/or completing tasks to deadline." (Ferrari et al., 1995)
- … is the act of needlessly delaying tasks to the point of experiencing subjective discomfort." (Solomon & Rothblum, 1984)
- … can be typified as avoidance behaviour and can be seen as the avoidance of the execution of an intended action. The action is (cognitively) important to the individual but is anticipated as something (affectively) unattractive, causing an approach-avoidance conflict. It presents an intrapersonal conflict between what one should do and what one wants to do and losing it instead of solving it." (van Eerde, 2003)
- … [means] putting the tasks off past the optimal time it should be initiated to guarantee the maximal likelihood of its successful completion." (Silver, 1974)
- … [means] voluntarily delaying an intended course of action despite expecting to be worse off for the delay." (Steel, 2007)

Diese Definitionen nennen zwar unterschiedliche Aspekte des Aufschiebens, stimmen aber in einem Kern von Merkmalen überein. Gemeinsam ist allen Definitionen, dass Aktivitäten, die zur Erreichung wichtiger Ziele nötig sind, zugunsten anderer Aktivitäten aufgeschoben werden. Zusätzlich werden folgende Merkmale von Prokrastination herausgestellt: dass dieses Verhalten die Qualität der schließlich erbrachten Leistung gefährdet oder tatsächlich mindert, dass die aufgeschobene Tätigkeit selbst aversiv ist und die Beschäftigung damit Unbehagen auslöst, aber auch, dass das Aufschieben selbst wiederum Unbehagen auslöst. Betont wird, dass sowohl der Akt des Aufschiebens bewusst geschieht als auch die Konsequenzen der Handlung den Betroffenen bewusst sind. In der Kombination beschreiben diese Definitionen Prokrastination als eine komplexe Störung der Handlungskontrolle, an der affektive, kognitive und motivationale Faktoren beteiligt sind.

Implizit ist jedoch allen Definitionen, dass mit Prokrastination habituelles Aufschiebeverhalten bezeichnet wird, und nicht vereinzelt auftretendes, auf bestimmte Ziele beschränktes Aufschieben. Keine der vorgestellten Definitionen enthält jedoch eine Aussage zur Häufigkeit oder Intensität des Aufschiebens – lediglich Ferrari et al. (1995) beziehen Prokrastination auf „häufige Verzögerungen“. Ferrari et al. (1995) hatten die Hoffnung, dass für pathologische Prokrastination ähnlich wie z. B. für Depression oder Panikstörung Kriterien für eine kategoriale Diagnose entwickelt würden. Dies ist bisher noch nicht geschehen: Weder Häufigkeit und Intensität des Aufschiebens noch Zeiträume für das Bestehen der Problematik noch das Ausmaß der damit verbundenen persönlichen negativen Konsequenzen wurden bislang für Prokrastination so festgelegt, wie dies bei anderen psychischen Störungen nach der Logik der ICD und des DSM geschehen ist. Vielleicht ist dieser Mangel der Grund, warum das Forschungsgebiet Prokrastination in der Klinischen Psychologie und Psychotherapie bisher so wenig bearbeitet wurde. Erinnern wir uns daran, dass auch die Panikstörung als Forschungsgebiet erst bedeutsam wurde, nachdem erstmalig im DSM-III diagnostische Kriterien dafür festgelegt worden waren. Trotz zahlreicher Untersuchungen zum Aufschieben mangelt es an Untersuchungen von Menschen, die Aufschieben in selbstschädigendem Ausmaß betreiben, also Kriterien für Prokrastination oder ein „Prokrastinationssyndrom“ (Ferrari et al., 1995) erfüllen könnten. Das veranlasste uns dazu, einen unserer Forschungsschwerpunkte auf die Erforschung von Kriterien für Prokrastination zu legen: In Kapitel 1.10 finden Sie unsere vorläufigen Kriterien für Prokrastination, die wir nach einer Reihe wissenschaftlicher Studien an der Prokrastinationsambulanz der Universität Münster formuliert und aufgrund weiterer empirischer Untersuchungen optimiert haben.

1.3 Fall-Illustrationen zur Prokrastination

Als ein indirektes Kriterium für pathologisches Aufschieben kann das Nachfragen nach Rat und die Inanspruchnahme von Behandlungsangeboten wegen habituellen Aufschiebens angesehen werden. Starke Ausprägungen des Aufschiebens, die dazu motivieren, Rat und Behandlungsmöglichkeiten zu suchen, können wir anhand von Beschreibungen von Studierenden aus unseren Behandlungsgruppen illustrieren (vgl. Kasten 2). Sie behandeln jeweils unterschiedliche thematische Schwerpunkte des Aufschiebens, wie z. B. Prüfungsvorbereitung, Hausarbeiten und Examensarbeit. Im Einklang mit den zuvor vorgestellten Definitionen ist allen Beschreibungen gemeinsam, dass die wichtige Aufgabe klar erkannt wird, auch für bewältigbar gehalten wird und sozusagen ständig in greifbarer Nähe bleibt, dass sie aber anhaltend bzw. jeden Tag aufs Neue vermieden wird. Gemeinsam ist auch allen Schilderungen, dass sich die Betroffenen der Diskrepanz zwischen der dadurch erzwungenen Lebensführung und einer besseren, mit ihren Vorstellungen mehr im Einklang stehenden Lebensgestaltung bewusst sind, ein erheblicher Leidensdruck und das Gefühl der Ohnmacht gegenüber diesem Defizit der eigenen Handlungssteuerung.

Wenn Aufschieben anhaltend und umfassend das Erreichen von Arbeitszielen verhindert, dann sind negative Folgen für den Beruf und die Lebensgestaltung unvermeidlich. Bei Menschen, die unter

Kasten 2: Fallbeispiele

Prüfungsvorbereitung

„… bei mir hat bislang eigentlich immer alles geklappt, aber es war zum Schluss immer totaler Stress: Nachts lange lernen die letzten Tage vor der Prüfung, sodass ich da dann noch ordentlich was tun musste, obwohl ich mir vorher schon vorgenommen hatte, pünktlich anzufangen und auch die Zeit dafür da war und es dann immer wieder nicht gemacht habe … auch jetzt wieder … ich komme einfach nicht mehr hinterher und hänge wieder hinter meinem Zeitplan, sodass ich wieder kurz vorher da sitzen werde und die Nächte zum Tag werden.“

Zeitmanagement I

„… bei mir wird dann auch alles auf den letzten Drücker gemacht, ich bin dann jenseits von Gut und Böse. Ich bin dann total manisch und ich krieg gar nichts mehr hin. Der Berg von Dingen, die ich machen soll, ist dann total riesig, auch der ganze Kleinkram fällt mir dann ein, dass ich zuhause anrufen sollte oder wieder mal zum Zahnarzt sollte zum Beispiel. Das wird alles eine riesige Belastung und ich weiß überhaupt nicht, wo ich überhaupt anfangen soll … Ich entwickle jeden Monat mindestens eine neue Methode, wie ich anders an das Problem herangehen könnte. Von A, B, C, D-Prioritäten bis auf großes Plakat gemalt und im Zimmer aufgehängt und dann habe ich Zettel und Tagespläne gemacht …“

Kasten 2: Fallbeispiele (Fortsetzung)

Schriftliche Leistungen

„… ich bin quasi scheinfrei bis auf Kleinigkeiten, die ich liegengelassen habe, weil ich keine Deadline hatte. Es wurde gesagt: ‚Geben Sie es irgendwann im Laufe des Studiums ab'. Und das heißt für mich, ich lass es erstmal liegen. Mache ich dann in 2 Monaten. Das Praktikum habe ich vor 3 Jahren gemacht, der Bericht steht noch aus, die Dozentin ist aber immer noch da … Und dann ist da noch ein ganz einfaches Protokoll, was ich einfach nur hätte schreiben müssen. Der Dozent hat gesagt: ‚Geben Sie es Anfang der Semesterferien ab.' Anfang ist aber relativ, irgendwann war Mitte der Semesterferien und ich dachte, das kann man immer noch zum Anfang rechnen. Und dann war das Semester da und ich hatte andere Sachen zu tun und ich habe es irgendwann ganz liegen lassen und hoffe darauf, dass ich das dann noch nachträglich einreichen kann."

Examensarbeit

„… ich muss mich jetzt endlich zur Examensarbeit anmelden, weil meine Eltern Druck machen und ich selbst langsam das Gefühl habe, ich krieg nichts mehr gebacken. Aber ich schiebe es immer wieder vor mir her, weil mir immer wieder irgendwelche anderen Dinge einfallen. Hauptgrund ist auch das Arbeiten nebenher. Es ist schön, wenn man Kohle auf dem Konto hat, da kann man schön shoppen gehen, was dann auch wieder ablenkt … Ich kann mich noch nicht wirklich aufraffen, damit anzufangen. Und damit ich genug Geld habe, muss ich ja auch ordentlich arbeiten gehen und das übertreibe ich dann halt, um mein schlechtes Gewissen zu beruhigen, wenn ich nichts mache. Das ist ein kleiner Teufelskreis irgendwie …"

Zeitmanagement II

„… jeden Sonntagabend mache ich so eine Wochenbilanz für mich im Kopf. Montag fängt die neue Woche an und dann merke ich, ich habe nichts geschafft und bin vielleicht noch leicht verkatert, da ich am Wochenende weg gewesen bin. Das schlägt natürlich auf die Stimmung. Das ist immer ganz schlimm alles. Ich durchbreche das dann aber trotzdem nicht. Dann ist Montag und ich denke, ich fange Dienstag an, und dann ist Mittwoch und die Woche ist schon wieder fast vorbei. Dann ist eh wieder alles gelaufen. Dann schiebe ich es am Sonntag wieder auf Montag. So geht das jetzt wirklich schon seit 4 bis 5 Monaten …"

chronischem exzessiven Aufschieben leiden, stellen sich massive Zweifel am eigenen Wert und ein Gefühl von Hoffnungslosigkeit ein, das bis zur Stärke einer Depression anwachsen kann. Bei jemandem, der in einem solchen Ausmaß betroffen ist, beschränkt sich das Aufschieben allerdings nicht mehr auf einzelne, ungeliebte Tätigkeiten. Aufschieben beherrscht dann das ganze Leben und führt zu existenziell ausweglosen Situationen. In mittlerweile zahlreichen Internetforen zum Thema Prokrastination wird dieses häufig klagsam, ironisch oder mit Selbstärger behandelt. Es finden sich aber immer wieder auch tragische Berichte über Prokrastination. Beispiele dafür sind im Kasten 3 aufgeführt. Es handelt sich dabei nicht um ungewöhnliche Einzelfälle, sondern sie entsprechen typischen Schilderungen von Menschen, die unsere Prokrastinationsambulanz aufgesucht haben.

1.4 Häufigkeit von Prokrastination

Überraschend viele Menschen geben an, die Erledigung wichtiger Dinge trotz daraus resultierender Nachteile aufzuschieben, und auch, dass sie diese Gewohnheit gerne ablegen würden, ihnen eine Veränderung aber schwer fällt: In Umfragen bei US-amerikanischen College-Studenten bezeichnen sich bis zu 75 % als Aufschieber, ca. 50 % davon haben dadurch Probleme im Studium. In einer anderen Befragung verwendeten Studierende im Durchschnitt etwa ein Drittel ihres Alltags auf Aufschieben und nicht zielführende Tätigkeiten (Pychyl, Lee, Thibodeau & Blunt, 2000). In unseren eigenen Untersuchungen an der Universität Münster fanden wir je nach Studienfach zwischen 7 und 14,6 % Studierende, die Prokrastination in bedenklichem Ausmaß angeben (Deters, 2006; Krumm et al., 2011). Aber auch in der

Kasten 3: Beispiele für pathologisches Aufschieben aus Internet-Foren

Aufschieben als existenzielle Gefährdung
„... Ich neige dazu, essenziell wichtige Tätigkeiten, die mir Unbehagen bereiten, vor mir her zu schieben. Z. B. Kunden zurückrufen, Überweisungen schreiben, Post öffnen, Steuererklärung machen, Job suchen. etc. Ich schiebe so stark auf, bzw. erledige Dinge in einem Maße gar nicht, dass ich mich dabei existenziell gefährde. Mein Studium scheiterte vor einigen Jahren daran. Jetzt ist meine Selbstständigkeit daran gescheitert. Statt mir zu überlegen, wie es weitergeht, sitze ich seit 8 Wochen im Büro und surfe im Internet herum. Ich bin jetzt 32. Wenn ich nicht bald die Kurve kriege, habe ich wenig Hoffnung auf ein langes Leben ..."

Selbstbeobachtung beim Aufschieben
„... Wie kann man nur so U-N-produktiv sein wie ich? Ich hab so einen riesigen Berg zu lernen. Für die Zwischenprüfung. Das ist unglaublich viel. Aber im Prinzip doch irgendwie überschaubar. Eigentlich ist mir komplett klar, was ich machen muss. Und ganz im Prinzip bin ich auch motiviert. Und trotzdem verbringe ich Tage und Tage und Tage mit wirklich komplett sinnlosem Rumsitzen, mich von einer Internetseite zur nächsten treiben lassen, zwischendurch essen und sonst einfach mal den ganzen Tag lang nichts von dem machen, was ich machen müsste. Und am nächsten Tag das Gleiche. Weggehen geht auch nicht, weil „ich muss schließlich lernen". Dann, wenn's wirklich zu schlimm wird, bin ich im Kopf absolut so weit zu sagen „Okay – jetzt los. Jetzt machst du einfach das und das und das und los geht's.". Und nichts passiert. Ich bin absolut bereit, loszuarbeiten und mein Körper bewegt sich nicht. Der Zeigefinger klickt einfach auf die linke Maustaste und schiebt mich zur nächsten www-Seite. Oder mein Appetit meldet sich. Das klappt auch immer. Nur Lernen geht nicht. Nicht mal das Anfangen geht, danach würde es wahrscheinlich ganz einfach sein ..."

Allgemeinbevölkerung ist Prokrastination häufig: In US-amerikanischen Untersuchungen bezeichneten sich ca. 20 % der Bevölkerung als „chronische Aufschieber". Ähnliche Zahlen wurden auch beim Vergleich von Stichproben aus den USA, Australien, England, Spanien und Peru anhand normierter Fragebögen zur Erfassung von Prokrastination ermittelt (Ferrari, O'Callaghan & Newbegin, 2005). Zu den ebenfalls erfragten Konsequenzen gehörten Leistungsbeeinträchtigungen und anhaltende Unzufriedenheit mit sich selbst.

Einschränkend muss jedoch zu diesen Prävalenzschätzungen gesagt werden, dass die Feststellung, wer prokrastiniert und wer nicht, davon abhängt, was genau gefragt wird oder wie Prokrastination operationalisiert wird, und daher zumeist recht willkürlich ist: In Ferrari et al. (2005) wurde in einzelnen Ländern ermittelt, wie viel Prozent der Probanden außerhalb des Bereichs von einer Standardabweichung über dem Mittelwert der Gesamtstichprobe lagen. Hier wurde also nur eine statistische Norm verwendet. Für unsere Prävalenzangaben für Prokrastination bei Studierenden verwendeten wir als Kriterium den Mittelwert der Antworten der anschließend behandelten Studierenden in einem Fragebogen zur Erfassung der Aufschiebetendenz. Die Überlegung dabei ist, dass die Fragebogenwerte der behandelten Studierenden zum Ausmaß ihres Aufschiebens einen Hinweis auf Behandlungsbedürftigkeit geben können. Bei anderen Studierenden mit Werten, die über dem Mittelwert der behandelten Studierenden liegen, sollte mit erhöhter Wahrscheinlichkeit ebenfalls Behandlungsbedarf bestehen.

Die Festlegung eines kritischen Wertes in einem Prokrastinationsfragebogen ohne Angaben zu der damit verbundenen Sensitivität und Spezifität bezüglich eines externen Prokrastinationskriteriums, z. B. materielle und emotionale Folgen, ist recht beliebig. Ein Indikator für eine beachtliche Prävalenz von Prokrastination und Aufschieben in der Bevölkerung ist jedoch die große Zahl von Ratgebern zum „Zeitmanagement", die in den Buchhandlungen und im Internet angeboten werden. Demnach ist die Unzufriedenheit mit der eigenen Zeiteinteilung in der Bevölkerung weit verbreitet. Manche Autoren fürchten, dass als Folge der zunehmenden Verfügbarkeit von Ablenkungsmöglichkeiten durch elektronische Medien, die vor einigen Jahrzehnten noch gar nicht denkbar waren, die Häufigkeit von Prokrastination zunehmen wird (Steel, 2007).

1.5 Akademische Prokrastination versus Alltags-Prokrastination?

Untersuchungen zur Prokrastinationstendenz erfassen Prokrastination als eine Verhaltensdisposition analog zu anderen Persönlichkeitsmerkmalen wie Dominanzstreben, Aggressivität oder Offenheit. Menschen unterscheiden sich beträchtlich darin, wie oft und wie intensiv sie mit Aufschieben in Situationen reagieren, in denen sie sich zwischen unangenehmen, aber wichtigen (weil zielführenden) Tätigkeiten und angenehmeren oder dringenderen, aber unwichtigeren (weil nicht zielführenden) Tätigkeiten entscheiden können. Gefragt wird in diesen Untersuchungen nach den kritischen Persönlichkeitsmerkmalen, deren Zusammenspiel die Ausprägung der Prokrastinationstendenz vorhersagt. Wie bereits erwähnt, stammen etwa 90 % der einschlägigen Untersuchungen aus dem englischsprachigen Raum und von diesen befassen sich wiederum etwa 90 % mit „akademischer Prokrastination", d. h. dem Aufschiebeverhalten bei Studierenden. Untersuchungen im akademischen Bereich überwiegen nicht deshalb, weil hier Prokrastination häufiger ist oder schlimmere Folgen hat als im Berufsleben. Den wenigen Untersuchungen bei Angestellten von Unternehmen zufolge ist bei diesen die Prokrastinationstendenz nicht weniger ausgeprägt als in anderen Stichproben (Ferrari et al., 2005). Prokrastination ist bei Studierenden lediglich leichter festzustellen und zu untersuchen, da diese als Probanden für Forscher leichter verfügbar sind und da die Anforderungen des Lernens und des Schreibens wissenschaftlicher Arbeiten vergleichsweise standardisierte Bedingungen herstellen, in denen Prokrastination leicht erkennbar ist.

Häufig wird zwischen akademischer Prokrastination und Alltags-Prokrastination, wovon andere Ziele und Aktivitäten betroffen sind, unterschieden. Diese Differenzierung scheint nahezuliegen und entsprechend könnte generell zwischen Aufschieben im Beruf und im Privatleben unterschieden werden. Es stellte sich jedoch heraus, dass bei Prokrastinierenden in der Regel beide Bereiche betroffen sind: In einer Untersuchung an Studierenden und deren Eltern war die Prokrastinationstendenz bei alltäglichen Aufgaben hoch korreliert mit der Prokrastinationstendenz bei akademischen Aufgaben, und zwar sowohl bei den Studierenden ($r = .65$) als auch bei ihren Eltern. Die beiden für die inhaltlich verschiedenen Bereiche erfassten Prokrastinationstendenzen waren auch gleichermaßen mit Unbehagen verbunden (Milgram, Mey-Tal & Levison, 1998). Menschen, die nur in einem der beiden Bereiche eine Prokrastinationstendenz aufweisen, sind offensichtlich selten. Deshalb sehen wir keinen Anlass zur qualitativen Unterscheidung zwischen akademischer Prokrastination und Prokrastination bei Tätigkeiten im Berufsleben und im privaten Bereich. Studierende, die wegen ihres Aufschiebens Prüfungen nicht bestehen, und Journalisten, die ihren Beitrag immer erst nach Redaktionsschluss abliefern, verhalten sich gleichermaßen im Sinne einer ausgeprägten Prokrastinationstendenz. Deshalb können Ergebnisse aus Untersuchungen mit Studierenden durchaus auf Prokrastination in anderen Lebenssituationen übertragen werden.

1.6 Die systematische Erfassung der Prokrastinationstendenz

In den letzten 20 Jahren sind einige Fragebögen zur Erfassung der Prokrastinationstendenz im englischen Sprachraum entwickelt worden, aber nur wenige davon wurden auch im deutschen Sprachraum implementiert. Zum Teil handelt es sich dabei um sehr spezielle Inventare, die auf eine bestimmte Leistungssituation bezogen sind, etwa für die Untersuchung von Arbeitsstörungen bei Studierenden bestimmter Fächer. In solchen Fragebögen wird das Aufschieben von Leistungen erfasst, die für diesen Kontext spezifisch sind, wie etwa das Anfertigen schriftlicher Hausarbeiten oder die Vorbereitung auf mündliche und schriftliche Prüfungen. Die Prokrastinationstendenz kann aber auch mit Fragen, die allgemein auf jede Arbeitssituation anwendbar sind, gut erhoben werden. Menschen mit Prokrastinationstendenz stimmen typischerweise solchen Aussagen zu: „Ich zögere den Beginn von Aufgaben bis zum letzten Moment hinaus.", „Auch wenn ich mir vornehme, mit einer Arbeit anzufangen, schaffe ich es nicht." und „Durch mein Aufschieben leiste ich weniger, als ich eigentlich leisten könnte." In Kapitel 4 stellen wir diagnostische Verfahren zur Erhebung der Prokrastinationstendenz vor.

1.7 Prokrastination und Persönlichkeitsmerkmale

Die überwiegende Zahl der Untersuchungen zur Prokrastination ist als Querschnittsuntersuchung bei Studierenden und Schülern angelegt. Häufig wird dabei nach dem Zusammenhang zwischen der Prokrastinationstendenz und allgemeinen Persönlichkeitsmerkmalen (z. B. Neurotizismus) sowie für den Leistungsbereich spezifischen Persönlichkeitsmerkmalen (z. B. Leistungsmotivation) gefragt. Die zahlreichen einschlägigen Untersuchungen wurden in mehreren Metaanalysen zusammengefasst. Wir beziehen uns im Folgenden auf die umfassende Analyse von Steel (2007). Die wichtigsten dort berichteten Zusammenhänge sind in Tabelle 1 zusammengestellt und nach der Stärke des Zusammenhangs mit der Prokrastinationstendenz und anderen Indikatoren für habituelle Prokrastination (z. B. die durchschnittlich vergangene Zeit von der Absicht bis zur Ausführung einer Aufgabe) geordnet.

Tabelle 1: Zusammenhang zwischen Prokrastination und verschiedenen Persönlichkeitsmerkmalen nach der Metaanalyse von Steel (2007)

Persönlichkeits-merkmal	Stärke des Zusammenhangs (Korrelation)
Gewissenhaftigkeit	–.62
Selbstkontrolle	–.58
„Self-handicapping"	.46
Ablenkbarkeit	.45
Impulsivität	.41
Aufgabenaversivität	.40
Selbstvertrauen	–.38
Organisiertheit	–.36
Leistungsmotivation	–.35
Depressivität	.28
Selbstwert	–.27
Neurotizismus	.24
Leistungsmaße	–.19
Intelligenz	.03

Die stärksten Zusammenhänge bestehen mit Gewissenhaftigkeit und Selbstkontrolle. Das ist intuitiv einleuchtend – nach unserem Vorverständnis von Selbstdisziplin und Gewissenhaftigkeit schließen diese Persönlichkeitsmerkmale Prokrastination geradezu aus. Gewissenhaftigkeit, Selbstkontrolle und auch Organisiertheit (r=–.36) sind Facetten des Selbstmanagements oder der Handlungssteuerung. Zum Teil ist ihre Assoziation mit Prokrastination allerdings trivial, da zur Operationalisierung dieser Persönlichkeitsmerkmale Fragen nach der genauen und gründlichen Erledigung von Aufgaben gehören, die inhaltlich – mit umgekehrter Polung – denen in Prokrastinationsfragebögen entsprechen. Der funktionale Erklärungswert dieses Variablenkomplexes, etwa als Schutzfaktor gegen die Entwicklung habitueller Prokrastination, ist deshalb nicht hoch einzuschätzen. Im Big-Five-Modell der Persönlichkeit mit den Faktoren Neurotizismus, Introversion, Offenheit für Erfahrungen, Verträglichkeit und Gewissenhaftigkeit finden sich neben dem starken negativen Zusammenhang zwischen Prokrastination und Gewissenhaftigkeit auch Zusammenhänge mit anderen Faktoren, insbesondere mit Neurotizismus. Der Einfluss dieser übrigen Faktoren auf die Ausprägung von Prokrastination scheint aber völlig durch den Faktor Gewissenhaftigkeit vermittelt zu sein (Steel, 2007), sodass auch Neurotizismus nur über seine ebenfalls negative Assoziation mit Gewissenhaftigkeit die Prokrastinationstendenz fördert. Weitere Variablen aus dem Bereich der Selbststeuerung, die im mittleren Bereich mit der Prokrastinationstendenz korrelieren, sind Impulsivität und Ablenkbarkeit. Beide Konstrukte beschreiben eine Disposition auf spontan intern oder extern auftretende Reize zu reagieren und dadurch ggf. einen anderen, wichtigeren Handlungsablauf zu unterbrechen.

Es ist naheliegend, dass auch die allgemeine Motivation, Leistungen zu erbringen, mit Prokrastination zusammenhängt. Dieser Zusammenhang ist allerdings mit r=–.35 weniger stark als man gemeinhin vermutet: Prokrastination kann demnach durchaus auch bei hoher Leistungsmotivation vorliegen. Der Zusammenhang zwischen Prokrastinationstendenz und Leistungsmotivation ist sogar noch geringer, wenn diese in Bezug auf ein spezielles Ziel erfragt wird. Egal ob es sich dabei um Studierende zu Beginn der Prüfungsvorbereitung oder Wissenschaftler beim Abfassen von wissenschaftlichen Publikationen handelt, den Prokrastinierenden ist es genauso wichtig wie den Nichtprokrastinierenden, ihr Ziel zu erreichen. Häufig planen sie sogar – solange das Ziel noch weit entfernt ist – mehr Arbeit zu investieren als Nichtprokrastinierende. Ein rein pädagogischer Ansatz zur Stärkung der Motivation zur Zielerreichung als zentrales Prinzip zur Prävention oder

Behandlung von Prokrastination erscheint deshalb wenig erfolgversprechend.

Wir können aus eigenen Befragungen von Studierenden der Universität Münster die bisher in US-amerikanischen Untersuchungen ermittelten Zusammenhänge bestätigen und in einigen Aspekten ergänzen. Insbesondere interessierte uns der Zusammenhang zwischen Prokrastinationstendenz und Perfektionismus sowie Versagens- und Bewertungsangst. Wir haben dazu 939 Studierenden aus insgesamt 45 Studiengängen befragt (vgl. Kasten 4).

Hohe Standards für die eigene Leistung – mit anderen Worten das Streben nach Perfektion – werden in der populärwissenschaftlichen Literatur über Zeitmanagement häufig als Erklärung für Prokrastination diskutiert. Dabei wird angenommen, dass Prokrastinierende bei jeder Beschäftigung mit einer wichtigen Sache ein Ergebnis antizipieren, das diesen extrem hohen Standards nicht genügt. Das sollte derartige Beunruhigung und Angst auslösen, dass damit zusammenhängende Tätigkeiten vermieden würden, was zu einem Rückgang der Angst führen, aber wiederum das Aufschieben verstärken würde. In unserer Untersuchung (vgl. Kasten 4)

Kasten 4: Prokrastinationstendenz bei Studierenden: Perfektionismus, Versagensangst und Depressivität

Hintergrund: Hängt Prokrastination mit besonders hohen Ansprüchen an sich selbst (Perfektionismus) und der Angst, diese Ansprüche nicht erfüllen zu können (Versagensangst), zusammen? Wie hängen Niedergeschlagenheit und Antriebsschwierigkeiten (Depressivität) mit der Prokrastinationstendenz zusammen? Der Zusammenhang solcher Persönlichkeitsmerkmale mit der Prokrastinationstendenz sollte bei Studierenden untersucht werden. Da noch keine so umfangreiche Untersuchung an einer größeren Stichprobe von Studierenden deutscher Universitäten durchgeführt worden war, sollte auch geklärt werden, mit welchen demografischen bzw. studienbezogenen Merkmalen die Prokrastinationstendenz zusammenhängt. Diese Untersuchung wurde in zwei Diplomarbeiten durchgeführt (Opitz, 2004; Patzelt, 2004).

Methode: Verschiedene Fragebögen zur Erfassung von Prokrastination, Versagensangst, Perfektionismus und Depressivität wurden von Studierenden der Universität Münster anonym beantwortet. Die Studierenden wurden in Lehrveranstaltungen und Mensen auf die Internetseite aufmerksam gemacht, auf der sie die Fragebögen ausfüllen konnten. Insgesamt 939 Studenten (50 % weiblich) aus 45 Fächern beteiligten sich. Sie waren im Durchschnitt 23 Jahre alt und studierten im 5. Semester. Die Zusammenhänge zwischen den Persönlichkeitskonstrukten und der Prokrastinationstendenz wurden mit Korrelationen und Regressionsmodellen statistisch geprüft.

Ergebnisse:
- Perfektionismus: Fremdbestimmte hohe Standards (Erwartungen der Umwelt) können Prokrastination fördern (r = .27). Eigene hohe Standards hängen nicht mit Prokrastination zusammen (r = –.10).
- Angst vor Versagen und Angst vor negativer Bewertung durch andere hängen beide stark mit Prokrastination zusammen (r = .58 und r = .38).
- Je höher die Prokrastinationswerte waren, desto stärker war auch die Depressivität ausgeprägt (r = .65); Näheres zu diesem Zusammenhang siehe Kapitel 1.8.
- In unstrukturierten Studiengängen wird mehr prokrastiniert als in strukturierten (19 % vs. 14 %).
- In höheren Semestern wird mehr prokrastiniert als in Anfangs- und mittleren Semestern (21 % vs. 15 bzw. 13 %).
- Männern fällt es eher schwer, ihr Pensum zu planen und damit anzufangen, Frauen sind eher unsicher und ängstlich beim Lernen.

Schlussfolgerungen: Aufschiebeverhalten ist auch bei deutschen Studierenden verbreitet und mit einer Einschränkung der Lebensqualität und der Bewältigung von Studienanforderungen verbunden. Zum Teil hängt das Auftreten von Prokrastination mit der Organisation von Studiumsanforderungen zusammen (Vergleich strukturierte – unstrukturierte Studiengänge), zum überwiegenden Teil aber mit Persönlichkeitsmerkmalen, die Schwierigkeiten beim Selbstmanagement mitbedingen. Studierenden sollte bereits früh im Studium geholfen werden, solche Schwierigkeiten bei sich zu erkennen und zu überwinden.

prokrastinieren aber eher jene Studierenden, die der Umwelt hohe Erwartungen an die eigenen Leistungen unterstellen (r=.27). Eigene hohe Standards sind dagegen nicht mit Prokrastination assoziiert (r=–.10). Versagensangst hängt jedoch unabhängig vom eigenen Perfektionismus stark mit der Prokrastinationstendenz zusammen: Prokrastinierende haben Angst, eine Leistung nicht zufriedenstellend erbringen zu können. Die Angst vor Versagen war besonders stark mit der Prokrastinationstendenz assoziiert (r=.58).

Wie zu erwarten beeinträchtigen Prokrastinationstendenzen die Leistung (r=–.19); dieser Zusammenhang ergab sich über unterschiedliche Varianten von Prüfungsleistungen und Aufgabenbearbeitungen hinweg (Steel, 2007). Dabei ist wichtig festzuhalten, dass kein Zusammenhang zwischen Intelligenzmaßen und der Prokrastinationstendenz gefunden wurde (r=–.03). Prokrastinierende und Nichtprokrastinierende unterscheiden sich also nicht hinsichtlich ihrer intellektuellen Voraussetzungen, Aufgaben zu erledigen, wohl aber in der Leistung, die sie schließlich zustande bringen.

Insgesamt gesehen scheint die Prokrastinationstendenz demnach überwiegend durch innerpsychische Vorgänge und Bewertungsprozesse, die mit den Persönlichkeitsmerkmalen verbunden sind, und weniger durch Aspekte der objektiven Aufgabenschwierigkeit bestimmt. Dies schlägt sich im Zusammenhang zwischen der Beurteilung der Aufgaben als aversiv und der Prokrastinationstendenz nieder (r=.40): Prokrastination geht systematisch mit einer Einschätzung der zu erledigenden Aufgaben als unangenehm, lästig und frustrierend einher. Die dominanten Gefühle, die Prokrastinierende bei deren Erledigung erfahren, sind Ärger, Frustration und Langeweile (Blunt & Pychyl, 2000). Bedeutsame Zusammenhänge werden auch zwischen Prokrastination und Ablenkbarkeit (r=.45) und Prokrastination und Impulsivität (r=.41) berichtet. Diese Korrelationen legen einen Zusammenhang zwischen Prokrastination und Arbeitsstörungen als Folge einer Aufmerksamkeitsdefizit-/Hyperaktivitätsstörung nahe. Darauf werden wir im Abschnitt zur Differenzialdiagnose eingehen.

Diese Befunde aus Querschnittsuntersuchungen können allerdings keine Auskunft über die Kausalrichtung zwischen den erfassten Merkmalen der Persönlichkeit, der Leistung, der Leistungsorientierung und dem Prokrastinieren geben. Sie sagen uns aber, welche Merkmale, die nicht direkt auf das Aufschieben bezogen sind, mit Prokrastinieren einhergehen. Darüber hinaus wurden in einzelnen Untersuchungen mit dem Ziel der Typologisierung verschiedene Formen der Prokrastination differenziert, die sich je nach Arbeitssituation und Persönlichkeit unterscheiden lassen sollen. Vor allem eine Einteilung in zwei Typen wird immer wieder vorgeschlagen und hat auch eine erhebliche populärwissenschaftliche Attraktivität (Ferrari et al., 1995; Chu & Choi, 2005): Beim ersten Typ liegt der Schwerpunkt der Prokrastination auf der Vermeidung und dem Nichterledigen von Aufgaben („avoidant procrastinators“ oder „passive procrastinators“). Prokrastinierende vom zweiten Typ werden dadurch charakterisiert, dass sie absichtlich bis zur letzten Minute warten, um dann äußerst aktiv bis zum Endtermin durchzuarbeiten und dabei von der damit verbundenen Anspannung für ihre Leistung profitieren („arousal procrastinators“ oder „active procrastinators“). Bei näherem Hinsehen jedoch verschwindet die Evidenz für trennbare Typen (Rist, Engberding, Patzelt & Beißner, 2006): Die Tendenz zum aktiven Prokrastinieren korreliert nämlich hoch mit der Tendenz zum passiven Prokrastinieren (r=.68; Ferrari et al., 2005). Der Zusammenhang der Tendenz zum passiven Aufschieben mit der Tendenz zum aktiven Prokrastinieren erscheint plausibel: Wer anfangs stark vermeidet, bei dem steigt die Wahrscheinlichkeit, dass er kurz vor dem Termin in hektische Aktivität verfällt. Aber weder in einer Metaanalyse zur Frage der Differenzierungsmöglichkeit der beiden Typen, noch in einer eigenen dimensionsanalytischen Untersuchung an einer Stichprobe von N=4.000 Befragten konnte Steel (2010) Evidenz für die Differenzierung dieser beiden traditionellen Subtypen der Prokrastination finden. Allerdings ist es klinisch nachvollziehbar, dass Betroffene anfänglich versuchen, ein Selbstbild als „arousal procrastinator“ aufrecht zu erhalten, da es selbstwertschützend verwendet werden kann, im Unterschied zu der Feststellung, ein „avoidance procrastinator“ zu sein. Wenn überhaupt, dann könnte man also von verschiedenen Ausprägungen der Prokrastination im Zeitverlauf statt von verschiedenen Typen sprechen.

1.8 Prokrastination und Depressivität

Wir haben herausgestellt, dass Prokrastination eine dysfunktionale Form der Selbstregulation ist, die negative Konsequenzen für die Lebensführung hat, aber auch erheblichen psychischen Aufwand zur Aufrechterhaltung fordert. Prokrastination kann dadurch selbst zur Ursache für psychische Beeinträchtigungen von Krankheitswert werden.

In Querschnitts-Untersuchungen wird regelmäßig ein starker Zusammenhang zwischen der Prokrastinationstendenz und der Unzufriedenheit mit sich selbst und dem Vorliegen depressiver Symptome festgestellt (Steel, 2007). Diesen Zusammenhang finden wir sogar noch ausgeprägter bei den von uns befragten Studierenden (vgl. Kasten 4). Damit ist jedoch nichts über den ursächlichen Zusammenhang gesagt und die Störung des Arbeitsverhaltens könnte auch die Folge einer Depression sein. Nur eine Längsschnittstudie könnte die Richtung der Kausalität klären. In einer weiteren Befragung von Studierenden unterschiedlicher Semester sahen wir jedoch, dass der Zusammenhang zwischen Depressivität und Prokrastination systematisch mit der Semesterzahl zunimmt (Deters, 2006): Die höchsten Werte von Depressivität und Prokrastinaton und auch den stärksten Zusammenhang zwischen beiden Variablen fanden wir bei Studierenden, die sich zum Zeitpunkt der Befragung bereits außerhalb der Regelstudienzeit befanden. Dieses Ergebnis spricht dafür, dass Prokrastination Depressivität nach sich zieht, denn mit zunehmender Semesterzahl werden die Folgen des Aufschiebens von Prüfungen und Abschlussarbeiten für die Studierenden immer gravierender.

1.9 Abgrenzung der Prokrastination von bekannten psychischen Störungen

Wir stellen in diesem Manual ein Diagnose- und Behandlungsrational für Prokrastination vor. Damit setzen wir voraus, dass das Aufschieben von wichtigen Tätigkeiten mit wiederholten oder anhaltenden Nachteilen für das berufliche, soziale und private Leben eines Menschen tatsächlich ein eigenständiges Syndrom darstellt. Das Nichterledigen wichtiger Aufgaben kann als eigenständige Störung, aber auch als Symptom einer auf Achse I oder Achse II des DSM kodierten psychischen Störung auftreten. Unmittelbar einsichtig ist dies für affektive Störungen und die Aufmerksamkeitsdefizit-/Hyperaktivitätsstörung (ADHS), zu deren Leitsymptomen auch Störungen des Arbeitsverhaltens gehören. Aus der Beschreibung des Problemverhaltens auf der kognitiven, der emotionalen und der Verhaltensebene und durch die Berücksichtigung von Informationen über den Beginn, die Variation und den zeitlichen Zusammenhang mit Symptomen anderer psychischer Störungen lässt sich jedoch Prokrastination als eigenständige Störung von Aufschieben als Symptom oder Folge bekannter Achse-I-Störungen abgrenzen.

Zur Erleichterung differenzialdiagnostischer Entscheidungen haben wir in Tabelle 2 für eine Reihe bekannter Störungen sowohl die Symptome aufgeführt, die ähnliche Störungen des Arbeitsverhaltens bewirken wie Prokrastination, als auch Merkmale dargestellt, die helfen, Prokrastination von solchen Störungen abzugrenzen. Die hier vorgestellten Überlegungen entsprechen unserer klinischen Erfahrung, sie basieren nicht auf systematischen Untersuchungen dieser Überschneidungen – eben deshalb, weil Prokrastination bisher nicht als eigene abgrenzbare Störung im Zusammenhang mit den anderen Störungen untersucht wurde. Zur Differenzialdiagnose zwischen Prokrastination und anderen Störungen muss natürlich immer auch geprüft werden, inwieweit die diagnostischen Kriterien für eine in Frage kommende Störung erfüllt sind.

Depressive Störung. Die zentralen Merkmale einer mittelschweren bis schweren Depression sind Niedergeschlagenheit, Interessen- und Antriebsverlust, Hoffnungslosigkeit und eine Reihe körperlicher Symptome, wie Appetitverlust und Schlafstörungen. In der Abgrenzung der Prokrastination von Depression ist darauf zu achten, ob ein allgemeiner Verstärkerverlust vorliegt, ob die Antriebsstörung sich auf alle Interessenbereiche erstreckt und ob weitere Symptome einer Depression vorhanden sind, insbesondere im vegetativen Bereich. Zur Störungsentwicklung ist zu explorieren, ob die Arbeitsstörung schon vor dem Beginn der depressiven Veränderung bestanden hat oder ob sie über die Zeit synchron mit den Stimmungsänderungen variierte.

Prüfungsangst. Auch Patienten mit Prüfungsangst berichten in der Regel, dass ihnen die Auseinandersetzung mit dem Lernstoff und das systematische Vorbereiten auf eine Prüfung schwer fallen. Kennzeichen dieser Vermeidungssituation ist jedoch eine ängstliche Anspannung und eine kognitive Vorwegnahme von Aspekten der Prüfungssituation beim Lernen. Die Aufgabe wird also dadurch aversiv, dass bereits beim Denken an das zu erledigende Pensum ständig Gedanken

Tabelle 2: Differenzialdiagnostische Hinweise für die Abgrenzung von Prokrastination von anderen psychischen Störungen der Achsen I und II

Differenzialdiagnose	Überlappung mit Prokrastination	Unterscheidungsmerkmale
Depressive Störung	Schnelle Erschöpfung, verminderter Antrieb, Tätigkeiten sind aversiv	– Ausmaß der Depressivität – Verlauf – bei depressiven Störungen zusätzlich Verlust von Interesse und Initiative, Verstärkerverlust (eingeschränkte Lebensfreude)
Prüfungsangst	Vermeiden von Konfrontation mit Prüfungsstoff	– ängstliche Vermeidung, spezifisch auf Prüfungssituationen gerichtet
Sozialphobie Selbstunsichere Persönlichkeitsstörung oder Persönlichkeitsakzentuierung	Versagensangst, Insuffizienzerleben, Selbstabwertung, soziale Anforderungssituation	– Beschäftigung mit Bewertung durch andere – nicht auf Leistungssituationen beschränkt, bei der Selbstunsicheren Persönlichkeit zusätzlich Beziehungsangst
Problematischer Substanzgebrauch	Fehlende Struktur, scheinbar mangelnde Anstrengungsbereitschaft, mangelnder Belohnungsaufschub	– Substanzkonsummuster, Wirkungen, Folgen
Prodromalstadium einer Psychose	Mangel an Organisiertheit, unregelmäßiger Tagesvollzug, ggf. veränderter Tag-Nacht-Rhythmus	– Leistungsknick, Positiv- und Negativsymptomatik, unspezifische Anhedonie, bizarre Verhaltensweisen
Passiv-aggressive Persönlichkeitsstörung oder Persönlichkeitsakzentuierung	Reaktanz, Nichterledigung	– keine positive Zielformulierung bei der passiv-aggressiven Persönlichkeit, fehlende Vorsatzbildung
Zwanghafte Persönlichkeitsstörung oder Persönlichkeitsakzentuierung	Verlieren in Details, nicht abschließen können	– eher entscheidungs- als tätigkeitsbezogen, generalisiert auf alle Lebensbereiche; Schwierigkeiten, weitgehend fertige Arbeiten abzuschließen
Aufmerksamkeitsdefizit-/Hyperaktivitätsstörung (ADHS)	Leichte Ablenkbarkeit, schlechte Impulskontrolle, Konzentrationsmangel	– ADHS: eher Schwierigkeiten beim Durchhalten als beim Beginnen – schlecht organisiert in allen Lebensbereichen – u. U. ständiges Gefühl der inneren Unruhe – Symptome einer ADHS sind seit Kindheit vorhanden

an die bevorstehende Prüfungssituation auftauchen. Die Kriterien „ängstliche Anspannung“ und „kognitive Vorwegnahme der Prüfungssituation“ helfen, Prüfungsangst von Prokrastination zu unterscheiden.

Selbstunsichere Persönlichkeit und Sozialphobie. Ähnlichkeiten zur Prokrastination ergeben sich aus dem Vorherrschen von Versagensangst, Insuffizienzerleben, Selbstabwertung und dem Vermeiden von Leistungssituationen, z. B. ein Referat halten oder an einer Diskussion teilnehmen. Dieses Vermeidungsverhalten und diese Aspekte des Erlebens sind sowohl bei selbstunsicheren und sozialphobischen als auch bei prokrastinierenden Personen festzustellen, allerdings in unterschiedlicher Ausprägung und mit unterschiedlicher Begründung. Bei der selbstunsicheren Persönlichkeit und bei der sozialphobischen Störung werden primär soziale Situationen wegen der damit verbundenen Angst vor Bewertung gemieden. Auch in Leistungssituationen ohne die Gegenwart von anderen ist bei diesen beiden Störungen die gedankliche Beschäftigung mit der Bewertung durch andere vorherrschend. Personen mit Prokrastination dagegen vermeiden Vortragssituationen meist schlicht deshalb, weil sie fürchten, es aufgrund des Aufschiebens nicht zu schaffen, sich angemessen darauf vorzubereiten.

Problematischer Substanzgebrauch. Ein schädlicher oder abhängiger Gebrauch von psychotropen Substanzen beeinträchtigt das Arbeitsverhalten, sodass Pflichten und Aufgaben, die zur Rollenerfüllung gehören, vernachlässigt werden. Patienten mit z. B. langzeitigem Cannabisabusus fehlt oft eine feste Struktur im Tagesablauf, Anstrengungsbereitschaft und damit zusammenhängend auch die zum Belohnungsaufschub notwendige Selbstdisziplin. Differenzialdiagnostisch wichtig ist hier vor allem die eindeutige Abklärung des Substanzkonsums nach Häufigkeit und Menge, mit den Auswirkungen auf die Tagesorganisation und generell der Folgen des Substanzkonsums für den Lebensvollzug des Patienten.

Prodromalstadium einer Psychose. Charakteristische Merkmale dieser Phase sind ein Mangel an Organisiertheit, eine schlechte Strukturierung des Tages und ein erratischer Tag-Nacht-Rhythmus; diese gehen in der Regel einher mit der weitgehenden Vernachlässigung von wichtigen, aber auch alltäglichen Aufgaben. Differenzialdiagnostisch ist es wichtig, Symptome aus dem Bereich der Positiv- und Negativsymptomatik zu prüfen, einschließlich einer allgemeinen Anhedonie und bizarrer Lebens- und Verhaltensgewohnheiten. Die Entwicklung in den letzten Jahren ist sorgfältig zu berücksichtigen.

Passiv-aggressive Persönlichkeit. Mit einer Akzentuierung dieser Persönlichkeitsdimension bis zum Ausmaß einer Störung geht die Reaktanz gegen von außen auferlegte Anforderungen, das Aufschieben der Erfüllung derselben oder auch das Nichterledigen und Boykottieren solcher Anforderungen einher. Zur differenzialdiagnostischen Beurteilung muss erfasst werden, wie allgemein diese Form der Arbeitsstörung ist: Zeigt sie sich auch in anderen Bereichen, die nicht fremdbestimmt sind? Ein Unterscheidungsmerkmal ist auch, dass Patienten mit einer derart akzentuierten Persönlichkeit typischerweise keine positiven Zielformulierungen erstellen. Anders als bei der Prokrastination werden auch kaum gute Vorsätze zur Erledigung von Aufgaben formuliert. Ebenso fehlt die Anspruchshaltung der eigenen Person gegenüber, obwohl häufig eine geradezu masochistische Selbstabwertung für die Nichterfüllung oder Verzögerung wichtiger Aufgaben verbalisiert wird.

Zwanghafte Persönlichkeit. Personen mit zwanghaften Zügen haben oft Schwierigkeiten, Aufgaben fertig zu stellen bzw. berichten auch davon, dass die Aufgaben ihnen erst im längeren Zeitverlauf aversiv geworden sind. Allerdings äußert sich Zwanghaftigkeit im Allgemeinen eher bereits bei Entscheidungen als beim Beginn von Tätigkeiten, über deren Wichtigkeit nicht mehr entschieden werden muss. Diese Entscheidungsunsicherheit beeinträchtigt in einer Vielzahl von Entscheidungssituationen das Handeln. Die Fertigstellung von Aufgaben kann bei Personen mit zwanghaften Zügen durch ihre rigiden Anforderungen an eigene Leistungen extrem verzögert und erschwert werden, z. B. bis hin zur Nicht-Abgabe einer bereits fertiggestellten Arbeit.

Aufmerksamkeitsdefizit-/Hyperaktivitätsstörung (ADHS). In Darstellungen der ADHS bei Erwachsenen wird häufig eine enge Beziehung zwischen ADHS und Störungen des Arbeitsverhaltens beschrieben. Im Kindesalter tritt ADHS entweder als motorische Hyperaktivität, als Unaufmerksamkeit in vielen Situationen oder in einer gemischten Form auf. Im Erwachsenenalter ist die Störung schwieriger festzustellen: Die hyperaktive Variante ist bei Erwachsenen selten, dagegen überwiegt die aufmerksamkeitsgestörte Form. Allerdings ist die Literatur in der phänomenologischen Beschreibung der Störung uneinheitlich, da es bislang immer noch keine expliziten Kriterien für ADHS bei Erwachsenen gibt, sondern nur Extrapolationen der für das Kindesalter formulierten Kriterien in das Leben Erwachsener (vgl. Retz-Junginger, Sobanski, Alm, Retz & Rösler, 2008).

Als wesentliche Kennzeichen gelten jedoch die leichte Ablenkbarkeit, der Konzentrationsmangel und die mangelnde Impulskontrolle in dem Sinne, dass unterschiedliche Tätigkeiten häufig unterbrochen, nicht sorgfältig zu Ende geführt und auch nicht rechtzeitig begonnen werden. Hieraus ergibt sich aber auch ein zentrales Unterscheidungskriterium zur Prokrastination als eigenständige Störung: Prokrastinierende sind weniger hinsichtlich des Durchhaltens einer Tätigkeit beeinträchtigt, sondern insbesondere bzgl. des Anfangens. Es finden sich bei Prokrastination auch weniger Hinweise für eine Unaufmerksamkeit in vielen Situationen: Wenn mangelnde Konzentration beklagt wird, dann vor allem bei der ungeliebten Tätigkeit. Ein weiterer Hinweis ist ein ständiges Gefühl der inneren Unruhe, das Erwachsene mit ADHS häufiger berichten.

Wegen der Ähnlichkeit der Arbeitsstörung bei Prokrastination und bei ADHS wäre zu erwarten, dass im Querschnitt bei einem bestimmten Prozentsatz von Prokrastinierern auch ADHS-Kriterien erfüllt sind und umgekehrt auch bei Patienten mit ADHS häufig Prokrastination vorliegt. In einer eigenen Untersuchung (Deters, 2006) gaben wir Studierenden in einer Onlinebefragung zum einen ein Instrument zur Erfassung der Prokrastination (Aitken Procrastination Scale (APS); Helmke & Schrader, 2000; Schouwenburg, 1995; Patzelt & Opitz, 2005a) vor, zum anderen zwei Instrumente zum Screening von ADHS: die ADHS-Selbstbeurteilungsskala (ADHS-SB; Rösler et al., 2004) zur Einschätzung der aktuellen Symptomatik im Erwachsenenalter und die Wender-Utah-Rating-Skala in einer Kurzform (WURS-k; Retz-Junginger, et al., 2002) zur retrospektiven Einschätzung der Symptomatik im Kindesalter. Wir wählten die Kombination dieser beiden ADHS-Instrumente, da eine ADHS-Diagnose nach den aktuellen Klassifikationskriterien nur dann vorliegen kann, wenn die Symptomatik bereits im Kindesalter bestanden hat. Tatsächlich fanden wir mit dieser Kombination der ADHS-SB und der WURS-k, dass 4 % aller befragten Studierenden einen Summenwert erreichten bzw. überschritten, bei dem ein Verdacht auf eine ADHS-Diagnose naheliegt. Bei der Hälfte dieser Probanden fanden wir zusätzlich hohe Prokrastinationswerte in der APS, die dem Mittelwert unserer wegen Prokrastination behandelten Patienten entsprachen oder sogar noch höher lagen. Umgekehrt erfüllten nur 20 % der Studierenden mit hohen Prokrastinationswerten auch die Kriterien für ADHS nach der WURS-k und der ADHS-SB. Diese Befunde machen zwar eine bestimmte Komorbidität deutlich, zeigen aber genügend Unabhängigkeit der beiden Störungen, die eine Differenzierung im Einzelfall nötig macht. Eine eingehendere Diskussion zum Vergleich der beiden Störungen findet sich in Rist, Pedersen, Höcker und Engberding (2011).

Konsequenzen von Komorbidität für die Behandlung. Bei Überlegungen, ob im individuellen Fall das Aufschieben von wichtigen Tätigkeiten als Symptom oder Folge einer bekannten psychischen Störung oder doch als eigenständige Störung vorliegt, sollte auf Folgendes geachtet werden: Prokrastinationstendenzen können auch deshalb zusammen mit anderen psychischen Störungen festgestellt werden, weil die Prokrastinationstendenzen schon vor deren Entstehung bestanden haben. In Kombination mit einer psychischen Störung erschweren Prokrastinationstendenzen die Lebenssituation zusätzlich. Die individuelle Entscheidung über den Einsatz der in diesem Manual vorgestellten Behandlungsmodule sollte auf der Grundlage differenzialdiagnostischer Überlegungen erfolgen. Dazu müssen unterschiedliche diagnostische Informationsquellen berücksichtigt werden und der Zusammenhang der Prokrastinationssymptomatik mit aufrechterhaltenden Faktoren muss sowohl aktuell als auch in der Anamnese betrachtet werden. Eine Verhaltensanalyse ist erforderlich, um die kognitiven und emotionalen Elemente der Arbeitsvermeidung und der Suche nach Alternativtätigkeiten in der alltäglichen Anforderungssituation zu erfassen. Fragebogenverfahren und strukturierte Interviews können die Akzentuierungen der Persönlichkeit darstellen, die einer funktionalen Selbststeuerung in Arbeitssituationen abträglich sind. Für einige der differenzialdiagnostischen Abgrenzungen, insbesondere gegenüber einer depressiven Störung oder einer ADHS, ist die Prüfung des Zusammenhangs von Prokrastination mit der Entwicklung des jeweiligen Symptomkomplexes über die Zeit unerlässlich.

Auch bei Vorliegen einer komorbiden Störung ist es möglich, das Ausmaß der Prokrastination durch ein kognitiv-verhaltenstherapeutisches Vorgehen zu reduzieren. Verhaltensnahe Interventionen wie das hier vorgestellte Training haben auch dann Erfolg, wenn die Arbeitsstörung Symptom einer anderen Störung ist.

1.10 Diagnostische Kriterien für Prokrastination

Weder im DSM-IV noch in der ICD-10 werden diagnostische Kriterien für Prokrastination aufgeführt. Prokrastinieren wird dort bisher lediglich als Symptom bei anderen Störungen genannt. Dagegen haben wir ausgeführt, dass Prokrastination auch als eigenständige Störung auftreten kann, die klar von anderen psychischen Störungen abzugrenzen ist.

Das Fehlen von Diagnosekriterien für die Störung Prokrastination hat gravierende Nachteile, sowohl für die klinische Betrachtung von Prokrastination als auch für die Forschung zu Prokrastination. Interessanterweise wurde trotzdem zuvor nie der Versuch unternommen, diagnostische Kriterien für Prokrastination aufzustellen und empirisch abzusichern, obwohl das Fehlen einer Falldefinition bereits 1995 von Ferrari bemängelt wurde. Ohne kategoriale Falldefinition kann über das Vorliegen von Prokrastination als eigenständiger Störung im individuellen Fall nur anhand klinischer Erfahrung entschieden werden, auch wenn diese Entscheidung durch einschlägige Messinstrumente gestützt wird. Ohne Kriterien für das Vorliegen von Prokrastination ist es nur schwer möglich, Forschungsergebnisse zu Merkmalen von oder zu Behandlungsergebnissen bei Prokrastinatoren aus verschiedenen Studien miteinander in Beziehung zu setzen, da die Vergleichbarkeit der untersuchten Stichproben nicht gesichert werden kann.

Aus diesem Grund haben wir erstmals einen Vorschlag für diagnostische Kriterien auf Basis unserer wissenschaftlichen Untersuchungen an mehreren großen Stichproben sowie auf Basis der Symptomatik unserer Patienten in der Prokrastinationsambulanz und unserer klinischen Erfahrung für Prokrastination entwickelt, schrittweise empirisch geprüft und mehrfach auf der Basis der statistischen Ergebnisse optimiert und schließlich mithilfe der „best subset regression" die inhaltlich und statistisch beste Kombination von Kriterien mit dem besten Vorhersagewert zusammengestellt (Frings, 2008; Wolf, 2011). Das Ergebnis dieser Forschung sind unsere vorläufigen Kriterien für Prokrastination (DKP; vgl. Kasten 5). Analog zu anderen Achse-I-Falldefinitionen im DSM unterscheiden wir zwischen zwei notwendig zu erfüllenden Kriterien (A und B), sechs weiteren hinreichenden Kriterien (C) und einem Ausschlusskriterium (D). Von den sechs hinreichenden Kriterien müssen drei erfüllt sein, damit die Diagnose Prokrastination vergeben werden kann. Wie im DSM ist mit einem halben Jahr auch eine Mindestdauer der Störung als notwendiges Kriterium festgelegt.

Zur Ermittlung des Zutreffens der einzelnen Kriterien haben wir einen Fragebogen entwickelt. Dieser Fragebogen für Patienten (vgl. DKP-Fragebogen zu den Diagnosekriterien für Prokrastination) und ebenso eine Auswertungshilfe für den Fragebogen (vgl. DKP-Auswertungshilfe) befinden sich im Anhang und auf der CD-ROM. In letzterer sind bei jeder Frage diejenigen Antwortalternativen markiert, bei deren Zutreffen das Kriterium vorliegt. Wichtig ist, zusätzlich zur Auswertung der Fragen das Ausschlusskriterium (Kriterium D) zu berücksichtigen, d. h. zu prüfen ob die Symptome nicht besser durch eine andere Achse-I- oder Achse-II-Störung erklärt werden.

Für die Ermittlung der notwendigen und hinreichenden Kriterien wurden Daten aus Querschnittsbefragungen bei den Studierenden der Universität Münster und Daten von mehreren hundert wegen Prokrastination in unserer Psychotherapie-Ambulanz behandelter Studierender erhoben. Das methodische Vorgehen sei hier nur kurz skizziert, es wird in einer eigenen Veröffentlichung ausführlicher vorgestellt werden: In den Querschnittsuntersuchungen wurden Fragen nach dem Ausmaß des Aufschiebens und seinen Auswirkungen im gesundheitlichen, psychischen und zwischenmenschlichen Bereich zusammen mit dem Prokrastinationsfragebogen APS (Aitken Procrastination Scale; Aitken, 1982) vorgegeben. Als Indikator für die Behandlungsbedürftigkeit wurde der Mittelwert der bei uns wegen Prokrastination Behandelten verwendet. Der Mittelwert der Behandelten auf der Subskala „Zentrale Prokrastination" der APS wurde als Trennwert für die Querschnittserhebung verwendet, um dort zwischen Prokrastinatoren und Nichtprokrastinatoren zu unterscheiden. Aus den vielfältigen Fragen zur Prokrastination und ihren Auswirkungen wurden mithilfe von Best-subset-Regressionsmodellen jene ausgewählt, mit denen die anhand der APS-Werte definierten Prokrastinatoren am besten identifiziert werden konnten. Im letzten Schritt wurde für die so gewonnenen Kriterien mithilfe von ROC-Analysen geprüft, mit welcher Zahl von hinreichenden Kriterien zusätzlich zu den notwendigen Kriterien optimale Sensitivitäts- und Spezifitätswerte für die Identifizierung von Prokrastinatoren erreicht werden.

Kasten 5: Vorläufige Diagnosekriterien für Prokrastination

A. In den letzten sechs Monaten wurden sehr wichtige Tätigkeiten an mindestens der Hälfte der Tage über den passenden Zeitpunkt hinaus aufgeschoben, obwohl Zeit für deren Erledigung zur Verfügung stand.

B. Aufgrund des Aufschiebens wurde das Erreichen persönlicher Ziele stark oder sehr stark beeinträchtigt.

C. Zusätzlich werden *mindestens drei* der folgenden sechs Kriterien erfüllt:
1. Es wurde mehr als die Hälfte der für die Erledigung der Aufgabe zur Verfügung stehenden Zeit mit Aufschieben verbracht.
2. An mindestens der Hälfte der Tage wurden andere, weniger wichtige Tätigkeiten vorgezogen, obwohl man eigentlich mit der wichtigen Aufgabe beginnen wollte.
3. Die zu erledigenden Aufgaben haben an mehr als der Hälfte der Tage Abneigung und Widerwillen ausgelöst.
4. Mindestens die Hälfte der Vorhaben, die im letzten halben Jahr abgeschlossen werden sollten, wurde aufgrund des Aufschiebens nur unter großem Zeitdruck oder gar nicht fertig gestellt.
5. Aufgrund des Aufschiebens besteht eine Beeinträchtigung des Leistungspotenzials von mindestens 50 %.
6. Es liegen mindestens fünf von den folgenden körperlichen und/oder psychischen Beschwerden vor, die durch das Aufschieben hervorgerufen wurden:

   Körperliche Beschwerden:
   - Muskelverspannungen
   - Schlafstörungen
   - Herz- bzw. Kreislaufprobleme
   - Magen- bzw. Verdauungsprobleme

   Psychische Beschwerden:
   - Innere Unruhe
   - Druckgefühl
   - Gefühl der Hilflosigkeit
   - Innere Anspannung
   - Angst

D. Die Probleme werden nicht besser erklärt durch eine andere Achse-I- oder Achse-II-Störung.

Diese Falldefinition muss in zukünftigen Untersuchungen weiter auf ihre Reliabilität und Validität geprüft werden. Zu den notwendigen Schritten gehören z. B. die Überprüfung in nicht studentischen Populationen, Untersuchungen zur prognostischen Validität, Überlegungen zur Erweiterung oder Reduzierung der Kriterien und auch die Verwendung eines anderen Goldstandards als der APS. Auf der Grundlage der bisherigen Analysen können wir jedoch die Empfehlung aussprechen, die diagnostischen Kriterien bereits jetzt zu verwenden.

Kapitel 2

Störungstheorien und Erklärungsansätze

2.1 Die verhaltensbezogene Perspektive

Prokrastinierende berichten über ihr Aufschieben häufig als eine paradoxe Erfahrung: Sie können oft recht präzise beschreiben, mit welchen alternativen Tätigkeiten sie verhindern, dass sie auf ein uneingeschränkt für wichtig gehaltenes Ziel hinarbeiten (vgl. Kasten 2 und 3). Sie realisieren durchaus, dass sie, statt z. B. den wichtigen Bericht fertigzustellen, E-Mails beantworten, telefonieren, im Internet surfen, recherchieren oder mit Kollegen den Urlaubsplan besprechen. Die Erklärungen der Betroffenen für ihr Verhalten variieren zwischen „Ich bin eben so ein Mensch" über eine Abwertung der vermiedenen Tätigkeit als stupide und deshalb lästig, bis zu einer überzeugten Verteidigung des Arbeitsstils – „Ich kann nur unter Druck arbeiten" – oder auch Ratlosigkeit. Der Arbeitsstil wie auch die Erklärungen werden jedoch beibehalten, obwohl jeder Betroffene nachteilige Folgen dieses Verhaltens fürchtet oder schon erfahren hat, wenn ein Termin doch nicht eingehalten wurde oder wenn die Qualität der schließlich geleisteten Arbeit hinter eigenen wie fremden Erwartungen zurückblieb. Prokrastinierer finden übrigens andere Menschen, die dasselbe Problem haben, wenig sympathisch und haben wenig Vertrauen zu ihnen. Darin scheint sich die Unzufriedenheit mit dem eigenen Verhalten abzubilden (Ferrari & Patel, 2004). Wie ist es zu verstehen, dass Prokrastination weiter betrieben wird, obwohl das Verhalten von den Betroffenen als derart nachteilig bewertet wird?

Nach einer der im vorangegangenen Kapitel aufgeführten Definitionen befindet man sich beim Prokrastinieren im Konflikt zwischen dem, was man tun sollte, und dem, was man stattdessen gerne täte, und dieser Konflikt wird so lange wie möglich zugunsten dessen gelöst, was man lieber macht: Liegt die Prüfung noch in weiter Ferne, so ist die tägliche Arbeitszeit von prokrastinierenden Studenten für die Prüfungsvorbereitung kürzer, dafür ihre Stimmung besser als bei ihren Kommilitonen. Unmittelbar vor der Prüfung aber steigt ihre Arbeitszeit drastisch an, sodass sie erheblich mehr Zeit als zuvor und sogar mehr Zeit als ihre nicht prokrastinierenden Kommilitonen mit Arbeiten verbringen. Diese Veränderung des Arbeitsverhaltens in Abhängigkeit vom Termin wird aber nur deutlich, wenn das Verhalten selbst täglich protokolliert wird (DeWitte & Schouwenburg, 2002). Befragt man nämlich Prokrastinierende vor Beginn einer Lernphase dazu, wie sie diese Zeit planen, so finden sich kaum Unterschiede zu Nichtprokrastinierenden – ein weiterer Beleg dafür, dass beim Prokrastinieren eine Diskrepanz zwischen Intention und Handlung vorliegt. Andere Aktivitäten sind für Studierende mit Prokastinationstendenz attraktiver als die jeweils zu erledigende wichtige Aufgabe. Das zeigt sich unter anderem auch darin, dass sie soziale Aktivitäten durchweg als attraktiver einschätzen als ihre nicht prokrastinierenden Kommilitonen – aber auch nur dann, wenn der Abstand zur Prüfung noch groß ist. Die Tätigkeit selbst, bei der prokrastiniert wird, schätzen Prokrastinierer in allen Untersuchungen als unangenehmer, lästiger, beschwerlicher, schlicht als aversiver ein als Nichtprokrastinierer (Steel, 2007).

Prokrastinieren erscheint unter diesem Aspekt als ein Versuch, die eigene Stimmung dadurch zu regulieren, dass stimmungsverschlechternde Aktivitäten gemieden oder abgekürzt werden.

Aus der verhaltensbezogenen Perspektive erscheint Prokrastinieren als ein aktiver Anpassungsprozess mit dem Ziel, angenehmes und unangenehmes Erleben in ein Gleichgewicht zu bringen. Lässt man Probanden in einer standardisierten Untersuchung die Wahl zwischen verschiedenen Sequenzen von abwechselnd interessanten und uninteressanten Aufgaben am PC, so wählen Prokrastinierende durchwegs Sequenzen, bei denen die angenehmen Aufgaben vor den unangenehmen zu erledigen sind (König & Kleinmann, 2004).

Im verhaltensbezogenen Erklärungsansatz ist die Aversivität der Aufgabe das zentrale aufrechterhaltende Moment des Prokrastinierens: Lerntheoretisch ist gut nachvollziehbar, dass alles Aversive nach Möglichkeit vermieden wird bzw. dass aus aversiven Situationen geflüchtet wird. Ein solches Vermeidungs- oder Fluchtverhalten wird dadurch wirksam verstärkt, dass unangenehme Gefühle sofort nachlassen. Die unangenehmen Konsequenzen des Vermeidens, die in der Nichterreichung eigener Ziele bestehen (z. B. bei einer Prüfungsvorbereitung), sind zeitlich weit entfernt und wirken deshalb kaum verhaltenssteuernd.

Besonders gut ersichtlich wird die Aufrechterhaltung von Prokrastination durch lerntheoretische Prinzipien in unserem Störungsmodell der Prokrastination (vgl. Abb. 4 in Kapitel 4.7.2). Es zeigt, dass die Aufrechterhaltung sowohl durch kurzfristige negative als auch durch kurzfristige positive Verstärkung erfolgt: -Die negative Verstärkung erfolgt durch das Nachlassen unangenehmer Gedanken und Gefühle, die positive Verstärkung durch die – *relativ gesehen* – angenehmeren Ersatztätigkeiten. Bei den Ersatztätigkeiten kann es sich entweder um angenehme Tätigkeiten handeln (z. B. Fernsehen) oder um Tätigkeiten, die im Vergleich zur aufgeschobenen Tätigkeit zumindest relativ gesehen angenehmer und leichter erfolgversprechend sind (z. B. kleinere Erledigungen, wie z. B. Putzen, durch deren erfolgreichen Abschluss kurzfristig positive Verstärkung erfolgt). Die langfristigen Konsequenzen sind im Moment des Aufschiebens oft noch zu ungewiss oder zeitlich zu weit entfernt, um verhaltenssteuernd zu wirken. Im Falle eines solchen Konflikts benötigen die Betroffenen eine besondere Selbststeuerung, um nicht aufzuschieben.

2.2 Die motivational-volitionale Perspektive

2.2.1 Das Rubikonmodell: Vom Wünschen zum Handeln

Wie kommt es, dass sich im Handeln einer Person einige Absichten bevorzugt durchsetzen, während andere, oft als erheblich wichtiger eingeschätzte Absichten „auf der Strecke“ bleiben? In der Motivations- und Volitionspsychologie stellt das sogenannte „Rubikonmodell“ (Heckhausen & Gollwitzer, 1987; Heckhausen, 1989; Gollwitzer, 1991; vgl. Abbildung 1) das „Schicksal“ von Absichten in einem mehrphasigen Ablauf der Handlungssteuerung dar: von der Auswahl einer Intention aus verschiedenen Wünschen und Handlungstendenzen über deren Realisierung bis hin zur abschließenden Bewertung nach der Zielerreichung. Das Konzept differenziert verschiedene psychische Prozesse und situative Merkmale, welche die Bildung und die Realisierung von Vorsätzen begünstigen. Demnach wird bei komplexen Vorhaben erst dann effizient gehandelt, wenn zuvor verschiedene Phasen der Absichtsbildung erfolgreich absolviert wurden.

Kasten 6: Das Rubikonmodell

> Der Ausdruck „Rubikon“ steht hier für die Brisanz endgültiger Entscheidungen: Als Cäsar im Jahr 49 vor Chr. mit seinem Heer den Grenzfluss Rubikon überschritt und das römische Staatsgebiet betrat obwohl er zuvor vom Senat aufgefordert worden war, sein Heer zu entlassen, kam dies einer direkten Kriegserklärung gleich. Nach dieser Überschreitung des Rubikon konnte Cäsar aus der Situation nur noch entweder als Sieger (mit Aussicht auf Herrschaft) oder Verlierer (mit Aussicht auf die Todesstrafe) hervorgehen.
>
> Bezogen auf die Selbstregulation wird damit zum Ausdruck gebracht, dass die Entscheidung für ein bestimmtes Handlungsziel für die Person ein kritisches Ereignis ist, das die motivationale Lage grundsätzlich verändert, und hinter das sie zudem nicht mehr ohne „psychische Kosten“ zurückfallen kann.

Im Unterschied zu einer bloßen Handlungstendenz im Sinne von „ich würde gerne“ oder „ich möchte eventuell“, die sich auf eine Möglichkeit unter vielen anderen bezieht, kann ein definitiv gefasster Entschluss im Sinn von „ich will es wirklich“ nicht so einfach wieder aufgegeben werden: Wenn ein wünschenswertes, aber unverbindliches Ziel nicht erreicht wird, hat dies keine besondere Bedeutung für das Selbstkonzept. Wenn es der Person jedoch nicht gelingt, eine fest gefasste Handlungsabsicht in die Tat umzusetzen, muss dies von ihr als Versagen oder Misserfolg gewertet werden.

Für die Bildung und Umsetzung einer Absicht im Normalfall werden im Rubikonmodell vier abgrenzbare, durch Übergänge bzw. durch Schwellen miteinander verbundene Phasen unterschieden. Diese müssen für die Realisierung einer Absicht logisch und zeitlich aufeinanderfolgend durchlaufen werden (vgl. Abbildung 1).

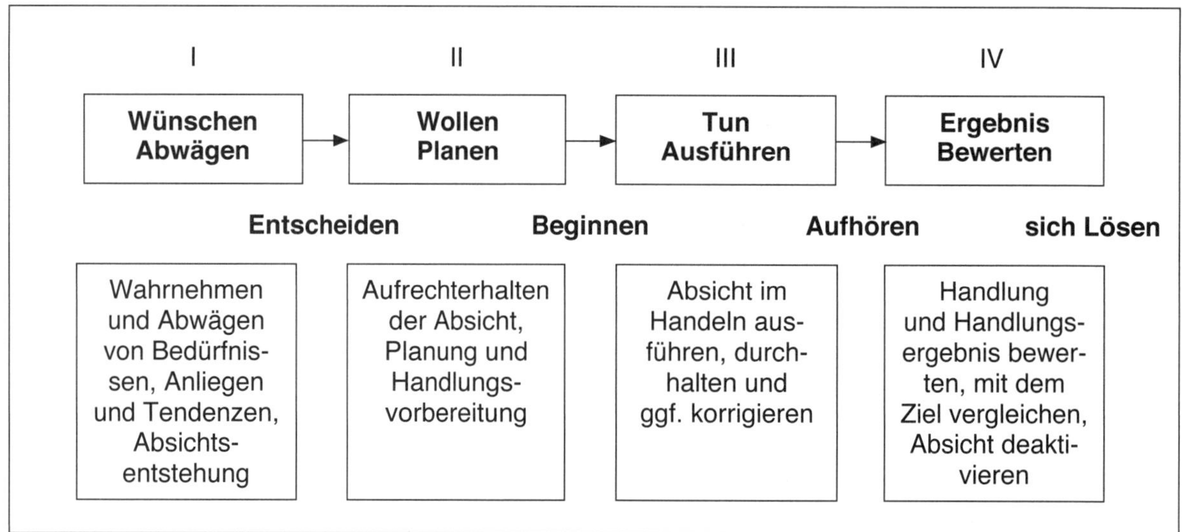

Abbildung 1: Rubikonmodell. Entstehung und Verwirklichung von Absichten in verschiedenen Handlungsphasen (in Anlehnung an Heckhausen & Gollwitzer, 1987).

2.2.2 Phasen und Phasenübergänge des Rubikonmodells

1. Phase „Abwägen von Handlungstendenzen“

In der ersten, noch unverbindlichen motivationalen Phase des Abwägens werden mehr oder weniger bewusst aktuelle Handlungsmöglichkeiten und Wünsche nach ihrer Attraktivität und Realisierbarkeit verglichen. Dieses „prädezisionale“ Abwägen erfordert eine sehr breit ausgerichtete Aufmerksamkeit und endet mit einer Entscheidung für eine bestimmte Handlungstendenz, die dadurch die Gestalt einer festen Absicht bekommt.

Mit dem Entschluss wird sozusagen der Rubikon überschritten: Es beginnt das „Wollen“, also der volitionale Teil der Entscheidungs-Handlungs-Sequenz. In diesem *Phasenübergang „Entscheidung“* bindet sich die Person an die betreffende Absicht und erlebt dies als Entschlossenheit und Handlungsgewissheit. Ohne negative Folgen für das Selbstkonzept kann sie diese Bindung nicht wieder lösen. Mit der Intentionsbildung steht der Übergang zur nächsten Phase an.

2. Phase „Planen und Aufrechterhalten der Absicht“

In der Regel kann die gefasste Absicht nicht sofort nach der Entscheidung ausgeführt werden, sodass sie über längere Zeit bis zur Zielerreichung aufrechterhalten werden muss. Dazu ist eine Bewusstseinslage nötig, in der die Aufmerksamkeit auf die Zielerreichung und die Bildung von entsprechenden „Durchführungsintentionen“ fokussiert wird. Sie dienen in dieser – „postdezisionalen“, aber noch „präaktionalen“ – Phase der Handlungsplanung und -vorbereitung. Als sogenannte „Wenn-Dann-Gelegenheitsvorsätze“ spezifizieren sie, wo, wann, in welchen Schritten und mit welchen Mitteln die Absicht umgesetzt werden soll und wie eventuellen Schwierigkeiten begegnet werden soll.

Im Idealfall führt der *Phasenübergang „Handlungsinitiierung“* sofort zur nächsten Phase, und zwar wenn die Handlung genau zur geplanten Gelegenheit initiiert wird. Dazu muss die Absicht jedoch gegen konkurrierende Wünsche, Widerwillen (Aversivität) und gegen äußere Störungen durchgesetzt werden. Als Konkurrenz wirken sowohl sich zeitgleich anbietende attraktivere oder weniger aversive Handlungsalternativen, als auch die Vorstellung späterer Gelegenheiten, zu denen man „ja noch genauso gut“ anfangen könnte. Diese beiden Konflikttypen werden anschaulich als „Querkonkurrenz“ und „Längskonkurrenz“ bezeichnet (Kuhl & Beckmann, 1994), wobei man von der bildlichen Vorstellung der aktuellen Gelegenheit als Punkt auf einer Zeitachse ausgeht. Unmittelbar vor diesem Zeitpunkt gilt es, die Aufmerksamkeit bewusst auf die Gelegenheit zu richten, die Handlungsabsicht in diesem Moment differenziert präsent zu haben und genügend Energie für den Beginn bereitzustellen. Dazu müssen aufgabenbezogene positive Affekte aktiviert und negative Affekte abgeschwächt werden.

3. Phase „Handlungsausführung“

Wenn mit der Ausführung der intendierten Handlung begonnen wurde, ist die vollständige Realisierung des Vorsatzes noch nicht automatisch gegeben. Auch im weiteren Verlauf der Handlungsdurchführung, in der „aktionalen Phase“, muss die gewählte Absicht durchgehalten und gegen konkurrierende Handlungstendenzen abgeschirmt werden. Wenn diese in „degenerierter Form“ (Kuhl & Helle, 1986) weiterhin im Hintergrund präsent sind, rauben sie wertvolle Arbeitskapazität und stören damit den Ablauf der Haupttätigkeit. Sie sollten also aus dem „Arbeitsspeicher“ entfernt und die Aufmerksamkeit ganz auf die Handlungsdurchführung konzentriert werden. Vom Handelnden erfordert dies vor allem bei zwischendurch auftretenden inneren oder äußeren Schwierigkeiten Kompetenzen der Aufmerksamkeitssteuerung sowie der Emotions- und Anstrengungsregulierung. Er muss sein Tun gleichermaßen konsequent und flexibel am beabsichtigten Plan ausrichten. Das Durchhalten einer nicht automatisierten bzw. nicht habitualisierten Tätigkeit über längere Zeit erfordert kontinuierliche Selbstüberwachung und immer wieder aktive Willensanstrengung.

Im Verlauf der beabsichtigten Handlungsausführung wird die Intention fortlaufend deaktiviert, sodass – im günstigen Fall – mit der Erreichung des Handlungsziels die Handlung beendet werden kann und der *Phasenübergang des Aufhörens* zur abschließenden Phase der Handlungsbewertung stattfindet. Größere Vorhaben werden im Vorfeld sinnvollerweise in zahlreiche Teilschritte und entsprechende Arbeitseinheiten untergliedert; zugehörige Gelegenheitsvorsätze enthalten klare zeitliche oder inhaltliche „Abbruchkriterien“ für den Abschluss dieser Phase.

4. Phase „Handlungsbewertung“

Schließlich folgt als letzte Phase des Rubikonmodells die „postaktionale“ Handlungsbewertung: Hier werden Ausführung und Handlungsergebnisse im Rückbezug auf die Absicht und die damit verbundene Zielsetzung evaluiert. Fällt die Evaluation positiv aus, so erleichtert dies im Sinn positiver Verstärkung künftig Bildung und Umsetzung vergleichbarer Absichten. Negative Bewertungen können konstruktiv sowohl für eine Revision von Zielsetzung und Anspruchsniveau als auch für Korrekturen des praktischen Vorgehens in den Phasen der Handlungsplanung und -ausführung genutzt werden.

Die in dieser Phase durchgeführte Evaluation trägt – vor allem, wenn sie explizit und systematisch geschieht – durch Klärung evtl. bestehender Unstimmigkeiten und Einordnung unerledigt gebliebener Aufgabenelemente zur endgültigen Deaktivierung der Absicht und zur Ablösung der Aufmerksamkeit von ihr bei. Erst mit einer solchen aktiven Ablösung im endgültig abschließenden Phasenübergang der Ablösung wird in Stresszeiten die Möglichkeit für erholsame Pausen und für die Beschäftigung mit neuen Handlungstendenzen und Vorhaben eröffnet.

2.2.3 Anmerkungen zum Rubikonmodell

Das hier beschriebene Modell folgt dem klassischen Rubikonmodell der Handlungsphasen (Heckhausen & Gollwitzer, 1987) und berücksichtigt „mehrschichtige“ und dynamische Modelle der Handlungsregulation (Kuhl & Goschke, 1994; Kuhl, 2001; Achtziger & Gollwitzer, 2010). Die Darstellung ist jedoch vereinfacht und betont die im Hinblick auf die Beschreibung und Erklärung von Prokrastination wichtigen Prozesse. In ihrer Weiterentwicklung des ursprünglichen Rubikonmodells unterscheiden Kuhl und Goschke (1994) verschiedene Niveaus „volitionaler Selbstüberwachung“ in der Handlungssteuerung. So kann die Handlungssteuerung bei unproblematischen Absichten und gut eingeübten Verhaltensweisen – vor allem wenn sie mit der aktuellen Bedürfnislage der Person übereinstimmen und kurzfristig verstärkt werden – über längere Zeit völlig automatisch ablaufen. Nur bei unattraktiven, aber wichtigen Zielen, bei ungewohnten oder umfangreichen, Belohnungsaufschub erfordernden Aufgaben und im Fall von unerwarteten Schwierigkeiten ist der aktive Einsatz motivationaler und volitionaler Strategien zur Selbstregulation erforderlich.

Die im Gesamtprozess der Entstehung, Aufrechterhaltung, Ausführung und Deaktivierung einer Absicht zum Zuge kommenden Kompetenzen zur Selbstregulation können zwar spezifisch für die einzelnen Phasen und Phasenübergänge beschrieben werden, sie sind jedoch nicht nur im jeweiligen Teilabschnitt bedeutsam: Angemessene Strategien der Aufmerksamkeitslenkung, der emotionalen, kognitiven und volitionalen Kontrolle sorgen für Abschirmung und „Selfmonitoring“ im gesamten Verlauf und fördern das erfolgreiche Durchlaufen der einzelnen Phasen sowie das zügige Ansteuern der Phasenübergänge. Sie erleichtern das Durchhalten der Absicht auch gegenüber widrigen Bedingungen, aber auch die adaptive Aktivierung und Deaktivierung entsprechend der persönlichen Funktionsfähigkeit und Energie in der aktuell gegebenen Situation. Ziel der verhaltenstherapeutischen Beeinflussung der Selbstregulation ist es, diese Kompetenzen zu fördern und bis zu einem passenden Automatisierungsgrad einzuüben.

2.2.4 Phasenspezifische Probleme von Prokrastinierenden

Die bisher genannten Befunde zu Besonderheiten im Arbeitsverhalten von Menschen mit Prokrastinationstendenz lassen sich anhand des Rubikonmodells als Störung der Entscheidungs-Handlungs-Sequenz verstehen. Dazu sollen ihre spezifischen Probleme anhand der einzelnen Phasen und Phasenübergänge veranschaulicht werden:

1. In der *Phase des Abwägens* befassen sich Prokrastinierer mehr, beziehungsweise länger mit konkurrierenden Handlungsmöglichkeiten und tun sich schwerer mit der klaren Absichtsbildung für die relevante Tätigkeit als Nicht-Prokrastinierer. Problematisch in dieser Phase ist es, wenn eine Person nur diffuse, wenig bewusste Bedürfnisse und Zielvorstellungen hat oder wenn implizite und explizite Motive voneinander abweichen: Ein Beispiel dafür ist eine explizit der eigenen Person zugeschriebene starke Leistungsmotivation bei einer implizit vorherrschenden hedonistischen Orientierung. Unklare und unstrukturierte Aufgabenstellungen von außen, sowie ein entsprechendes „inneres Chaos“ und eine gewisse „Unsortiertheit“ führen zu fruchtlosem zirkulärem Grübeln über zahlreiche diverse Möglichkeiten. Aber auch Abneigung und Widerwillen gegen eine Festlegung auf Arbeitsziele sowie zwanghafte Persönlichkeitszüge können fortgesetztes unökonomisches Suchen nach immer weiteren Alternativen zur Folge haben.
   So wird der zum gezielten Handeln notwendige Phasenübergang des Entschlusses dauernd verschoben oder gänzlich verpasst. Die genannten Defizite führen zu unentschiedenem Zögern und Verharren in der Abwägephase, zu Entscheidungsunsicherheit und damit zu mangelnder Differenziertheit und Verbindlichkeit der Absicht. Es kommt bildlich gesprochen nicht zum klaren „Überschreiten des Rubikon“, sondern eher zum ziellosen „Hin- und Herschwimmen“ darin; eine andauernde Revision der „halbherzigen“ Entscheidungen ist vorprogrammiert.
2. In der zweiten *Phase der Planung und Handlungsvorbereitung* kann die Konkretisierung der Absicht zu einem Vorsatz, also die Ableitung einer Durchführungsintention aus der Zielintention, durch bestimmte Umstände erschwert werden oder sie ist einfach ungewohnt. Prokrastinierende stellen hier entweder zu wenige Überlegungen zu Initiierung, Durchführung und Beendigung der gewünschten Handlung an, oder sie betreiben ihre Planung so ausgiebig und detailliert, dass die Planung selbst eine Alternativtätigkeit zur wichtigen Tätigkeit wird. Hier muss ein pragmatischer Mittelweg zwischen Unter- und Überplanung gefunden werden. Schwierigkeiten bei der Realisierung durch innere und äußere Störungen werden dabei häufig zu wenig beachtet und unterschätzt. Auch der für die Absichtsrealisierung nötige Zeit- und Energieaufwand wird von den Betroffenen in optimistischer Selbsttäuschung häufig bagatellisierend unterschätzt. Allerdings ist auch eine Überschätzung der Schwierigkeiten und des Aufwands möglich, insbesondere bei starker Versagensangst.
   Die Anforderungen im *Phasenübergang der Handlungsinitiierung* sind für Aufschieber besonders prekär: Ihr Problem besteht ja darin, dass sie häufig bei gegebener Gelegenheit der „Querkonkurrenz“ aktuell attraktiverer Alternativtätigkeiten und der „Längskonkurrenz“ späterer Gelegenheiten unterliegen (vgl. Achtziger & Gollwitzer, 2010). Die relative Aversivität der Aufgabe führt in Verbindung mit unzureichender Selbstwirksamkeitsüberzeugung und mit entsprechender Misserfolgserwartung bzw. Versagensangst zu negativen leistungsbezogenen Affekten und zur Erhöhung der Handlungsschwelle. Diese ist ohne die Fähigkeit zum „Selbstantrieb“ durch Anstrengungsbereitschaft und zur Herabregulierung negativer Affekte bzw. zur Aktivierung positiver Affekte kaum zu überwinden. Die Deaktivierung der Absicht erfolgt beim Aufschieben bereits an dieser Stelle, aber eben nicht durch das ausführende Handeln, sondern durch die bloße Vorstellung desselben

und eine erneute, vertröstende Vorsatzbildung oder aber durch Ablenkung.

3. Selbst wenn mit der beabsichtigten Handlung rechtzeitig begonnen wurde, kann es in der dritten *Phase der Handlungsausführung* zu Unterbrechungen und somit zum Zurückfallen in das Aufschiebeverhalten kommen. Wenn keine korrigierende Selbstüberwachung stattfindet oder wenn volitionale Strategien zur Aufmerksamkeits-, Emotions- und Impulskontrolle fehlen, ist die Absicht im Verlauf der Ausführung schlecht vor inneren und äußeren Störungen und vor konkurrierenden Handlungstendenzen geschützt und wird vor allem bei Langeweile oder Schwierigkeiten schnell aufgegeben.
   Mit dem *Phasenübergang des Abschließens* wird die Handlung beendet. Bei unklarem oder unrealistischem Abschlusskriterium sowie bei fehlender Toleranz für Anstrengung kommt es häufig zum vorzeitigen Abbrechen der Handlung. Defizite in der Handlungsorganisation und aufgabenbezogene Kompetenzmängel ebenso wie Zwanghaftigkeit führen jedoch auch zu unökonomisch perseverierendem Vorgehen und zum „sich verzetteln" im Verlauf der Handlungsausführung. Das rechtzeitige Aufhören mit einem Arbeitsschritt kann ferner durch fehlendes Zeitgefühl und eine erhöhte Schwelle für das Registrieren von Erschöpfung verpasst werden.
4. In der vierten *Phase der Handlungs- und Ergebnisbewertung* beurteilt der Handelnde das Arbeitsergebnis im Hinblick auf das zuvor gesetzte Ziel und muss sich gegebenenfalls mit Diskrepanzen zwischen intendierten und erzielten Handlungsergebnissen konfrontieren. Wechselnde Maßstäbe, ungezielte oder pauschale Einschätzungen und Bewertungsverzerrungen in negative wie in positive Richtung führen zu falschem Feedback und zu Verstärkerdefiziten bzw. zu nichtkontingenter Verstärkung. Notwendige Korrekturen für das weitere Vorgehen finden nicht statt. Bei Prokrastinierenden fällt letzten Endes die Evaluation der Leistung zwar weniger befriedigend aus als bei Nicht-Prokrastinierenden, selbstwertschützend werden allerdings oft die gegen Ende enorme Aktivität und das angesichts der effektiv darauf verwendeten Arbeitszeit doch noch befriedigende Ergebnis ins Feld geführt (vgl. Kapitel 2.3).
   Mit dem letzten *Phasenübergang der Ablösung* wird der Prozess abgeschlossen. Zur Ablösung gehört die Verarbeitung eventueller Unzufriedenheit aufgrund quantitativer oder qualitativer Abweichungen des Geleisteten zur ursprünglichen Intention: Diskrepanzen bleiben bei Aufschiebern leicht bestehen, weil sie es versäumen, bei Nicht-Erreichen des Ziels entweder ihr Anspruchsniveau entsprechend der Handlungsergebnisse zu reduzieren oder aber neue realistische Teilziele zu bilden und in Angriff zu nehmen. Eine fehlende oder nur undifferenzierte Auseinandersetzung mit dem Handlungsergebnis erschwert die vollständige Deaktivierung der Absicht und führt zu ihrer unterschwelligen, zunehmend quälenden „Allgegenwart". Die Unfähigkeit zur aktiven Ablösung trägt vor allem bei gestressten Aufschiebern dazu bei, dass sie zwischen Arbeits- und Freizeit kaum noch unterscheiden. Fortschritte in der Realisierung dieses abschließenden Prozessabschnitts eröffnen Prokrastinierenden häufig zum ersten Mal seit langer Zeit wieder die Chance des Erlebens von Pausen und Freizeit als erholsam.

2.3 Die kognitive Perspektive

Die Erklärungsansätze aus der verhaltensbezogenen und der motivational-volitionalen Perspektive verdeutlichen, dass Prokrastinieren von zahlreichen Faktoren der Person und der Situation gesteuert wird. Die Erklärung für Prokrastination ist nicht in den objektiven Aufgabenanforderungen, sondern in den persönlichen affektiven, motivationalen und kognitiven Reaktionen darauf zu suchen. An einer derart komplexen Störung der Selbststeuerung sind auch kognitive Faktoren beteiligt, die zunächst die Bewertung des eigenen Verhaltens, aber darüber hinaus auch dessen Beibehaltung und dessen Veränderungsresistenz beeinflussen. Dabei spielt vor allem die kognitive Verarbeitung des eigenen Handelns in Relation zum eigenen Selbstbild eine große Rolle.

Self-handicapping. Vertrauen in die eigenen Fähigkeiten, ein ausgeprägtes Kompetenzgefühl und ein stabiler Selbstwert sind wichtige Voraussetzungen für ein aktives, zuversichtliches Herangehen an Aufgaben. Es überrascht deshalb nicht, dass in zahlreichen Querschnittsuntersuchungen Zusammenhänge der Prokrastinationstendenz mit geringem Selbstwert und wenig Selbstvertrauen gefunden wurden (vgl. Steel, 2007). Gleichzeitig werden jedoch auch starke Zusammenhänge mit dem sogenannten „Self-handicapping" berichtet. Dieses Konstrukt umfasst solche letztlich selbsteinschränkenden Denk- und Verhaltensweisen, die zum Ziel haben, ein positives Bild, das wir von uns selbst haben wollen, also unseren Selbstwert, vor Beschädigung und Abwertung zu schützen (Urdan & Midgley, 2001). Dieser Wunsch nach Selbstwertkonservierung kann die paradox anmutenden Denk- und Verhaltensweisen des „Self-handicapping“ nach sich ziehen: Wird in einer Leistungssituation ein mögliches Versagen antizipiert, so werden Behinderungen bei der Zielerreichung zugelassen oder sogar aktiv gesucht, damit sie bei eingetretenem Misserfolg als Erklärung des Versagens und somit als Entschuldigung benutzt werden können. Eine schlechte Leistung muss dann nicht als Folge mangelnder Fähigkeiten akzeptiert werden, sondern kann auf die ungünstigen Umstände attribuiert werden. Mangelnde Vorbereitung ist ein derartiger, für Attributionen gut geeigneter, „ungünstiger Umstand“. Eine experimentelle Untersuchung von Ferrari und Tice (2000) illustriert, wie eine Prokrastinationstendenz zum Aufschieben führt, wenn eine vorher neutrale Aufgabe selbstwertkritisch wird (vgl. Kasten 7).

Kasten 7: Prokrastination als „self-handicapping“?

*Der Einfluss der Aufgabeninstruktion auf das Prokrastinieren (*Ferrari & Tice, 2000*).* Den Probanden wurde im Vorfeld des Experiments gesagt, dass ihre mathematischen Fähigkeiten getestet würden, ihr Termin sei jedoch erst in einer Stunde. Sie könnten also jetzt noch Übungen machen, die ihre Leistung im Test verbessern könnten, oder sich mit Computerspielen entspannen. Teilnehmer mit Prokrastinationstendenz übten in der Wartezeit erheblich weniger Rechenaufgaben als Teilnehmer ohne Prokrastinationstendenz und spielten dafür mehr Computerspiele. Wurden die Rechenaufgaben jedoch mit der Instruktion vorgegeben, dass sie zu einem Computerspiel gehörten, so rechneten Probanden mit Prokrastinationstendenz nicht weniger als Probanden ohne Prokrastinationstendenz. Das Nicht-Nutzen der Übungsmöglichkeit vor dem eigentlichen Mathematiktest erlaubte den Probanden mit Prokrastinationstendenz, ein etwaiges schlechteres Abschneiden als von ihnen selbst riskiert und in Kauf genommen zu attribuieren. Die Alternative, sich bei den Vorbereitungsübungen anzustrengen und dennoch kein für einen selbst befriedigendes Ergebnis im Mathematiktest zu erzielen, war für die Probanden mit Prokrastinationstendenz anscheinend bedrohlicher.

Wenn Prokrastinierende das eigene Verhalten reflektieren, so gehört dazu regelhaft die Feststellung, dass sie die Prüfung besser bestanden hätten oder dass der Aufsatz doch besser geworden wäre, wenn sie nur rechtzeitig damit angefangen hätten. Prokrastinieren erlaubt ihnen also ein positiveres Bild von ihren Leistungen und Fähigkeiten, als es die objektiven Arbeitsproben belegen. Gelegentlich berichten Prokrastinierende, dass sie eine Tätigkeit „an sich“ gerne und problemlos ausgeführt hätten, solange sie diese freiwillig ausführten, dass sie aber anfingen zu prokrastinieren, nachdem dieselbe Tätigkeit, etwa als Berufstätigkeit, zur Pflicht wurde. Das Konstrukt des „Self-handicapping“ legt nahe, dass sich in einem solchen Fall auch der Bezug der Tätigkeit zum Selbstwert einer Person verändert hat und diese jetzt selbstwertbedrohlich geworden ist, weil z. B. ein Chef die Aufgabe bewertet oder weil man damit jetzt in einer Konkurrenzsituation steht. „Self-handicapping“ erscheint als Umgang mit potenziellen Versagenssituationen zunächst sehr speziell, aber diese kognitive Strategie ist bei Prokrastinierenden häufig und ausgeprägt.

Rationalisierungen. Aus der individuellen Motivationslage heraus betrachtet kann Prokrastinieren also durchaus Vorteile bringen, indem es kurzfristig vor Stimmungsverschlechterung und Selbstwertbeschädigung schützt. Allerdings muss dabei die Diskrepanz zwischen dem Wissen, dass man eigentlich etwas Bestimmtes tun sollte, und dem Wissen, dass man dem ausweicht, kognitiv und affektiv bewältigt werden. Durch das Vermeiden der aversiven Tätigkeit entsteht zwar eine kurzfristige Entlastung, aber auch eine über die Zeit hin zunehmend aversive Situation. Ein wesentlicher Mechanismus der kognitiven Verarbeitung, der Prokrastinierern hilft, diesen Konflikt auszuhalten anstatt ihn zugunsten der geplanten Tätigkeit zu lösen, sind Rationalisierungen. Diese können unterschiedliche Inhalte haben, letztlich rechtfertigen sie aber alle das Aufschieben der zur Erreichung eines persönlich wichtigen Ziels notwendigen Arbeitsschritte. Anschauliche Beispiele für solche Rationalisierungen sammelte Tuckman (2005) bei den Studierenden in einem Internet-basierten Kurs. Erfasst wurden das Aufschiebeverhalten, sowie damit einhergehende Rationalisierungen durch die Vorgabe einer Liste von 15 üblicherweise als Rationalisierung verwendeter Gedanken. Erwartungskonform leisteten Prokrastinierende weniger im Abschlussexamen als Nicht-Prokrastinierende, äußerten aber häufiger

„Ich warte nur auf den richtigen Zeitpunkt zum Anfangen" und „Ich weiß, ich kriege das alles noch hin". Solche Rationalisierungen sind inhaltlich vielfältig: Sie reichen vom Gedanken, dass man einfach noch nicht anfangen kann, über die Feststellung unterschiedlicher Hindernisse bis zum Wunschdenken bezüglich der schließlich doch noch möglichen Bewältigung der Aufgabe. In einer Regressionsanalyse sagte die Häufigkeit dieser Rationalisierungen zusammen mit den Noten, die die Teilnehmer des Kurses erhielten, das Ausmaß der Prokrastination bei der Erledigung der Kursaufgaben sehr gut vorher (Tuckman, 2005). Rationalisieren und Prokrastinieren sind also eng und funktional miteinander verbunden.

Zeitbezogene Nutzenabwägung. Die bisher diskutierten Erklärungsansätze und auch die hier vorgestellten kognitiven Aspekte sind auf die Abläufe im Verhalten und Erleben konzentriert, die in einer prototypischen Situation zu Prokrastination statt zur aktiven Aufgabenbewältigung führen. Wird das Prokrastinieren über die ganze Zeit bis zur Erreichung eines einmal gesetzten Zielzeitpunkts, z. B. für die Abgabe einer Hausarbeit, kontinuierlich erfasst, so ist eine charakteristische Verteilung zielführender und alternativer Tätigkeiten über die Zeit hin festzustellen (DeWitte & Schouwenburg, 2002): Ist der Zielzeitpunkt noch weit entfernt, so herrscht Aufschieben gegenüber zielführenden Tätigkeiten vor. Dieses Verhältnis zwischen Aufschieben und zielführender Tätigkeit ändert sich erst kurz vor dem Abgabezeitpunkt zugunsten der zielführenden Tätigkeiten, oft so stark, dass Prokrastinierende in diesem Zeitabschnitt mehr zielführend arbeiten als Nicht-Prokrastinierende. Dieses Verhalten entspricht nichtrationalen Entscheidungsprozessen, die in einem allgemeinen Modell für Präferenzbildung als hyperbolischen Zeitverlaufskurven folgend dargestellt werden (Ainslie, 2005). Demnach ändert sich die Präferenz für jede der beiden Aktivitäten in Abhängigkeit von der Zeit, die bis zur Erledigung einer Aufgabe zur Verfügung steht. Entsprechend überwiegt subjektiv der Nutzen von Aktivitäten, die kurzfristigen Gewinn bringen, gegenüber dem Nutzen der Aktivitäten, die erst langfristig Erfolg bewirken. Ist ein Abgabetermin weit entfernt, so ist der wahrgenommene Nutzen der Bewältigung dieser Aufgabe erheblich geringer als wenn der Abgabetermin kurz bevor steht. Rückt der Abgabetermin einer Arbeit näher, so wird ab einem bestimmten Zeitpunkt der wahrgenommene Nutzen des Arbeitens für das Ziel zuverlässig größer werden als der Nutzen etwaiger Alternativtätigkeiten, der über die ganze Zeit hin gleich bleibt. Die Präferenz für die zielführende oder die ablenkende Tätigkeit ist nach dieser „temporal motivational theory" (Steel, 2007) bestimmt durch folgende Faktoren:

- den Wert des Ergebnisses der Tätigkeiten für das Individuum,
- die jeweilige subjektive Wahrscheinlichkeit das Ergebnis zu erreichen,
- die Zeitstrecke bis zum eventuellen Eintreten des Ergebnisses und schließlich
- die Sensitivität der Person gegenüber den Konsequenzen der Verzögerung wichtiger Arbeiten.

Die einzelnen Größen dieser Gleichung sind allerdings selbst noch von all den Einflussfaktoren bestimmt, die wir bereits vorgestellt haben. Die Betrachtung des Prokrastinierens unter dem Aspekt der individuellen Kosten-Nutzen-Abwägung in dieser auf den Zeitablauf bezogenen Motivationstheorie hat zwar den Vorzug, den bekannten Verlauf des Prokrastinierens über die Zeit wie auch die einzelne Entscheidungssituation abzubilden. Sie spezifiziert aber keinen pathologischen Sensitivitätswert, mit dem fallbezogen pathologisches Aufschieben identifiziert werden könnte, und sie ersetzt nicht die Untersuchung der vielfältigen Einflussfaktoren auf die Präferenzbildung und den intraindividuellen Ablauf des Prokrastinierens in einer Arbeitssituation.

2.4 Aufschieben als Versuch der Emotionsregulation

Meist ist Aufschieben auch ein Versuch der Emotionsregulation, d. h. insbesondere ein Versuch unangenehme Gefühle zu vermeiden. Hier gelten ebenfalls die Prinzipien der Lerntheorie (vgl. Kapitel 2.1): Menschen streben grundsätzlich danach, negative Gefühle zu vermeiden und positive Gefühle zu steigern. Daher schieben die Betroffenen auf, wenn ihnen die Arbeit zu langweilig oder unzumutbar anstrengend erscheint, oder wenn sie der bloße Anblick ihres Ordners voller Rechnungen mit einem unangenehmen Druck auf der Brust daran erinnert, was alles „eigentlich" erledigt werden müsste. Diese Gefühle werden durch Kognitionen und durch die Selbstwirksamkeitserwartung beeinflusst. Gelernt wird auch hier, dass Aufschieben kurzfristig zu einem Nachlassen unangenehmer Gefühle führt – während es langfristig negative Folgen hat. Durch langes Aufschieben solcher unangenehmer Tätigkeiten verstärkt sich das negative Gefühl im Sinne einer fortschreitenden

Demoralisierung, wodurch ein Teufelskreis aus negativen Gefühlen entsteht, aus dem die Betroffenen kurzfristig zu fliehen versuchen, indem Sie immer wieder aufschieben.

Besonders Wichtiges wird besonders oft aufgeschoben – warum eigentlich? Die Vorbereitung von wichtigen Schreiben, Reden oder Vorträgen oder auch das Lernen für Prüfungen werden so häufig aufgeschoben, weil diese Tätigkeiten oft Versagens- oder Bewertungsangst auslösen, die die Betroffenen vermeiden möchten. Oder es besteht vermeintlich wenig Hoffnung darauf, dass die Arbeit „gut genug" wird, sodass Anstrengung ohnehin sinnlos erscheint.

In diesem Zusammenhang wird die Relevanz der Kognitionen der Betroffenen noch einmal deutlich (vgl. Kapitel 2.3): Manche Menschen schieben auf, um Unlust zu vermeiden. Bei anderen erzeugen jedoch z. B. insbesondere die Befürchtungen, es vielleicht trotz großer Anstrengung „sowieso nicht" zu schaffen oder die Überzeugung, die damit verbundenen Gefühle seien einfach „nicht auszuhalten", derart unangenehme Gefühle, dass sie sich nicht anders zu helfen wissen als wieder und wieder aufzuschieben.

2.5 Vergleich der kognitiv-verhaltenstherapeutischen und der psychodynamischen Perspektive

Die dargestellten Perspektiven konzentrieren sich alle auf den Ablauf der individuellen ineinandergreifenden Entscheidungen und Handlungen, die von der zielführenden Bearbeitung wichtiger Aufgaben in einer dafür prinzipiell geeigneten Situation wegführen hin zur Wahl und Ausführung ungeeigneter Tätigkeiten. Sie erklären den normalen Ablauf zielführenden Handels und die Störungen desselben durch das Zusammenspiel emotionaler, kognitiver und verhaltenssteuernder Einflussfaktoren. Entsprechend sind davon abgeleitete Interventionsmaßnahmen ebenfalls auf die Verbesserung der Selbststeuerungsfähigkeit ausgerichtet. Dagegen konzentrieren sich psychoanalytische und tiefenpsychologische Ansätze der Erklärung und der Beeinflussung von Prokrastination auf die Interpretation des Aufschiebens als dysfunktionale Versuche der Lösung von Konflikten und als Konsequenz eines strukturellen Defizits im Aufbau der Persönlichkeit. Die psychodynamische Richtung hat sich jedoch wenig mit Arbeitsstörungen beschäftigt, „... es sieht allerdings so aus, als ob sich das Interesse der Psychoanalyse wesentlich mehr auf die Störungen und Verwirrungen des Liebeslebens gerichtet hätte" (Hohage, 2011).

Eine typische Konstellation bei Arbeitsstörungen ist aus dieser Sicht der narzisstische Konflikt, bei dem das Interesse an sich selbst und der eigenen Aufwertung, also der Wunsch nach narzisstischer Gratifikation, die Entwicklung von Sachinteresse behindert. Bei einer Strukturierung des Über-Ichs als überwiegend extern kommen die Betroffenen nicht mit der Verpflichtung zurecht, die mit der Arbeit im Hinblick auf ein wichtiges Ziel notwendig verbunden ist, und engagieren sich eher in peripheren als in den zentral wichtigen Aspekten der Aufgabenbewältigung. Nach Hohage (2011) ist die häufigste Form von Arbeitsstörungen im Bereich kreativer Arbeit ein Konflikt zwischen Ich-Ideal und einem strafenden und kontrollierenden Über-Ich. Die Folge ist ein ausgeprägtes Pflichtgefühl, das sich aber nicht mit der vom Ich-Ideal gesteuerten Bewertung des Arbeitsauftrags verträgt. Hohage (2011) führt als Beispiel dafür die Situation der Psychotherapeuten an, die Probleme bei der Erstellung von Fallberichten und Therapieanträgen haben: Die eigene Tätigkeit geht mit persönlichem, starkem Sachinteresse an den Schicksalen der Patienten einher, aus der therapeutischen Arbeit selbst stammt ein Vollkommenheitsideal, außerdem liegt ein ausgeprägtes Über-Ich und damit die Empfänglichkeit für externe Bestätigung und Kritik vor. Daraus resultiert eine innerseelische Konfliktkonstellation, die die konsequente Erledigung dieser Aufgaben erschwert. Wird der Adressat der Anträge und Berichte dagegen klar als äußere Instanz gesehen, so wird daraus nur eine lästige Pflicht, die ohne besonderen Anspruch, dafür aber zügig und klaglos erledigt werden kann. Rückert (2014) interpretiert Aufschieben ebenfalls als misslungene Konfliktlösung: „Im Symptom des Aufschiebens setzen sich gleichzeitig angestrebte Triebbefriedigung durch, aber auch Hemmungen und Verbote ...". Die Art des Konflikts sei weitgehend bestimmt durch die Persönlichkeitsstruktur, sodass Aufschieben aus narzisstischen, depressiven, zwanghaften, phobischen oder auch histrionischen Verarbeitungsweisen folgen könne.

Bei dieser Erklärung des Aufschiebens als Lösungsversuch von Konflikten ist die Behandlung des Aufschiebens auf die Bewusstmachung des

Konflikts und das Erkennen der eigenen Persönlichkeit im Hinblick auf die bevorzugte Verarbeitungsweise in einer Konfliktsituation gerichtet. Da es keine für Arbeitsstörungen spezifische Neurosenstruktur gibt und die genannten Verarbeitungsweisen in der Regel vermischt ausgebildet sind, müsste die psychodynamische Intervention konsequenterweise völlig individualisiert ausgestaltet werden. Dennoch nennt Hohage (2011) als vorrangiges Ziel die Umstellung des konkreten Arbeitsverhaltens der Patienten und gibt verhaltensbezogene Empfehlungen, wie dies zu erreichen sei: Selbstbestätigung über Erfolgserlebnisse ermöglichen, dazu die hohen Selbstanforderungen reduzieren, aber den Verpflichtungscharakter der Arbeit beibehalten. Die Suche nach den Ursachen der Arbeitsstörung in der persönlichen Entwicklungsgeschichte und die reflektierende Auseinandersetzung damit werden der Verhaltensänderung nachgeordnet und methodisch nicht weiter erläutert. Ebenso setzt Rückert (2014) in seinem Selbsthilfebuch nichts von den dort erläuterten psychodynamischen Erklärungen zum Aufschieben in Behandlungsschritte um, sondern bietet ein Arsenal von verhaltensnahen Empfehlungen zur Reduktion des Aufschiebens an. Die Befundlage zur Wirksamkeit psychodynamischer Behandlungen bei Prokrastination ist leider dürftig (vgl. Kapitel 3.1).

Schwierig erscheint in der psychodynamischen Betrachtung, dass der hohe Grad an Automatisierung des Aufschiebens und seine diversen situativen Determinanten nicht weiter beachtet werden, aber dennoch die unmittelbare Veränderung des Arbeitsverhaltens angestrebt wird, bevor weitergehende psychodynamisch formulierte Therapieziele realisiert werden können. Ein Vorteil des psychodynamischen Ansatzes liegt darin, dass sich die Betroffenen in der Regel selbst schon mit der Frage nach den Gründen für ihr „Versagen" beschäftigen, wenn das Aufschieben erst einmal zu einem ernsten Problem für die Lebensführung geworden ist. Studierende überlegen z. B., ob sie das falsche Studienfach gewählt haben, ob sie zu perfektionistisch seien, oder ob vergangene traumatische Erfahrungen mit Leistungssituationen oder Autoritätspersonen für das jetzige Aufschieben verantwortlich seien. Die Beschäftigung mit „tiefer liegenden Wurzeln des Aufschiebens" (Rückert, 2014) entspricht demnach häufig einem Bedürfnis der Betroffenen. Aber wie hilfreich ist hier der Rekurs auf psychodynamische Erklärungen? Eine Untersuchung von Cook (2000) gibt einen Hinweis auf den generellen Nutzen der Beschäftigung mit Gründen in der Behandlung der Prokrastination: In einer Bedingung wurden die ätiologischen Vermutungen der Klienten aufgegriffen, in der zweiten Bedingung wurden sie durch alternative Erklärungen ersetzt, in der dritten Bedingung wurde den Klienten erklärt, dass die Spezifizierung von Gründen nicht wichtig für ihren Behandlungserfolg sei. Beim Vergleich der drei Varianten schnitten die Teilnehmer am besten ab, in deren Behandlung auf das Identifizieren von Gründen für das Aufschieben gänzlich verzichtet wurde (Cook, 2000).

Alle in diesem Kapitel vorgestellten Ansätze führen die Diskrepanz zwischen Intention und Handlung, die das Prokrastinieren charakterisiert, auf einen persönlichen, nicht funktional gelösten Konflikt zurück. Allerdings wird dieser Konflikt je nach theoretischem Hintergrund und angestrebtem Spezifitätsniveau mehr oder weniger verhaltensnah analysiert. Dennoch stimmen alle Ansätze darin überein, dass kein langfristiger Abbau von Prokrastination ohne unmittelbare Veränderungen im Arbeitsverhalten erreicht werden kann. Je umfassender jedoch die theoretische Erklärung auf Prinzipien der Verhaltenssteuerung aufbaut, desto besser lassen sich notwendige und mögliche Schritte zur unmittelbaren Verhaltensbeeinflussung theoretisch ableiten, begründen und hypothesengeleitet prüfen.

Kapitel 3

Behandlungsansätze: Übersicht

3.1 Behandlungsansätze aus der Literatur

In der wissenschaftlichen Literatur werden diverse Ansätze zur Behandlung von Prokrastination beschrieben und evaluiert. Fast immer wurden dabei jedoch mehrere Methoden kombiniert, sodass die Wirksamkeit der einzelnen Bausteine in den vorgeschlagenen Kombinationsprogrammen nicht beurteilt werden kann. Eine Reihe weiterer Probleme der publizierten Arbeiten erschweren es, differenziertere Aussagen zur Indikationsstellung und zur Behandlungswirksamkeit zu machen: Die Behandlungsstudien beruhen aufgrund des hohen praktischen Aufwands häufig auf zu geringen Fallzahlen, um verlässliche Aussagen zu machen, die Patienten befanden sich oft zusätzlich in psychotherapeutischer Behandlung und das Ausmaß von Prokrastination als abhängige Variable wurde ausschließlich durch Fragebögen erhoben. Zwar sind die Fragebogenwerte mit dem tatsächlichen Verhalten korreliert, sie bilden jedoch gerade in Interventionsstudien das Ausmaß der Prokrastination nicht hinreichend ab (Boice, 1989; Ferrari et al., 1995; van Essen, van den Heuvel & Ossebaard, 2004; van Horebeek, Michielsen, Neyskens & Depreeuw, 2004).

Welche Möglichkeiten zur Behandlung von Prokrastination werden derzeit empfohlen und welche Kombinationen einzelner Komponenten werden dabei eingesetzt? In diesem Kapitel werden verschiedene Kombinationsprogramme jeweils mit Schwerpunkt auf einer Hauptkomponente des Programms vorgestellt. Zur besseren Übersichtlichkeit ist das Kapitel nach diesen Hauptkomponenten gegliedert.

Selbstbeobachtung

Selbstbeobachtung ist ein wichtiges Element in der Behandlung von Prokrastination. Beim Einsatz von Selbstbeobachtung sollten mehrere Bedingungen beachtet werden: Sie sollte zeitnah erfolgen, zum Abgleich mit den eigenen Zielen anregen und durch die Protokollierung von positiven Veränderungen (statt der ausschließlichen Protokollierung der Versäumnisse) die Aufmerksamkeit auf bereits erreichte Fortschritte und erfolgreich erledigte Aufgaben lenken. Durch diese Aufmerksamkeitslenkung dient Selbstbeobachtung nicht nur einer objektiven Bestandsaufnahme, sondern auch der Verstärkung erwünschter Verhaltensweisen (Ainslie, 1975; Schmitz & Wiese, 2006; Zimmermann, 2000).

Die Veränderung der Ausführungswahrscheinlichkeit einer Handlung in die gewünschte Richtung durch Selbstbeobachtung wird als Reaktivität bezeichnet. Webber, Scheuermann, McCall und Coleman (1993) weisen darauf hin, dass Reaktivität besonders bei Handlungen mit positiver Valenz auftritt. Nach dieser Überlegung sollte die Protokollierung des gewünschten Arbeitsverhaltens zu einer deutlicheren Verhaltensänderung führen als die Protokollierung des Aufschiebens. Zur Protokollierung eignet sich daher besonders die Form eines Arbeitstagebuchs. Selbst in Studien zu Lerntätigkeiten bei Studierenden, die nicht auf Verhaltensänderung abzielten und in denen in der Instruktion ausdrücklich darum gebeten wurde, sich „wie immer" zu verhalten, bewirkte die Selbstbeobachtung per Lerntagebuch eine Zunahme des erwünschten Arbeitsverhaltens.

Untersucht wurden bisher vor allem Effekte von Selbstbeobachtung auf Verhaltensexzesse (z. B. Heroin-, Alkohol- oder Nikotinkonsum, übermäßiges Essen), nur selten dagegen die Auswirkung auf Verhaltensdefizite. Prokrastination ist ein typisches Defizitverhalten und die Prokrastinationsbehandlung soll erreichen, dass das nicht oder zu wenig gezeigte Verhalten häufiger und/oder zu passender Gelegenheit ausgeführt wird. Das heißt in unserem Fall z. B. häufiger zu lernen oder rechtzeitig mit der Steuererklärung zu beginnen. In der unserer Behandlung vorgelagerten einwöchigen Beobachtungszeit („Baseline") führt allein das Ausfüllen eines Online-Lerntagebuchs zu einer signifikanten Reduktion der Prokrastination auf der Subskala „State Prokrastination" des Academic Procrastination State Inventory (APSI; Schouwenburg, 1995; Helmke & Schrader, 2000; Patzelt &

Opitz, 2005b) mit einer Effektstärke von d=0.27 (Rossa, 2008; N=215) und d=0.39 (Höcker, 2010; N=261). Die Items dieser Subskala beziehen sich auf das konkrete aktuelle Arbeitsverhalten der letzten sieben Tage. Diese werden einmal vor Beginn der Beobachtungszeit, das zweite Mal am Ende der Beobachtungswoche beurteilt. Erwartungskonform änderte sich dagegen nicht die Selbstdarstellung in der Subskala „Zentrale Trait-Prokrastination" der Aitken Procrastination Scale (APS; Aitken, 1982; Helmke & Schrader, 2000; Patzelt & Opitz, 2005a), in der eine habituelle, nicht auf eine bestimmte Situation oder Zeit bezogene Tendenz zum Aufschieben erfragt wird.

Selbstverstärkung und Stimuluskontrolle

Ausgehend von dem behavioralen Erklärungsansatz für Prokrastination liegt es nahe, auch Stimuluskontrolle und Selbstverstärkung zur Behandlung von Prokrastination einzusetzen. Ziesat, Rosenthal und White (1978) verwandten sowohl Stimuluskontrolle als auch Selbstverstärkung in verschiedenen Kombinationen: sie hielten ihre Studienteilnehmer an, sich eine Arbeitsumgebung zu suchen, in der nur für die Arbeit wesentliche Materialien vorhanden waren. Das sollte Anreize für Alternativtätigkeiten minimieren und somit verhindern, dass Aufschiebeverhalten durch Ablenkungsmöglichkeiten angeregt und durch positive Alternativtätigkeiten (z. B. Telefonieren, Fernsehen, etc.) verstärkt wird. Eine Untergruppe der Teilnehmer wurde zusätzlich gebeten, sich nach erfolgreicher Aufgabenerledigung selbst zu verstärken. Die Kombination dieser Maßnahmen führte dazu, dass die Teilnehmer signifikant länger arbeiteten.

In der Studie wurden drei Experimentalbedingungen und eine Kontrollgruppe untersucht. Die drei Experimentalbedingungen bestanden aus

a) Teilnehmern, die Stimuluskontrolle anwandten,
b) Teilnehmern, die Selbstverstärkung anwandten und
c) Teilnehmern, die Stimuluskontrolle und Selbstverstärkung anwandten.

Jeweils die Hälfte der Klienten in diesen drei Experimentalbedingungen nutzte zusätzlich Selbstbestrafung. Die Kontrollgruppe erhielt eine nondirektive Placebobehandlung: Die Therapeuten gingen lediglich empathisch auf die Emotionen der Studienteilnehmer hinsichtlich ihres Prokrastinationsproblems ein, gaben jedoch keine Anweisungen zu Verhaltensänderungen. Des Weiteren wurde die Hälfte der Probanden im Gruppensetting und die andere Hälfte im Einzelsetting behandelt. In allen Experimentalbedingungen verbesserte sich gleichermaßen bedeutsam die Dauer der Lernzeit und die Einstellung zum Lernen, während dies bei der Kontrollgruppe nicht der Fall war. Eine Differenz zwischen den einzelnen Treatmentgruppen konnte nicht gefunden werden. Ein prä-post-Vergleich der mittleren Lernzeiten ergab über alle Treatmentgruppen gemittelt eine Effektstärke von d=–0.40. Zu beachten ist bei diesem Ergebnis, dass die Stichprobengröße von insgesamt N=56 Probanden angesichts des aufwändigen Designs (Einzel- vs. Gruppensetting, Kontrollgruppe vs. 3 Experimentalgruppen, mit Selbstbestrafung vs. ohne Selbstbestrafung) recht klein ist. Bei so wenigen Teilnehmern in den einzelnen Bedingungen werden Unterschiede zwischen den Behandlungsbedingungen nur dann signifikant, wenn sich diese dramatisch unterscheiden.

Van Horebeek et al. (2004) entwickelten eine 10 Sitzungen umfassende Breitbandbehandlung aus Stimuluskontrolle, konkreter Zielsetzung und Selbstmanagementtechniken. Es zeigten sich (geringe) positive Effekte auf die selbstberichtete Prokrastination: Im Prä-post-Vergleich der Werte auf der Subskala „Procrastination" des Test Concerning Abilities and Examination wurde eine Effektstärke von d=0.31 erreicht.

Mulry, Fleming und Gottschalk (1994) verglichen ein Selbstkontrolltraining mit einer „paradoxen Intervention" im Sinne einer Symptomverschreibung. In dem Selbstkontrolltraining sollte täglich mindestens 30 Minuten an einem ablenkungsfreien Ort mit allen Arbeitsmaterialien gelernt werden. Bei der paradoxen Intervention hingegen wurde den Teilnehmern als Hausaufgabe aufgegeben, ihr Aufschiebeverhalten mit Hilfe eines Tagebuchs zu beobachten. Die Instruktion lautete, dafür sei es notwendig, mindestens 30 Minuten täglich aufzuschieben. Beide Gruppen verwendeten ein Lerntagebuch und wurden zusätzlich für Verbesserungen ihres Arbeitsverhaltens positiv verstärkt. Beide Verfahren waren etwa gleich wirksam in Bezug auf die täglich protokollierte Lernzeit, aber nur dann, wenn nicht zuvor Reaktanz induziert wurde.

Anspruchssenkung und realistische Zielsetzung

Nach Boice (1989) beeinflusst die wahrgenommene Priorität einer Aufgabe die Wahrscheinlichkeit, diese in Angriff zu nehmen. Dies entspricht Minskys Gesetz, welches postuliert, dass die Intentionen, denen wir höchste Priorität zumessen, diejenigen sind, die mit der geringsten Wahrscheinlichkeit umgesetzt werden.

Nach Meinung vieler Akademiker erfordern Aufgaben mit hoher Priorität (z. B. das Schreiben wissenschaftlicher Arbeiten) große störungsfreie Zeitblöcke und die „richtige“ mentale Verfassung, um diese wichtige Aufgabe in Angriff nehmen zu können (Boice, 1989). Solche ungestörten, langen Arbeitseinheiten stehen jedoch in Anbetracht der Vielzahl weiterer Aufgaben im Alltag kaum jemals zur Verfügung. In der Konsequenz neigen die Betroffenen dazu, gerade die wichtigen Aufgaben aufzuschieben.

Die hohe Priorität einer Aufgabe ist häufig angstauslösend. Die Verringerung der wahrgenommenen Priorität einer Aufgabe sollte in diesem Fall dazu führen, dass sich allein dadurch schon die Wahrscheinlichkeit der Erfüllung solcher Aufgaben erhöht. Diese Hypothese prüfte Boice durch folgendes Verfahren: Er hielt wissenschaftliche Mitarbeiter an einer Universität nach einem Workshop über Arbeitsstrategien dazu an, jeden Tag 15 bis 60 minütige Schreibsessions (je nach persönlichem Ermessen; im Durchschnitt 30 Minuten) zu planen und diese zu protokollieren. Diese bescheidene Zielsetzung stand im starken Gegensatz zu der Einstellung der Mitarbeiter, zum Schreiben viel „Zeit am Stück“ zu benötigen und nur dann schreiben zu können, „wenn es sich auch lohnt“ und sie „in der richtigen Stimmung“ seien. Diese Intervention bewirkte in Kombination mit dem Workshop und der Protokollierung der Schreibeinheiten tatsächlich, dass die Mitarbeiter mit diesem spezifischen Vorsatz mehr schrieben als eine Kontrollgruppe ohne Intervention. Noch weniger prokrastinierte eine Gruppe, die zusätzlich alle 2 Wochen die Protokolle über ihre Schreibeinheiten von Außenstehenden kontrollieren ließ.

Der Stichprobenumfang in dieser Studie war mit N = 10 in jeder Gruppe sehr klein. Sowohl die täglichen kurzen Schreibsessions als auch die Außenkontrollen wurden nur in Kombination mit den vorausgegangenen Workshops und der Protokollierung der Schreibeinheiten untersucht, sodass keine Aussage darüber möglich ist, welche dieser Komponenten welchen Anteil an der Veränderung hat. Gezeigt werden konnte aber, dass die zusätzlichen Außenkontrollen gegenüber der Absprache über kurze tägliche Schreibsessions in Verbindung mit Protokollierung und den vorangegangenen Workshops einen Zugewinn brachten.

Persönliche Prioritätensetzung und Zeitallokation

Nach van Eerde (2003) besteht Zeitmanagement aus zwei Grundschritten:

1. Die Betroffenen anzuleiten, sich bewusst zu werden, welche Ziele für sie persönlich wichtig sind und wie effektiv sie bisher an der Zielerreichung gearbeitet haben und
2. die Ziele der Wichtigkeit nach zu ordnen und Pläne für ihre Umsetzung zu erstellen.

Konkret sollte in diesem zweiten Schritt gelernt werden, Prioritäten zu setzen, indem nach dem „Eisenhower-Prinzip“ (benannt nach dem amerikanischen Präsidenten Dwight D. Eisenhower [1890–1969]) zwischen Wichtigkeit und Dringlichkeit einer Aufgabe unterschieden wird. Die Entscheidungsstrategie besteht dabei aus vier Regeln:

- Wenn eine Aufgabe weder wichtig noch dringlich ist, erledige sie nicht.
- Wenn eine Aufgabe wichtig und dringlich ist, nimm dir Zeit dafür.
- Wenn eine Aufgabe zwar nicht wichtig, aber dringlich ist, delegiere die Aufgabe.
- Wenn eine Aufgabe wichtig, aber nicht dringlich ist, verschiebe sie auf später.

Eine weitere konkrete Methode in der von van Eerde vorgeschlagenen Intervention umfasste die Erarbeitung von Jahres-, Monats-, Wochen- und Tagesplänen. Zusätzlich sollten die Betroffenen lernen, ihre Arbeit nach ihrem Biorhythmus auszurichten, mit Störungen umzugehen und sich freundlich gegen neue Aufgaben abzugrenzen. All diese Methoden wurden in einem 1½-tägigen Blocktrainingsprogramm für prokrastinierende Berufstätige kombiniert. Im Prä-post-Vergleich verbesserte sich die selbstberichtete Vermeidung, das selbstberichtete Sorgen und das selbstberichtete Zeitmanagement signifikant mit einer durchschnittlichen Effektstärke von $d = 0.92$. Leider wurde das Ausmaß der Prokrastination selbst nicht erfasst. Bei der vorgeschlagenen (vierten) Entscheidungsstrategie stellt sich die Frage, ob nicht doch wichtige und komplexe, nur langfristig zu erledigende Aufgaben zu sehr in den Hintergrund treten und ob dies durch die Vorgaben für die Zeitplanung ausreichend kompensiert wird.

Auch die qualitative Verbesserung der Zielsetzung wird als Möglichkeit beschrieben, Prokrastination entgegen zu wirken. Nach Schouwenburg et al. (2004) profitieren Patienten davon, wenn sie ihre Ziele konkret, spezifisch, messbar und realistisch formulieren. Pychyl und Binder (2004) konnten zeigen, dass Patienten mit Annäherungszielen („Ich möchte effizienter arbeiten“) zufriedener waren und sich selbst besser steuern konnten als Patienten mit Vermeidungszielen („Ich möchte nicht mehr aufschieben“).

Psychodynamische Behandlung von Prokrastination

Leider ist in diesem Praxisbereich die Befundlage noch dürftig. Ferrari et al. (1995) berichten über eine Untersuchung von 23 Patienten, die eine psychodynamische Gruppenbehandlung gegen Prokrastination begannen. Nur 15 davon beendeten die Behandlung, bei diesen wurde im Prä-post-Vergleich eine Verbesserung mit einer Effektstärke von $d = 0.21$ erreicht. Die Inhalte der Behandlung wurden nicht benannt.

Kombination kognitiv-behavioraler Methoden

Ferrari et al. (1995) empfehlen mit ihrem kognitiv-behavioralen Breitbandbehandlungsansatz „Doing it Now“ eine kombinierte Anwendung von Selbstbeobachtung, Informationsvermittlung, Entspannung, Kognitiver Umstrukturierung, Erhöhung von Selbstwirksamkeit und Zeitmanagementmethoden. Das Interventionsprogramm ist auf 10 Sitzungen à 90 Minuten ausgelegt. Für die beschriebene Kombinationsbehandlung ergab sich bei einer Stichprobengröße von $N = 67$ Teilnehmern eine Effektstärke von $d = 0.70$ gegenüber einer Wartelistenkontrollgruppe und $d = 0.35$ gegenüber einer allgemeinen Gruppe zur Verbesserung „akademischer Skills“.

Auch in anderen Programmen zur Reduktion von Prokrastination gibt es kognitive Komponenten, in denen dysfunktionale Annahmen identifiziert, disputiert und schließlich durch hilfreiche Alternativkognitionen ersetzt werden. Als Beispiel zur Ausgestaltung der kognitiven Arbeit bei der Therapie von Prokrastination soll das Vorgehen von van Essen et al. (2004) im Folgenden skizziert werden, das neben anderen kognitiv-behavioralen Elementen rational-emotive Techniken enthält.

In der von van Essen et al. (2004) beschriebenen Behandlung, die im Gruppensetting durchgeführt wurde, lag der Fokus der kognitiven Komponente auf der Bearbeitung der vier Kategorien von Grundannahmen mithilfe des ABC-Schemas nach Ellis (1962):

- Muss-Sätze (z. B. „Ich muss das gut machen!“), die unnötig unter Druck setzen;
- Katastrophisieren (z. B. „Es wäre eine Katastrophe, wenn ich durch die Prüfung falle!“);
- geringe Frustrationstoleranz („Ich kann es einfach nicht aushalten, dieses langweilige Buch zu lesen!“);
- globale negative Selbstbeurteilung („Ich bin ein Versager, wenn ich nicht aufhören kann aufzuschieben!“).

Die persönlichen „ABC-Schemata“ wurden in der Gruppe besprochen, dysfunktionale Grundannahmen wurden identifiziert, disputiert und durch hilfreiche Annahmen ersetzt. Die Teilnehmer gaben zusätzlich ihre individuellen ABC-Schemata der Woche ab, um ein individuelles Feedback zu bekommen. Der Glaube, dass man erst in der richtigen Stimmung sein müsse, um zu arbeiten, wurde gesondert diskutiert.

Ein Ziel der Studie von van Essen et al. war es, zu untersuchen, inwieweit rational-emotive Methoden im Gruppensetting einen Zugewinn zu den anderen von ihnen verwendeten Methoden bringen. Zu diesem Zweck erhielten alle Teilnehmer eine Breitbandbehandlung aus Selbstbeobachtung, Selbstverstärkung, Zielsetzung, Stimuluskontrolle, Konzentrationsübungen, ZEN-Meditation und einer psychoedukativen Komponente über den Konflikt von Kurzzeit- und Langzeitzielen. Dazu durchlief eine Gruppe ein 21-stündiges Kombinationsprogramm mit rational-emotiven Methoden und eine andere Gruppe ein Kombinationsprogramm gleicher Länge ohne rational-emotive Elemente. Beide Gruppen profitierten von der Behandlung, der mittlere APSI-Wert sank um mehr als eine Standardabweichung. Allerdings konnte in dieser Studie kein Unterschied in der Effektivität der weitgehend rein behavioralen Behandlung (Effektstärke von d = 1.09) und der kognitiv-behavioralen Behandlung (Effektstärke von d = 1.12) gefunden werden. Anzumerken ist an dieser Stelle, dass die Stichproben mit N = 28 und N = 29 Teilnehmern zwar für die Behandlungsforschung zu Prokrastination – verglichen mit anderen Studien – relativ groß, im Hinblick auf die Teststärke jedoch relativ klein waren. Festzuhalten bleibt, dass beide Kombinationsprogramme sehr gute Effekte auf die selbstberichtete Prokrastination hatten.

Auch Pychyl und Binder (2004) berichten von einer Kombinationsbehandlung aus kognitiven Methoden, Psychoedukation, der Festlegung von Schritten und Unterschritten zur Umsetzung persönlicher Projekte, und der Arbeit mit Zeitplänen und Entspannung, die zu einer Reduktion der selbstberichteten Prokrastination führten. Die kognitiven Methoden bestanden dabei aus der Identifizierung dysfunktionaler Kognitionen, die durch Alternativkognitionen ersetzt werden sollten. Außerdem wurde an der Korrektur kognitiver Mythen wie „Ich muss immer produktiv sein“ und ungünstiger „Soll“- und „Muss“-Sätze gearbeitet. Im Prä-post-Vergleich fanden die Autoren eine signifikante Verbesserung auf der Skala „Prokrastination“, berechnet aus einer „personal project analysis rating matrix“ ($t13 = 2.15$, $p < .05$). Es werden leider keine Effektstärken, Mittelwerte oder Standardabweichungen berichtet, sodass die Beurteilung der Größe des Effekts leider nicht möglich ist.

Innerhalb dieses Trainingsprogramms etablierten Pychyl und Binder die Methode des sogenannten „unscheduling“: Hierbei sollten die Teilnehmer in einen Wochenplan alle leeren Zeitintervalle > 30 Minuten markieren und vorhersagbare Routinetätigkeiten (Jobben, Essen, Schlafen) in die leeren Fenster eintragen. Ausgeführte akademische Tätigkeiten (Lernen etc.) sollten sie erst nach der Durchführung notieren. Ziel dieser Intervention war es, den Studierenden einen realistischen Einblick zu geben, wann und wie viel Zeit zum Lernen überhaupt zur Verfügung steht.

Zusammenfassung

Insgesamt bleibt festzuhalten, dass es diverse positiv evaluierte Kombinationsprogramme aus kognitiv-behavioralen Einzeltechniken zur Reduktion von Prokrastination gibt und dass nach dem aktuellen Forschungsstand solche Angebote wirksam zur Behandlung von Prokrastination sind. Zusätzlich zur schon geäußerten Kritik muss hier einschränkend angemerkt werden, dass häufig zwar signifikante Unterschiede berichtet, jedoch sehr selten Effektstärken angegeben werden. Dadurch ist es schwierig zu beurteilen, in welchem Ausmaß das entsprechende Vorgehen wirksam ist. Weniger störungsspezifische Ansätze wie der psychodynamische Ansatz wurden bislang wenig positiv evaluiert.

In einer Metaanalyse über 15 Studien zur Evaluation von Programmen zur Prokrastinationsbehandlung berichteten Ferrari et al. (1995) bezüglich der Differenz zwischen Treatment- und Kontrollgruppe insgesamt eine klinisch nicht signifikante Effektstärke von d = 0.47. Auch wurden die Wirkfaktoren für den Therapieerfolg (z. B. einzelne Interventionsschritte bzw. Verfahrenskomponenten, Therapeut-Patient-Beziehung, Einzel- oder Gruppensetting, etc.) bisher nicht annähernd so gut untersucht, wie dies bei anderen Störungen der Fall ist.

3.2 Wirksamkeit der hier vorgestellten Behandlung

Die Probleme der bisher in der Fachliteratur vorgeschlagenen Behandlungskonzepte für Prokrastination – vor allem die dürftige empirische Datenlage zu spezifischen Effekten – wie sie im vorhergehenden Kapitel 3.1 dargestellt wurden, motivierten uns, an der Hochschulambulanz in Münster ein Behandlungsprogramm mit verschiedenen Interventionsmodulen zu entwickeln, die nach individueller Problemlage kombinierbar und jeweils einzeln überprüfbar sein sollten. Das praktische Vorgehen innerhalb dieser einzelnen Behandlungsbausteine wird in Kapitel 4 und 5 ausführlich erläutert. Die beschriebenen Interventionsmodule wurden im Rahmen von Diplomarbeiten an der Universität Münster entwickelt, erstmals durchgeführt und evaluiert (Modul AB: Beißner, 2004; Samberg, 2004; Menke, 2006; Modul C: Nieroba, 2006; Wildt, 2006; später Krumm, 2007; Jaensch, 2007; Angeleitete Selbsthilfe: Beck, 2008; Bandalo, 2008).

Im Folgenden werden die aktuellen Befunde zur Wirksamkeit der Münsteraner Interventionsmodule vorgestellt (vgl. Höcker, Engberding, Beißner & Rist, 2008; Höcker, 2010; Höcker, Engberding, Haferkamp & Rist, 2012).

Das von uns entwickelte therapeutische Vorgehen für die Veränderung des konkreten Arbeitsverhaltens besteht aus drei Modulen, die sowohl im Gruppen- als auch im Einzelsetting empirisch geprüft wurden. Eine umfangreiche Evaluation wurde bisher für das Gruppensetting durchgeführt:

- Modul A: Pünktlich Beginnen (2 Sitzungen),
- Modul B: Realistisch Planen (2 Sitzungen),
- Intervention C: Arbeitszeitrestriktion (2 Sitzungen), gefolgt von Weiterführung der Zeitrestriktion plus Bedingungsmanagement (2 Sitzungen).[1]

Um die Vergleichbarkeit zu gewährleisten, wurden diese Module jeweils als Gruppentrainings von je fünf Sitzungen angelegt. Die Module „Pünktlich Beginnen" (A) und „Realistisch Planen" (B) wurden kombiniert und – wie auch die Intervention „Arbeitszeitrestriktion und Bedingungsmanagement" (C) – durch eine Abschlusssitzung zu einer 5-Sitzungs-Intervention ergänzt. Somit bestanden die Gruppeninterventionen (Intervention AB sowie Intervention C) jeweils aus 5 Sitzungen à 90 Minuten, die jeweils von 2 Behandlern angeleitet wurden. Parallel zu beiden Interventionen beobachteten die Teilnehmer ihr Lernverhalten durch tägliche Protokollierung im Münsteraner Arbeitstagebuch. Im Sinne einer „Baseline" begannen die Teilnehmer mit diesen Tagebucheintragungen bereits eine Woche vor der ersten Sitzung, um Ausgangswerte für das vorhandene Lernverhalten zu erheben und um die Effekte der bloßen Protokollierung auf die selbstberichtete Prokrastination zu kontrollieren (zur Übersicht vgl. Kasten 8).

Kasten 8: Übersicht über den Ablauf der Gruppeninterventionen

- Falldefinition: Teilnehmer suchen Behandlung aufgrund von Prokrastination auf, haben während der gesamten Intervention (6 Wochen) eine Aufgabe, die sie gewöhnlich aufschieben würden (z. B. Lernen für eine Prüfung oder Schreiben einer wissenschaftlichen Arbeit)
- Baseline-Erhebung mit Arbeitstagebuch: Beginn 1 Woche vor der 1. Sitzung
- wahlweise eine von 2 Interventionen mit jeweils 5 Gruppensitzungen à 90 Minuten
  - Modul A + Modul B + Abschlusssitzung oder
  - Intervention C + Abschlusssitzung
- Messinstrumente:
  - tägliche Protokollierung in einem Arbeitstagebuch
  - Fragebögen zur Prokrastination (APS, APSI)

Zusätzlich zur Protokollierung des täglichen Arbeits- und Aufschiebeverhaltens im Münsteraner Arbeitstagebuch jeweils kurz nach Erledigung der Arbeitseinheiten erfolgte die Evaluation mit Hilfe der Aitken Procrastination Scale (APS) als Instrument zur Messung der habituellen Prokrastination (Trait-Prokrastination) und des Academic Procrastination State Inventory (APSI) zur Erhebung des Prokrastinationsverhaltens in der letzten Woche (State-Prokrastination). Die Zuweisung der Klienten erfolgte nach einer Warteliste, wobei in einer gegebenen Zeitphase immer nur eine Interventionsform angeboten wurde. Zum Ablauf der Interventionsstudie zur Evaluation der Module A und B siehe Kasten 9.

Evaluation der Module A und B

Kasten 9: Evaluation der Module A und B („Pünktlich Beginnen" und „Realistisch Planen") – Ablauf in der Interventionsstudie

- *Sitzung 1 + 2: Modul A („Pünktlich Beginnen"):*
  - Sitzung 1: theoretische Einführung/Modell und Methode „Pünktlich Beginnen"
  - Sitzung 2: Erfahrungsaustausch und gemeinsame Modifikation der Pläne
- *Sitzung 3 + 4: Modul B („Realistisch Planen"):*
  - Sitzung 3: Theorie zur Planung und Methode „Realistisch Planen"
  - Sitzung 4: Erfahrungsaustausch und gemeinsame Modifikation der Pläne
- *Abschlusssitzung:*
  - Sitzung 5: Abschluss und Rückfallprophylaxe, Auswertung, Ausblick, Feedback

Stichprobe. Die mit dem Interventionsmodul AB behandelte Stichprobe umfasste N = 118 Studie-

1 Wir sprechen bei Modul A und Modul B von Modulen, da es sich um voneinander unabhängige Behandlungsbausteine handelt. Bei Intervention C sprechen wir nicht von einem unabhängigem Modul, da die Arbeitszeitrestriktion in Sitzung 3 und 4 weitergeführt wird. In der verbleibenden Zeit in Sitzung 3 und 4 können andere Inhalte (wie z. B. Bedingungsmanagement) psychoedukativ vermittelt werden. Daher sprechen wir hier von „Intervention C" (siehe Kapitel 5.7).

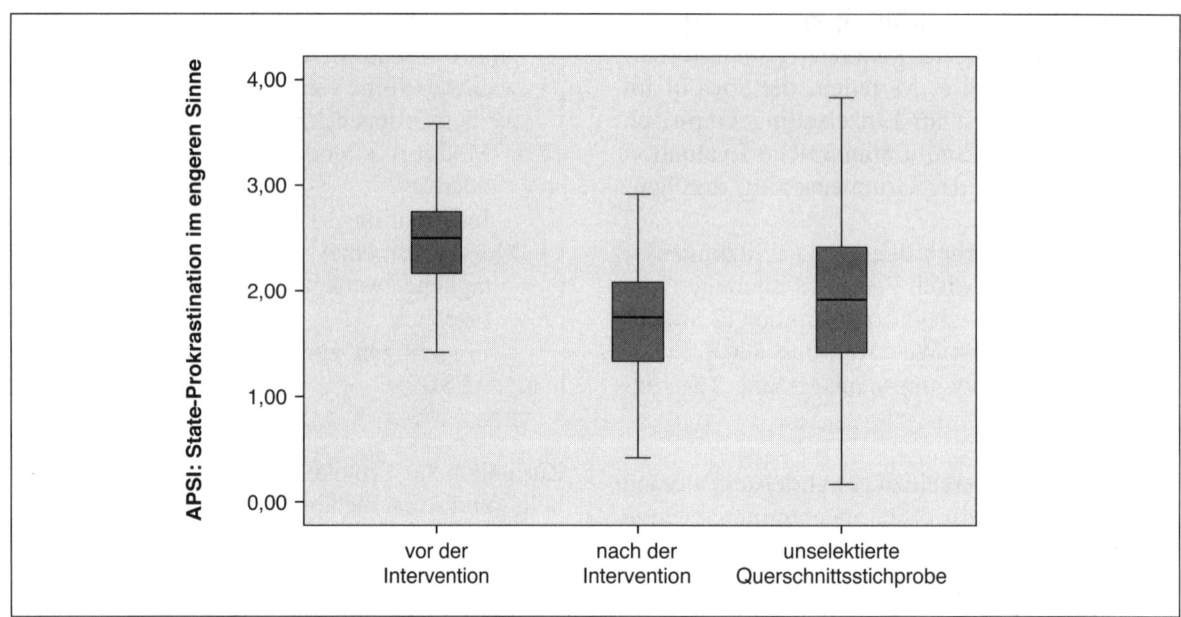

Abbildung 2: Verbesserung der Werte auf der Skala „State-Prokrastination im engeren Sinne“ des „Academic Procrastination State Inventory (APSI)“ durch die Intervention „Pünktlich Beginnen und realistisch Planen“ im Vergleich zu den Werten einer unselektierten Querschnittsstichprobe (N = 939)

rende. Im Mittel erreichten diese auf der Subskala „State-Prokrastination im engeren Sinne“ des APSI einen Mittelwert von 2.45 (SD = 0.49) und einen Mittelwert von 2.94 (SD = 0.48) auf der Subskala „Zentrale Trait-Prokrastination“ der APS. Von den 118 Teilnehmern schieden 9 während der Intervention wegen Krankheit, Zeitnot vor der Prüfung oder aus sonstigen Gründen aus, 92,4 % nahmen bis zum Schluss teil. 8 Teilnehmer beendeten zwar das Training erfolgreich, nahmen jedoch nicht an der Erhebung zum Post-Zeitpunkt teil. Es verblieben für die Analyse die Daten von N = 101 Teilnehmern (vgl. Höcker, 2010).

Ergebnisse. Betrachtet man die Effekte der gesamten Intervention AB, inklusive der Selbstbeobachtung mit Hilfe des Arbeitstagebuchs, ergibt sich eine signifikante Verbesserung der selbstberichteten State-Prokrastination im APSI mit einer Effektstärke von d = 1.45[2] und eine signifikante Reduktion der selbstberichteten Trait-Prokrastination auf der APS mit einer Effektstärke von d = 0.95 (vgl. Abbildung 2).

2 Alle genannten Effektstärken wurden nach Maier-Riehle und Zwingmann (2000) mit der Formel $d = (M_{prä} - M_{post}) / SD_{prä}$ berechnet. Mit der sonst auch häufig verwendeten Formel, die eine Division der Mittelwertsdifferenz durch die gepoolte Streuung vorsieht, werden heterogene gegenüber homogenen Veränderungen bestraft. Eine Aussage über die Größe des Effekts wäre damit nicht unabhängig von Homogenität oder Heterogenität der Veränderungen möglich.

Des Weiteren verbesserte sich das täglich protokollierte Arbeitsverhalten: Sowohl das Aufschieben in Minuten und die täglich protokollierten Schätzungen der bewältigten Stoffmenge in Prozent („Prozent geschafft“) als auch die Angaben der Teilnehmer über ihre Zufriedenheit mit ihrer Konzentration, dem Ergebnis der Arbeitseinheit und der Pünktlichkeit des Lernbeginns verbesserten sich von Woche 1 bis Woche 5 der Intervention signifikant.

Vergleich der Module A („Pünktlich Beginnen“) und B („Realistisch Planen“)

Um die beiden Module A und B getrennt voneinander beurteilen und sie miteinander vergleichen zu können, wurde in den verschiedenen Trainingsdurchgängen die Reihenfolge der Module A („Pünktlich Beginnen“) und B („Realistisch Planen“) variiert. Die Teilnehmergruppe, die das Training in der Reihenfolge AB absolvierte, unterschied sich am Ende der Intervention jedoch weder in den APS-Werten noch in den APSI-Werten von der Gruppe, die an dem Training in der Modulreihenfolge BA teilnahm. Die Modulreihenfolge (AB oder BA) scheint für das Endergebnis nicht relevant zu sein.

Auch wenn das Ausmaß der Prokrastination in den Gruppen vor der dritten Sitzung untersucht wurde (nachdem die erste Gruppe das Modul A und die zweite Gruppe das Modul B durchlaufen hatte), unterschieden sich die Gruppen nicht hinsichtlich der bereits erreichten Verbesserungen. Die Module A und B unterscheiden sich demnach nicht in ihrer Wirksamkeit auf die State- und Trait-Prokrastination.

Evaluation des Moduls C

Kasten 10: Evaluation des Moduls C („Arbeitszeitrestriktion") – Ablauf in der Interventionsstudie

- Sitzung 1 + 2: Theorie und Methode „Arbeitszeitrestriktion"
- Sitzung 3 + 4: Weiterführung Arbeitszeitrestriktion + Bedingungsmanagement
- *Abschlusssitzung:* Sitzung 5: Abschluss und Umgang mit Rückschritten, Auswertung, Ausblick, Feedback

Stichprobe. Die bisher mit diesem Interventionsmodul behandelte Stichprobe umfasste N=116 Studierende. Im Mittel erreichten sie auf der Subskala „State-Prokrastination im engeren Sinne" des APSI einen Mittelwert von 2.59 (SD=0.51) und einen Mittelwert von 2.97 (SD=0.42) auf der Subskala „Zentrale Trait-Prokrastination" der APS. 14 Teilnehmer schieden während der Intervention (wegen Krankheit, Zeitmangel oder aus sonstigen Gründen) aus. 17 Teilnehmer nahmen zwar bis zum Ende der Intervention teil, beantworteten jedoch die Fragebögen zum Post-Messzeitpunkt nicht.

Ergebnisse. Betrachtet man die Effekte der gesamten Intervention C, inklusive der Selbstbeobachtung im Arbeitstagebuch, ergab sich eine signifikante Reduktion der State-Prokrastination im APSI mit einer Effektstärke von d=2.24 und eine signifikante Reduktion der Trait-Prokrastination im APS mit einer Effektstärke von d=1.30 (vgl. Abbildung 3).

Auch in der Bedingung C verbesserte sich das täglich im Tagebuch protokollierte Lernverhalten. Sowohl die Angaben der Teilnehmer über ihre Zufriedenheit mit ihrer Konzentration und mit dem Ergebnis der Arbeitseinheit, als auch die für das Modul C spezifische „Arbeitseffizienz", das heißt die Nutzung der zur Verfügung stehenden begrenzten Zeit (siehe Kapitel 5: Arbeitseffizienz = tatsächliche Arbeitszeit innerhalb der Arbeitszeitfenster in Minuten × 100 / Dauer der geplanten Arbeitszeitfenster in Minuten) verbesserte sich signifikant ($Z=-6.086$, $p<.001$, $d=-1.55$) von 42.3 % in der Baselinewoche auf 85.25 % in der letzten Woche der Intervention. Das täglich pro-

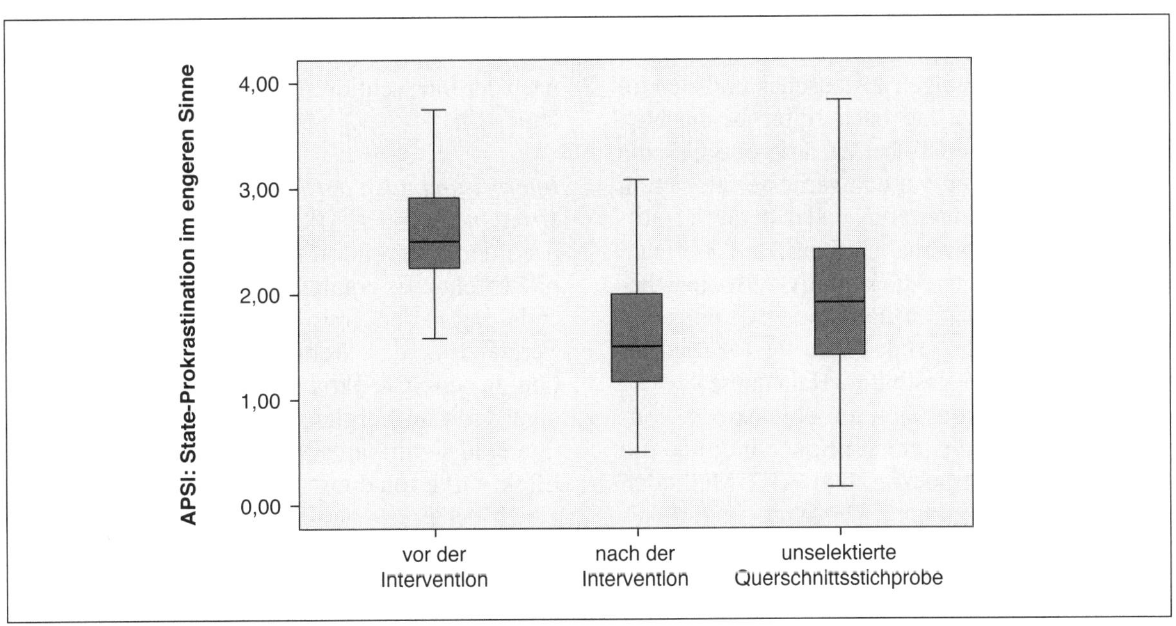

Abbildung 3: Verbesserung der Werte auf der Skala „State-Prokrastination im engeren Sinne" des „Academic Procrastination State Inventory (APSI)" durch die Intervention nach dem Prinzip der Arbeitszeitrestriktion im Vergleich zu einer unselektierten Querschnittsstichprobe (N=939)

tokollierte Aufschieben in Minuten verringerte sich ebenfalls signifikant mit einer Effektstärke von d = 1.04 (Höcker et al., 2012).

Überprüfung der Wirksamkeit im Vergleich mit anderen Behandlungsprogrammen

Ursprünglich war eine Vergleichsgruppe geplant, die lediglich täglich das Online-Arbeitstagebuch ausfüllen und wöchentlich Rückmeldung über ihre Fortschritte erhalten sollte. Die Teilnehmer, die die Selbstbeobachtung kontinuierlich durchführten, profitierten zwar (Jaensch, 2007), die Gruppe konnte jedoch nicht mit der Interventionsgruppe verglichen werden, weil zu viele Teilnehmer im Verlauf der Untersuchung ausschieden. Offensichtlich war das Angebot für die Teilnehmer dieser Vergleichsgruppe zu wenig motivierend und bindend. Deshalb entwickelten wir im Sinne einer „Dismantling-Strategie" eine Vergleichsbedingung, die alle unspezifischen Wirkfaktoren der klassischen kognitiv-verhaltenstherapeutischen Intervention enthält, in der jedoch die spezifischen Wirkfaktoren der bereits etablierten Intervention nicht realisiert werden.

Es handelte sich bei dieser Vergleichsgruppe um ein formal analog zu den Interventionsmodulen aufgebautes Gruppenangebot „Angeleitete Selbsthilfe (ASH)", in dem die Teilnehmer ein in Abschnitte aufgeteiltes Selbsthilfebuch zur Prokrastination unter minimaler Moderation durch die Trainer frei diskutieren, Erfahrungen austauschen und sich im Münsteraner Arbeitstagebuch selbst beobachten (Höcker, 2010; N = 182 bei 21 drop-outs): Beide Gruppen profitierten gut und verbesserten sich in ihren Prokrastinationswerten und dem täglich protokollierten Arbeitsverhalten signifikant. In einem direkten Vergleich war die kognitiv-verhaltenstherapeutische Intervention „Pünktlich Beginnen und Realistisch Planen" (Haltequote 92.4 %) jedoch der „Angeleiteten Selbsthilfe" (Haltequote 92.2 %) überlegen, obwohl es sich um eine extrem konservative Vergleichsintervention handelte, die außer den störungsspezifischen KVT-Methoden alle Wirkfaktoren enthielt. Die Wirksamkeit beider Interventionen erwies sich in einer Nachuntersuchung nach 12 Wochen als stabil, jedoch auch in der Nachuntersuchung zeigten sich für die kognitiv-verhaltenstherapeutische Intervention noch bessere Ergebnisse (Höcker, 2010; Hullegie, 2010).

Akzeptanz der Interventionen bei den Teilnehmern

Die Akzeptanz der Interventionen wurde mit Hilfe eines Feedbackbogens nach Ende der Interventionen erhoben. Die Gesamtzufriedenheit mit der Intervention wurde aus den Antworten der Teilnehmer auf einer fünfstufigen Ratingskala berechnet, wobei 1 dem positiven und 5 dem negativen Pol entspricht. Alle Interventionen wurden sehr positiv beurteilt: Die Zufriedenheit des Trainings „AB" mit den Modulen „Pünktlich Beginnen" und „Realistisch Planen" wurde mit der Durchschnittsnote 1.59 (SD = 0.54; N = 56) und das Training „C" („Arbeitszeitrestriktion und Bedingungsmanagement") mit der Durchschnittsnote 1.46 (SD = 0.49; N = 34) beurteilt. Auch mit dem Training „Angeleitete Selbsthilfe" waren die Teilnehmer mit einem Mittelwert von 1.70 (SD = 0.63; N = 50) „gut" zufrieden (Müller, 2009).

Stabilität der Effekte

Drei Monate nach Abschluss der Behandlung wurden den Follow-up-Erhebungen durchgeführt.

Intervention zum pünktlichen Beginnen und realistischen Planen. Die Ergebnisse der Follow-up-Untersuchung zeigen, dass die in der Behandlung erreichten Erfolge im APSI (State-Prokrastination) stabil bleiben und dass die Trait-Prokrastinationswerte auf der APS sich zwischen dem Ende der Intervention und der Erhebung 12 Wochen nach der Intervention sogar noch verbessern (Hullegie, 2010).

Intervention nach der Methode der Arbeitszeitrestriktion. Auf der APS zeigten sich 12 Wochen nach der Intervention in dieser Untergruppe stabile Effekte: Es ergab sich keine signifikante Veränderung in den Trait-Prokrastinationswerten im Vergleich zu den Werten am Ende der Intervention. In den State-Prokrastinationswerten im APSI ergab sich im Vergleich zum Ende der Intervention eine signifikante Verschlechterung mit einer Effektstärke von dpost_follow-up = –0.32, der Vergleich der Follow-up-Werte mit den Werten vor der Intervention ergab jedoch trotz dieser Verschlechterung in den APSI-Werten immer noch insgesamt eine signifikante Verbesserung mit einer Effektstärke von dprä_follow-up = 1.29 (Höcker et al., 2012).

Resümee

Die in diesem Manual vorgestellten Behandlungsmodule können als zeitökonomische, in ihrer Wirksamkeit empirisch überprüfte, störungsspezifische Verfahren für die Behandlung von Prokrastination gelten. Auf der Grundlage dieser empirischen Absicherung wird das konkrete Vorgehen innerhalb der einzelnen Behandlungsbausteine mit den zugehörigen Materialien im Praxisteil dieses Manuals (Kapitel 4 und 5) für die Verwendung in der Praxis dargestellt.

Kapitel 4

Diagnostik und Indikation

Dieses Kapitel befasst sich mit der Diagnostik von Prokrastination und der Differenzialdiagnostik zur Abgrenzung typischer zusätzlicher Problembereiche.

4.1 Diagnostischer Ablauf

Aufbau:

- Das Routinevorgehen bei der Diagnostik von Prokrastination.
- Gibt es Hinweise auf zusätzliche Problembereiche?
- Diagnostisches Vorgehen bei typischen zusätzlichen Problembereichen.

Das hier vorgeschlagene diagnostische Vorgehen gliedert sich in ein Standardvorgehen sowie in spezifische Module, die dann angewendet werden können, wenn es Hinweise auf spezifische zusätzliche Problembereiche wie Prüfungsangst, ADHS, verminderte kognitive Fähigkeiten oder Depression gibt, die differenzialdiagnostisch abgeklärt werden sollten. Solche Problembereiche können auch für die Therapieplanung relevant sein, z. B. für die Suche nach Maßnahmen bei Orientierungs- und Entscheidungsproblemen oder Kompetenzdefiziten im Arbeitsverhalten.

Im Folgenden beschreiben wir zunächst das standardmäßige Vorgehen zur Diagnostik von Prokrastination. Anschließend gehen wir darauf ein, welche Informationen auf das Vorliegen weiterer Problembereiche hindeuten können und welche zusätzlichen diagnostischen Schritte in diesem Fall hilfreich sein können.

4.2 Standarddiagnostik bei Prokrastination

Als Instrumente zur Standarddiagnostik bei Prokrastination empfehlen wir den Fragebogen zu den vorläufigen diagnostischen Kriterien für Prokrastination (DKP) und den Allgemeinen Prokrastinationsfragebogen (APROF). Beide sind mit Auswertungshilfen im Anhang und auf der CD-ROM zu finden. Die Verwendung dieser Fragebögen dient dazu, zu bestimmen, ob das Aufschieben die vorläufigen Kriterien für Prokrastination erfüllt (DKP) und wie hoch das Ausmaß der Prokrastinationstendenz ist. Zusätzlich liefert der Fragebogen Informationen über zwei wichtige Aspekte des Prokrastinationsverhaltens, nämlich die emotionale Reaktion auf Anforderungen („Aversivität der Aufgabe“) und die Art, wie Verpflichtungen ausgewichen wird („Alternativenpräferenz“). Wenn Sie jedoch z. B. „mangelnde Vorausschau“ zusätzlich untersuchen wollen oder zu Forschungszwecken die Vergleichbarkeit mit früheren Studien herstellen wollen, so kann die deutsche Version der Aitken Procrastination Scale (APS) zur Erhebung der Trait-Prokrastination im Sinne einer allgemeinen Prokrastinationstendenz und das Acadamic Procrastination State Inventory+ (APSI+) zur Messung der State-Prokrastination eingesetzt werden. Beide wurden bereits wiederholt im deutschen Sprachraum verwendet. Im Anhang und auf der CD-ROM finden Sie neben dem APS auch den APSI+, eine leicht modifizierte Version des APSI (s. u.). Der APSI+ ist aufgrund seiner Änderungssensitivität sehr gut für Verlaufsmessungen geeignet und stellt für die Therapieevaluation eine sehr sinnvolle Ergänzung zu DKP und APROF dar.

Alle Fragebögen werden in Kapitel 4.4 näher vorgestellt. Dort werden auch Hinweise zur Auswertung und Normierung gegeben. Auf die Exploration des Aufschiebeverhaltens gehen wir in Kapitel 4.5 ein. Eine zusammenfassende Darstellung des diagnostischen Ablaufs findet sich in Kasten 11.

Kasten 11: Standarddiagnostik bei Prokrastination – Ablauf der Diagnostik und Differenzialdiagnostik ausgewählter Bereiche

- Prüfen, ob die Kriterien für Prokrastination erfüllt sind (vgl. Kapitel 1.10 und Fragebogen zu den Diagnosekriterien für Prokrastination (DKP) auf der CD-ROM sowie die dazugehörende Auswertungshilfe)

- Exploration (vgl. Kapitel 4.5) mithilfe der „Arbeitsfragen zur individuellen Prokrastinationsanalyse“ (vgl. CD-ROM) und des „Explorationsleitfadens zur Differenzialdiagnostik bei Prokrastination“ (vgl. CD-ROM)
- Allgemeiner Prokrastinationsfragebogen (APROF; vgl. CD-ROM)
- Ggf. zusätzlich Academic Procrastination State Inventory+ (APSI+) (vgl. CD-ROM) (Änderungssensitivität!)
- Ggf. zusätzlich Aitken Procrastination Scale (APS)
- Fragebogen zu Ausbildung und Beruf (vgl. CD-ROM)

4.3 Differenzialdiagnostik

Bei Vorinformationen über spezifische Problembereiche (Prüfungsangst, ADHS, Defizite im kognitiven Bereich oder Depression) können die entsprechenden Zusatzmodule zur störungsspezifischen Diagnostik selbstverständlich direkt gemeinsam mit der Standarddiagnostik bei Prokrastination verwendet werden. Wenn zunächst nur die Standarddiagnostik durchgeführt wird, können die Auswertung des Fragebogens zu Ausbildung und Beruf und vor allem die Exploration mithilfe des Explorationsleitfadens zur Differenzialdiagnostik Hinweise auf das Vorliegen weiterer eventuell mit Prokrastination zusammenhängender Probleme ergeben.

Im Kasten 12 zeigen wir eine Übersicht über die Zusatzmodule zur differenzialdiagnostischen Abklärung, auf die in Kapitel 4.3.2 näher eingegangen wird.

Kasten 12: Zusatzmodule zur Differenzialdiagnostik

Bei Hinweisen auf das Vorliegen der entsprechenden Problematik durch die Standarddiagnostik und die unten genannten Entscheidungsregeln bietet sich folgendes Vorgehen an:

- *Leistungsdiagnostik:* d2, CFT 20 oder I-S-T 2000 R, ZVT, Untertest „Allgemeine Denkfähigkeit“ des LPS, Wortschatztest des I-S-T 2000 R
- *ADHS:* Homburger ADHS Skalen (HASE)
- *Prüfungsangst:* PAF, zur Differenzialdiagnostik einer Soziale Phobie: SPS/SIAS
- *Arbeitstechniken:* LIST-Skalen: Zeitmanagement, Planung
- *Orientierungs- und Entscheidungsprobleme:* Exploration, ggf. Explorix oder Berufs- bzw. Laufbahnberatung

4.3.1 Hinweise auf weitere Störungs- und Problembereiche

Ob und welche Zusatzmodule zur weiterführenden Diagnostik verwendet werden, kann mithilfe des Explorationsleitfadens zur Differenzialdiagnostik (vgl. CD-ROM) anhand der folgenden Regeln entschieden werden:

- Wenn im Fragebogen zu Ausbildung und Beruf die Schulabschlussnote schlechter als 3.5 ist, wenn die Betroffenen im Fragebogen zu Ausbildung und Beruf angeben, dass sie sich in der Schule auch für mittelmäßige oder schlechte Ergebnisse sehr anstrengen mussten, oder wenn sie angeben, dass sie Schwierigkeiten hatten, die in der Schule vermittelten Inhalte zu verstehen, → dann sollte eine weitere *Abklärung der kognitiven Fähigkeiten: Leistungsdiagnostik* erfolgen.
- Wenn Hinweise auf ADHS in der Exploration gefunden werden (Hyperaktivität, Impulsivität und Unaufmerksamkeit), → dann sollte eine weitere *Abklärung von ADHS* erfolgen.
- Wenn Hinweise auf Prüfungsangst in der Exploration vorliegen (Schreibblockade in Klausuren; Vermeidung für Prüfungen zu lernen, um sich nicht mit der Angst vor der Prüfung konfrontieren zu müssen), → dann sollte eine *Abklärung von Prüfungsangst* vorgenommen werden.
- Wenn vor allem die Vorbereitung von Referaten oder Vorträgen (im Unterschied zu Klausuren oder Hausaufgaben) aufgeschoben wird und Angst vor negativer sozialer Bewertung anklingt, oder die Betroffenen Angst davor schildern, für „dumm“ gehalten zu werden oder sich zu blamieren oder vor anderen zu sprechen oder zu schreiben, → dann sollte die *Abklärung einer Sozialen Phobie* erfolgen.
- Wenn sich in der Exploration Hinweise auf essenzielle Unzufriedenheit über die momentane berufliche Situation ergeben, → dann sollte eine weitere *Abklärung von Orientierungs- und Entscheidungsproblemen* erfolgen.
- Wenn sich in der Exploration Hinweise auf Kompetenzdefizite im Bereich Arbeitstechni-

ken ergeben (Hinweise könnten Äußerungen sein wie „In der Schule musste ich nie wirklich lernen/habe ich nicht selbstständig zu Hause gelernt", „Ich weiß gar nicht, wie ich meine Arbeit organisieren/planen soll!") → dann sollten etwaige *Defizite im Bereich Arbeitstechniken* abgeklärt werden.
- Bei Hinweisen auf eine depressive Symptomatik in der Exploration → sollte abgeklärt werden, *ob eine manifeste affektive Störung* vorliegt. Für diesen Fall ist weiter zu prüfen, ob Prokrastination Ursache oder Folge der affektiven Symptomatik ist oder ob sie komorbid besteht.
- Beim Vorliegen einer affektiven Störung oder bei einer durch Prokrastination zugespitzten existenziellen Notlage → sollte eine *Abklärung von Suizidalität* erfolgen.

4.3.2 Zusatzmodule zur weiterführenden Diagnostik

Wenn aus der Exploration oder dem Fragebogen zu Ausbildung und Beruf Hinweise auf zusätzliche Problembereiche vorliegen, schlagen wir zur weiteren Abklärung in den spezifischen Störungs- oder Problembereichen folgendes Vorgehen vor:

Zusatzmodul Leistungsdiagnostik

Wenn es in der anfänglichen Diagnostik Hinweise auf das Vorliegen einer Minder- oder Hochbegabung, zumindest aber auf eine für das geschilderte Problem relevante Normabweichung im Bereich der kognitiven Fähigkeiten gibt, empfehlen wir die Anwendung einer spezifischen Testbatterie:
- Aufmerksamkeits-Belastungstest d2 (Brickenkamp et al., 2010) zur Messung von Aufmerksamkeit und Konzentration.
- CFT 20 (Grundintelligenz-Skala 2; Weiß, 2006) zur Messung sprachfreier Intelligenz. Differenziert vor allem im unteren Bereich gut, eignet sich zur Feststellung einer Intelligenzminderung, eigentlich normiert für geringere Schulbildung; für Studenten zur Differenzierung im oberen Bereich sind der CFT 3 oder I-S-T 2000 R besser geeignet.
- ZVT (Zahlenverbindungstest; Oswald & Roth, 2016) zur Messung der kognitiven Verarbeitungsgeschwindigkeit.
- Untertest „Allgemeine Denkfähigkeit" des Leistungsprüfsystems (LPS-2; Kreuzpointner et al., 2013). Die Auswahl gerade dieses Untertests ist günstig, da die Korrelation mit dem Gesamttest r = .81 beträgt.
- Wortschatztest des I-S-T 2000 R (Amthauer et al., 2007, 2., erw. und überarb. Aufl.).

Für eine differenzierte Darstellung des theoretischen Hintergrunds für die Auswahl der hier empfohlenen Instrumente und des diagnostischen Vorgehens in der Leistungsdiagnostik siehe Rist und Dirksmeier (2001).

Zusatzmodul ADHS-Diagnostik

Zur syndromalen und kategorialen Diagnostik der Aufmerksamkeitsdefizit-/Hyperaktivitätsstörung im Erwachsenenalter sollten Teile aus den Homburger ADHS-Skalen für Erwachsene (HASE, Rösler, Retz-Junginger, Retz & Stieglitz, 2008) eingesetzt werden. Dieses Untersuchungsverfahren enthält vier Einzelskalen, die sich auf die Selbst- und Fremderfassung der Symptomatik in Gegenwart und Vergangenheit entsprechend der Kriterien von DSM-IV und ICD-10 beziehen. Eine Übersicht über den Ablauf der ADHS-Diagnostik findet sich in Kasten 13.

Kasten 13: Übersicht über die Schritte der ADHS-Diagnostik (vgl. Rösler et al., 2008)

ADHS-Diagnostik mit den Einzelinstrumenten der HASE (durchzuführen bei Hinweisen auf ADHS in der Exploration mithilfe des Explorationsleitfadens):
1. Die deutsche Kurzform der Wender-Utah-Rating-Scale (WURS-k, Cut-Score ≥ 30) zur retrospektiven Diagnostik kindlicher ADHS-Symptome.
2. Die ADHS-Selbstbeurteilungsskala (ADHS-SB, Cut-Score ≥ 15) für die Erfassung der aktuellen Symptomatik nach ICD und DSM *(bei Werten oberhalb des Cut-Scores genaue individuelle Anamnese der Symptomatik (aktuell und im Kindesalter, siehe auch 3. und 4.).*
3. Die ADHS-Diagnostische Checkliste als Fremdbeurteilungsskala für Experten in zwei Versionen
   a) Symptome vorhanden oder nicht vorhanden (ADHS-DC),
   b) Quantitative Gewichtung der Symptome von 0 bis 3 (ADHS-DCQ).
4. Das Wender-Reimherr-Interview (WRI) als strukturiertes Interview zu relevanten psychopathologischen Merkmalen.

Ergänzende Untersuchungen:
- Ggf. neuropsychologische Testung (z. B. TAP)
- Ggf. Fremdanamnese

Die retrospektive Einschätzung mithilfe der WURS-k, ob es Verdachtsmomente für das Vorliegen einer ADHS im Kindesalter gibt, ist deshalb wichtig, weil das Vorliegen einer ADHS im Kindesalter vor dem 7. Lebensjahr (ICD-10) bzw. 12. Lebensjahr (DSM-5 und voraussichtlich ICD-11) ein notwendiges Kriterium ist, um im Erwachsenenalter ADHS überhaupt diagnostizieren zu können. Die ADHS-Selbstbeurteilungsskala (ADHS-SB; Rösler et al., 2004) dient der Einschätzung der aktuellen Symptomatik im Erwachsenenalter. Erst wenn sowohl die ADHS-SB als auch die WURS-k einen Verdacht auf ADHS nahe legen, empfehlen sich ergänzende diagnostische Schritte wie die Durchführung des Wender-Reimherr-Interviews und die Anwendung der Checkliste. Zur Diagnostik zusätzlicher spezifischer kognitiver Defizite bieten sich neben Beobachtung und Exploration des Patienten selbst – wenn möglich – eine Fremdanamnese sowie eine neuropsychologische Testung mit Hilfe der Testbatterie zur Aufmerksamkeitsprüfung (TAP; Zimmermann & Fimm, 2012) an.

Zusatzmodul Prüfungsangst

Bei Hinweisen auf Prüfungsangst in der Exploration empfehlen wir den Einsatz des Prüfungsangstfragebogens (PAF; Hodapp, Rohrmann & Ringeisen, 2011). Des Weiteren können zur Differenzialdiagnostik in Bezug auf eine weiterreichende sozialphobische Symptomatik die beiden Selbstbeurteilungsinstrumente Social Phobia Scale und Social Interaction Anxiety Scale (SPS und SIAS; Stangier, Heidenreich, Berardi, Golbs & Hoyer, 1999) gegeben werden.

Ein Hinweis aus der Exploration wäre beispielsweise die Angabe des Patienten, vor allem das Lernen für Prüfungen aufzuschieben, die sehr angstbesetzt sind. Der Patient könnte zusätzlich etwa berichten, dass er das Lernen für mündliche Prüfungen stärker aufschiebt als für schriftliche Prüfungen, da mündliche Prüfungen für ihn bedrohlicher seien.

Wichtig für die Therapieplanung ist in diesem Fall, ob bei Vorliegen einer Prüfungsangst Prokrastination die Funktion der Vermeidung der Konfrontation mit dem angsterzeugenden Stimulus (in diesem Fall der mit dem Prüfungsstoff assoziierten Prüfungssituation) erfüllt. In diesem Fall sollte zunächst an der Prüfungsangst gearbeitet werden, da sonst die Hemmschwelle sehr hoch ist, tatsächlich mit dem Lernen zu beginnen.

Zusatzmodul Orientierungs- und Entscheidungsprobleme

Wenn es in der Exploration Hinweise auf eine Orientierungs- oder Entscheidungsproblematik gibt, so ist zunächst zu klären, ob diese Unklarheit der Absichten in Bezug auf die momentane berufliche (oder Studien-) Situation eines der Motive für die Prokrastination darstellt. Sollte dies der Fall sein, ist es wichtig für den Patienten, sich zunächst zu entscheiden, ob er seinen aktuellen beruflichen Status beibehalten möchte oder nicht. Unsicherheit und Ambivalenz auf Seiten des Patienten, ob er z. B. sein Studium überhaupt weiterführen möchte, stellt eine ungünstige motivationale Basis zur Behandlung von Prokrastination dar. Daher sollte Prokrastination nur dann behandelt werden, wenn der Patient seine berufliche Perspektive entweder für sich geklärt hat, oder bereit ist, diese Frage zurückzustellen, bis die Behandlung beendet ist. Sollte sich der Patient beruflich umorientieren wollen, kann der Berufsinteressentest Explorix von Joerin Fux und Kollegen (2002) erste Orientierung bieten. Auch ist es hier sinnvoll, die Nutzung von zusätzlichen Beratungsangeboten, wie z. B. von Psychologischen Diensten bei Arbeitsämtern oder Studienberatungsstellen, zu erwägen.

Zusatzmodul Lern- und Arbeitstechniken

Wenn durch die Exploration der Verdacht auf Kompetenzdefizite im Bereich „Arbeitstechniken" entsteht, ist es hilfreich, einzelne Skalen des Inventars zur Erfassung von Lernstrategien im Studium (LIST; Wildt & Schiefele, 1994) einzusetzen. Dies dient nicht in erster Linie der Differenzialdiagnostik, kann jedoch für die weitere Therapieplanung relevant sein, da in diesem Fragebogen viele Komponenten des persönlichen Arbeitsstils erfragt werden, z. B. ob die Patienten sich eine passende Arbeitsumgebung suchen oder ob sie Arbeitspläne erstellen. Ferner muss an dieser Stelle geklärt werden, ob es sich um ein Kompetenz- oder Performanzdefizit handelt. Sollte tatsächlich ein Kompetenzdefizit vorliegen, bieten sich flankierende Maßnahmen zum Aufbau von Arbeits- oder Lernstrategien an.

4.4 Fragebögen zur Messung von Prokrastination

In den letzten Jahren sind verschiedene Fragebögen zur Erfassung der Prokrastinationstendenz im englischen Sprachraum entwickelt worden, aber nur wenige davon wurden auch im deutschen Sprachraum implementiert. Zum Teil handelt es sich dabei um sehr spezielle Inventare, die auf eine bestimmte Leistungssituation bezogen sind, etwa auf die Untersuchung von Arbeitsstörungen bei Studierenden bestimmter Fächer. In solchen Fragebögen wird das Aufschieben von Leistungen erfasst, die nur für diesen Kontext spezifisch sind, wie etwa das Anfertigen schriftlicher Hausarbeiten oder die Vorbereitung auf mündliche und schriftliche Prüfungen. Die Prokrastinationstendenz kann aber auch mit Fragen, die allgemein auf jede Arbeitssituation anwendbar sind, gut erhoben werden. Menschen mit allgemeiner Prokrastinationstendenz bejahen typischerweise solche Fragen: „Ich zögere den Beginn von Aufgaben bis zum letzten Moment hinaus", „Auch wenn ich mir vornehme, mit einer Arbeit anzufangen, schaffe ich es nicht" und „Durch mein Aufschieben leiste ich weniger, als ich eigentlich leisten könnte".

Die meisten der in Untersuchungen zur Prokrastination verwendeten Fragebögen sind mehrdimensional und erfassen unterschiedliche, aber miteinander zusammenhängende Aspekte von Aufschieben und dessen Folgen.

Beispielhaft kann dies anhand der Fragebögen illustriert werden, die wir selbst in der Standarddiagnostik der Prokrastinationsambulanz einsetzen und die wir im folgenden Abschnitt vorstellen. Dies sind in erster Linie der Fragebogen zu den DKP und der APROF, dann als Zusatz die Aitken Procrastination Scale (APS; Aitken, 1982) und das Academic Procrastination Inventory (APSI; Schouwenburg, 1995) in der deutschen Übersetzung von Helmke und Schrader (2000) in einer leicht modifizierten Version („APSI+").

Fragebogen zu den Diagnosekriterien Prokrastination (DKP)

Der Fragebogen zu den Diagnosekriterien Prokrastination (DKP) dient dazu, zu prüfen, ob Aufschieben so chronisch und exzessiv ist und zu Leiden und Beeinträchtigung in einem Ausmaß führt, dass von Prokrastination im Sinne „pathologischen Aufschiebens" gesprochen werden kann (vgl. DKP-Fragebogen zu den Diagnosekriterien Prokrastination und DKP-Auswertungshilfe im Anhang und auf der CD-ROM). Es geht also darum, zu prüfen, ob das Aufschieben sowohl die allgemeinen Kriterien für eine psychische Störung erfüllt als auch störungsspezifisch in einem Ausmaß vorliegt, welches die Diagnose einer psychischen Störung sowie eine Behandlungsbedürftigkeit nahelegt. Die vorläufigen Diagnosekriterien für Prokrastination sowie ausführliche Informationen dazu finden Sie im Kapitel 1.10. Zusätzlich sollten an dieser Stelle die differenzialdiagnostischen Hinweise berücksichtigt werden (vgl. Kapitel 1.9).

Allgemeiner Prokrastinationsfragebogen (APROF)

Inhaltliche Beschreibung. Bereits im Einführungs-Kapitel des Manuals haben wir bei der Vorstellung der verschiedenen Definitionen von Prokrastination darauf aufmerksam gemacht, dass diese jeweils andere Facetten von Prokrastination als wesentlich herausstellen. Ferrari et al. (2005) stellen als Besonderheit der aufgeschobenen Tätigkeiten heraus, dass sie als unangenehm, langweilig oder generell wenig motivierend beurteilt werden. Van Eerde (2003) weist darauf hin, dass beim Prokrastinieren in der Regel angenehmere Tätigkeiten gesucht und ausgeführt werden als die aufgeschobenen Aufgaben.

Im APROF (vgl. CD-ROM) werden deshalb zusätzlich zur Prokrastinationstendenz (Skala 1) die beiden Konstrukte Aufgabenaversivität (Skala 2) und Alternativenpräferenz (Skala 3) operationalisiert. Der Fragebogen besteht aus 18 Items mit jeweils sieben Antwortmöglichkeiten: Nie, fast nie, selten, manchmal, häufig, fast immer, immer. Für das Ausfüllen des APROF werden höchstens fünf Minuten benötigt.

Der APROF wurde in unserer Arbeitsgruppe entwickelt, um neben der Ausprägung des pathologischen Aufschiebens speziell klinisch relevante Aspekte der Prokrastination abzubilden. Aufgabenaversivität und Alternativenpräferenz sind zwar mit der Stärke der Prokrastination assoziiert, da beide ein gewisses Maß an Aufschieben voraussetzen, um überhaupt relevant beurteilt werden zu können, sie können jedoch bei Menschen, die unter Prokrastination leiden, unterschiedlich ausgeprägt sein. Aufgabenaversivität und Alternativenpräferenz sind somit für die Erfassung und Beschreibung der individuellen Prokrastination wichtig und sollten für die Behandlungsplanung erfragt werden.

Die drei Skalen wurden mehrfach inhaltlich und im Antwortformat erprobt, optimiert und erneut erprobt, bis das Messinstrument APROF von uns als hinreichend psychometrisch solide und als ökonomisches und präzises Messinstrument akzeptiert wurde. Die dimensionale Struktur und die Skalenkennwerte wurden wiederholt durch exploratorische und konfirmatorische Faktorenanalysen sowohl der Antwortmuster von Studierenden als auch der annähernd bevölkerungsrepräsentativen Teilnehmer an einem Umfragepanel (Psyweb) psychometrisch abgesichert. Die Summenwerte der drei Skalen korrelierten in mittlerer Höhe untereinander ($.47 \leq r \leq .77$).

Die Items der drei Subskalen des APROF. Die Items des APROF werden zu drei Subskalen zusammengefasst, die verschiedene Facetten der Prokrastination erfassen (vgl. Tabelle 3):

1. *Prokrastination:* Die Stärke der Tendenz, persönlich wichtige Aufgaben aufzuschieben.
2. *Aufgabenaversivität:* Die Stärke der unangenehmen Gefühle gegenüber solchen wichtigen Aufgaben.
3. *Alternativenpräferenz:* Die Bereitschaft, weniger wichtige Tätigkeiten vorzuziehen.

Die Reihenfolge der Items des APROF ist im Originalfragebogen zufällig festgelegt. Um die Operationalisierung der drei Konstrukte Prokrastination, Aufgabenaversivität und Alternativenpräferenz anschaulich zu machen, werden die Items in Tabelle 3 nach ihrer Skalenzugehörigkeit sortiert aufgeführt.

Tabelle 3: Skalen und Items des APROF

Subskala Prokrastination	1. Ich schiebe den Beginn von wichtigen Aufgaben bis zum letzten Moment hinaus. 4. Ich schiebe die Erledigung bestimmter wichtiger Tätigkeiten vor mir her. 7. Auch wenn ich mir vornehme, mit einer wichtigen Arbeit anzufangen, gelingt es mir nicht. 10. Ich warte mit dem Beginn einer wichtigen Arbeit so lange, dass es mir schwer fällt, sie noch rechtzeitig zu beenden. 13. Beim Bearbeiten einer wichtigen Aufgabe merke ich, dass ich sie schon viel früher hätte erledigen können. 16. Ich fange mit einer wichtigen Aufgabe erst an, wenn ich unter Druck gerate. 18. Ich schaffe es erst „auf den letzten Drücker", meine wichtigen Aufgaben zu erledigen.
Subskala Aufgabenaversivität	3. Die Arbeit an wichtigen Aufgaben ist für mich unangenehm. 6. Ich fühle mich unwohl, wenn ich mit wichtigen Tätigkeiten anfangen sollte. 9. Ich denke nicht gerne an das Erledigen meiner wichtigen Aufgaben. 12. Ich bin bedrückt, wenn ich mit wichtigen Aufgaben anfangen will. 15. Ich versuche, nicht an meine wichtigen Aufgaben zu denken. 17. Ich muss mein Unbehagen überwinden, um mit wichtigen Aufgaben anzufangen.
Subskala Alternativenpräferenz	2. Bevor ich mit einer wichtigen Aufgabe beginne, erledige ich lieber erst eine weniger wichtige Sache. 5. Sobald ich mit einer wichtigen Aufgabe beginnen will, erscheinen mir andere Tätigkeiten attraktiver. 8. Wenn ich mit einer wichtigen Aufgabe anfangen will, fallen mir andere Tätigkeiten ein. 11. Wenn ich mit einer wichtigen Tätigkeit beginnen will, scheinen mir andere Tätigkeiten dringlicher. 14. Um nicht mit einer wichtigen Arbeit anfangen zu müssen, erledige ich sogar Dinge, die mir sonst lästig wären.

Tabelle 4: Mittelwerte und Standardabweichungen des APROF aus einer Online-Untersuchung (N = 1.554)

Subskala	Männer		Frauen		Gesamt	
	M	SD	M	SD	M	SD
1. Prokrastination	3.93	1.36	3.75	1.36	3.84	1.36
2. Aufgabenaversivität	3.87	1.27	3.87	1.30	3.87	1.29
3. Alternativenpräferenz	3.60	1.35	3.62	1.38	3.61	1.36

Tabelle 5: Perzentile des APROF aus einer Online-Untersuchung (N = 1.554)

Perzentile	1. Prokrastination	2. Aufgabenaversivität	3. Alternativenpräferenz
10	2.00	2.00	1.83
20	2.57	2.80	2.33
30	3.14	3.20	2.67
40	3.57	3.60	3.17
50	3.86	4.00	3.67
60	4.29	4.20	4.00
70	4.57	4.60	4.33
80	5.00	5.00	4.83
90	5.57	5.55	5.50
100	7.00	7.00	7.00

Auswertung. Die Vorlage für eine Auswertungsschablone zum APROF finden Sie auf der CD-ROM. Für die Auswertung des APROF werden Skalenmittelwerte gebildet: Dazu werden die Antwortwerte der zu einer Skala gehörenden Items summiert und durch die Anzahl der bearbeiteten Items der Skala geteilt. Eine Interpretation der individuellen Werte des Ausfüllenden ist durch einen Vergleich mit den Daten aus einer Umfrage zur Prokrastination bei einer annähernd bevölkerungsrepräsentativen Stichprobe (N = 1.554) möglich (vgl. Tabelle 4 und 5).

Diese Datenbasis wird jedoch fortlaufend erweitert. Anwender können sich im Download-Bereich der Psychotherapie-Ambulanz der Universität Münster über den letzten Stand der Normen für den APROF informieren.

Academic Procrastination State Inventory (APSI+)

Auch das APSI ist ein von Helmke und Schrader (2000) übersetztes ursprünglich englischsprachiges Instrument (Schouwenburg, 1995). Es dient der Erfassung des manifesten Prokrastinationsverhaltens in den letzten sieben Tagen (State-Prokrastination) sowie der emotionalen Reaktionen darauf. Der Fragebogen besteht aus 23 Items, die die Häufigkeit von Verhaltensweisen und Gedanken mit fünf Antwortalternativen *(niemals, selten, manchmal, meistens und immer)* erfragen. Bei einer Dimensionsanalyse des APSI (Patzelt & Opitz, 2005b) wurden ebenfalls drei Faktoren gefunden: „State-Prokrastination im engeren Sinne", „Angst und Unsicherheit" und „Abneigung". Die Reliabilität der Skalen liegt zwischen $\alpha = .82$ und α = .89. Im Anhang bzw. auf der CD-ROM dieses Manuals finden Sie statt der Originalversion des APSI von Schouwenburg (1995; dt. Version: Helmke & Schrader, 2000), den APSI+. Es handelt sich dabei um eine nur leicht modifizierte Form des APSI, die sich von der Originalversion nur insofern unterscheidet, dass sie sich nicht auf das Lernen für Prüfungen, sondern auf Arbeit im Allgemeinen bezieht und drei Zusatzitems enthält, die eine Einschätzung der Belastung durch das Aufschieben zulassen.

Für die *Auswertung* des APSI werden nach der Umpolung des Items 10 (vgl. *) Skalenmittelwerte gebildet: Zunächst wird eine Summe über die zu einer Skala gehörigen Items gebildet und dann durch die Anzahl der bearbeiteten Items der Skala geteilt.

Die einzelnen Faktoren des APSI werden durch folgende Items repräsentiert:

1. *State-Prokrastination* im engeren Sinne: Item 1, 2, 3, 4, 5, 6, 7, 9, 10*, 11, 12 und 23
2. *Angst und Unsicherheit:* Item 8, 13, 14, 15, 16 und 17
3. *Abneigung:* Item 18, 19, 20, 21 und 22

Eine *Interpretation* der individuellen Werte des Patienten ist auch hier mit Hilfe der Daten aus der Münsteraner Querschnittsstudie möglich. Die Mittelwerte des Patienten können mit den Mittelwerten aus der Querschnittsuntersuchung in Tabelle 6 verglichen oder einem Perzentil in Tabelle 7 zugeordnet werden. Die Stichprobe setzte sich aus 939 Studierenden aus 45 Studienfächern der WWU Münster zusammen. Die Geschlechterverteilung war ausgewogen (49.7 % weiblich), das

Tabelle 6: Mittelwerte und Standardabweichungen des APSI in der Münsteraner Stichprobe (Patzelt & Opitz, 2005b)

Dimension	Männer		Frauen		Gesamt	
	M	SD	M	SD	M	SD
1. State-Prokrastination im engeren Sinne	1.96	0.69	1.89	0.65	1.93	0.67
2. Angst und Unsicherheit	1.34	0.75	1.63	0.73	1.48	0.75
3. Abneigung	1.27	0.81	1.36	0.75	1.31	0.78

Tabelle 7: Perzentile des APSI in der Münsteraner Stichprobe (Patzelt & Opitz, 2005b)

Perzentile	1. State-Prokrastination	2. Angst und Unsicherheit	3. Abneigung
10	1.08	0.50	0.40
20	1.33	0.83	0.60
30	1.50	1.00	0.80
40	1.67	1.17	1.00
50	1.92	1.33	1.20
60	2.08	1.67	1.40
70	2.33	1.83	1.60
80	2.50	2.17	2.00
90	2.83	2.50	2.40
100	3.83	4.00	4.00

mittlere Alter betrug 23 Jahre und die mittlere Fachsemesterzahl 5.31.

Auf der CD-ROM finden Sie zudem eine Vorlage zur Übersicht über die störungsspezifische Diagnostik, die Sie für die Besprechung der Ergebnisse mit dem Patienten verwenden können (vgl. „Übersicht: Auswertung Prokrastinationsdiagnostik“).

Aitken Procrastination Scale (APS)

Bei der APS (vgl. CD-ROM) handelt es sich um ein von Helmke und Schrader (2000) übersetztes, ursprünglich englischsprachiges Instrument von Aitken (1982) zur Erfassung der Prokrastinationstendenz im Sinne eines Persönlichkeitsmerkmals. Mit ihr wird die generelle Prokrastinationstendenz erhoben. Dazu wird nach habituellem Aufschieben ohne Vorgabe eines zeitlichen Fensters gefragt. Die Skala besteht aus 19 Items mit jeweils fünf Antwortmöglichkeiten *(trifft gar nicht zu, trifft eher nicht zu, trifft teilweise zu, trifft überwiegend zu und trifft genau zu).*

In einer Dimensionsanalyse der Antworten von 939 Studierenden aus einer eigenen Querschnittsuntersuchung an der Universität Münster (Patzelt & Opitz, 2005a) fanden wir eine dreidimensionale Lösung mit den Dimensionen „Aufschiebeverhalten“, „mangelnde Vorausschau“ und „Unpünktlichkeit“. Die Reliabilität (Cronbachs Alpha) der Skalen liegt zwischen $\alpha=.55$ und $\alpha=.91$. Zwar sind diese drei Facetten gestörten Arbeitsverhaltens hoch miteinander assoziiert, aber sie lassen sich inhaltlich und statistisch differenzieren. Entgegen landläufiger Meinung gehört also Unpünktlichkeit nicht notwendigerweise zur Prokrastination und Aufschieben kann trotz guter Planung ein erhebliches Ausmaß erreichen.

Die einzelnen Skalen der APS setzen sich wie folgt zusammen:

1. *Zentrale Prokrastination* (Hinauszögern von Tätigkeiten, Anfangsschwierigkeiten, auch bei dringenden Aufgaben): Item 1, 2, 3, 4, 5*, 6, 7*, 8, 9*, 10*, 11*, 12 und 19
2. *Mangelnde Vorausschau:* Item 13*, 14*, 15* und 16*
3. *Unpünktlichkeit:* Item 17 und 18*

Auswertung. Für die Auswertung der APS werden nach der Umpolung der mit * gekennzeichneten Items (d. h. 0 wird zu 4, 1 wird zu 3, 2 bleibt 2 usw.) Skalenmittelwerte gebildet: Zunächst wird eine Summe über die zu einer Skala gehörigen Items gebildet und dann durch die Anzahl der bearbeiteten Items der Skala geteilt.

Normierung. APS (Skalenmittelwerte): Eine Interpretation der individuellen Messergebnisse ist möglich:

a) durch den Vergleich des Mittelwertes der ersten Skala („Zentrale Prokrastination“) mit dem Mittelwert der ersten Skala der wegen Prokrastination behandelten Betroffenen in der Prokrastinationsambulanz der Universität Münster (N=350, M=2.89; SD=0.50) und
b) durch einen Vergleich mit den Daten der Münsteraner Querschnittsstudie (Patzelt & Opitz, 2005a). Dazu können die Mittelwerte des Patienten mit den Mittelwerten aus der Querschnittsuntersuchung in Tabelle 8 oder einem Perzentilwert aus der Tabelle 9 zugeordnet werden. Die Stichprobe setzte sich aus 939 Studierenden aus 45 Studienfächern der WWU Münster zusammen. Die Geschlechterverteilung war ausgewogen (49.7 % weiblich), das mittlere Alter betrug 23 Jahre und die mittlere Fachsemesterzahl 5.31.

Tabelle 8: Mittelwerte und Standardabweichungen der APS in der Münsteraner Stichprobe (Patzelt & Opitz, 2005a)

Dimension	Männer		Frauen		Gesamt	
	M	SD	M	SD	M	SD
1. Zentrale Prokrastination	1.94	0.71	1.86	0.76	1.90	0.74
2. Mangelnde Vorausschau	1.92	0.69	1.72	0.73	1.82	0.72
3. Unpünktlichkeit	1.00	0.94	1.00	0.93	1.00	0.94

Tabelle 9: Perzentile der APS in der Münsteraner Stichprobe (Patzelt & Opitz, 2005a)

Perzentile	1. Zentrale Prokrastination	2. Mangelnde Vorausschau	3. Unpünktlichkeit
10	0.92	1.00	0.00
20	1.23	1.25	0.00
30	1.46	1.50	0.50
40	1.69	1.50	0.50
50	1.85	1.75	1.00
60	2.08	2.00	1.00
70	2.31	2.25	1.50
80	2.62	2.50	2.00
90	2.92	2.75	2.50
100	4.00	4.00	4.00

4.5 Exploration

Patienten, für die Prokrastination das Hauptanliegen für das Aufsuchen einer therapeutischen Einrichtung ist, haben meist auch die Hilfesuche selbst schon lange vor sich hergeschoben. Sie kommen häufig zu einem Zeitpunkt, zu dem sowohl die subjektive Spannung als auch der objektive Druck massiv geworden sind. Zu dem Zeitpunkt können sie beispielsweise in einen Zustand tief empfundener Hilflosigkeit verfallen sein, durch stark beunruhigte Familienangehörige zur Kontaktaufnahme veranlasst werden oder kurz vor dem Ablaufen einer wichtigen Frist stehen, deren Nichteinhaltung unter Umständen existenzbedrohend ist. Hier muss ein Therapeut die nötige Gelassenheit aufbringen, sich nicht als „Feuerwehr" in eine zu kurzsichtig angelegte Krisenintervention zu stürzen, sondern die Exploration zur Erfassung der aktuellen Ausprägung und der Vorgeschichte der Symptomatik mit komorbidem Beschwerdebild sowie des persönlichen Hintergrundes so breit wie nötig und so ökonomisch wie möglich zu erfassen. Praktische Anregungen und Gesprächsvorlagen für eine erste Orientierung über die Problematik finden sich u. a. im Leitfaden zur Problemanalyse von Bartling, Echelmeyer und Engberding (2008). Dennoch fordert die akute Situation vom Therapeuten häufig vorausschauende Umsicht und interaktionelles Engagement zur Abwendung vermeidbarer beruflicher Nachteile bspw. durch Fristversäumnisse, unbedachte Abbrüche oder überhaupt überstürzte Entschlüsse.

In Ergänzung zu allgemeinen biografischen Fragebögen haben wir einen speziellen Fragebogen zu Ausbildung und Beruf (vgl. CD-ROM) zusammengestellt, der bei der Erhebung der relevanten Informationen hilfreich ist und somit auch als Informationsquelle bei der Erhebung der Schul- und Berufsbiografie, etwa für die Erstellung eines Gutachtens im Rahmen der Beantragung einer Psychotherapie, dienen kann.

Besonderes Augenmerk sollte in der Exploration auf das soziale Netz des Betroffenen gelegt werden, das ihn in seiner schwierigen Situation unterstützen kann. Bei Studierenden ist der aktuelle Stand im Studium, also die Anzahl und Qualität der bisher erbrachten Leistungen und Prüfungen im Verhältnis zu den noch ausstehenden zu erfassen.

Das konkrete Aufschiebeverhalten kann mit Hilfe der folgenden Arbeitsfragen zur individuellen Prokrastinationsanalyse exploriert werden:

- Was/Welche Aufgabe schiebe ich auf?
- Wie/mit welchen Ersatztätigkeiten?
- Mit welchen Rechtfertigungen und Ausreden (inneren und äußeren)?
- Mit welchen Gefühlen und Empfindungen?
- Wie lange?
- Mit welchen positiven und negativen Konsequenzen?

Die Explorationsfragen zur Differenzialdiagnostik bei Prokrastination sind in Kasten 14 skizziert. Einen Explorationsleitfaden zur Differenzialdiagnostik bei Prokrastination als Formblatt zum Ausfüllen während der Exploration finden Sie im Anhang und auf der CD-ROM.

4.6 Verhaltens- und Bedingungsanalyse

Im folgenden Abschnitt erläutern wir das praktische Vorgehen bei der Verhaltensanalyse problemtypischer Beispielsituationen nach dem Modell von Bartling et al. (2008) und illustrieren dies an einem Fallbeispiel.

Aufschiebeverhalten muss im Kern als

- nicht zeitgerechtes Ausführen eines Vorhabens,
- Nicht-Verhalten,
- und als Handlungsvermeidung bei erhöhter Handlungsschwelle bezogen auf den Start der gewünschten Handlung betrachtet werden.

Daraus ergeben sich für die Verhaltensanalyse einige Besonderheiten. Die folgenden Schritte sind dabei zu durchlaufen:

1. Das Identifizieren problemtypischer Situationsbeispiele.
2. Das Identifizieren des zu analysierenden Verhaltens.
3. Das Identifizieren der Konsequenzen.
4. Die Erstellung des Bedingungsmodells für ein Verhaltensdefizit.

Ad 1: Das *Identifizieren problemtypischer Situationsbeispiele* für die Verhaltensanalyse von Prokrastination ist immer dann schwierig, wenn aufgrund mangelnder Entschiedenheit oder Planung keine klaren Ziel- und Ausführungsintentionen ge-

Kasten 14: Explorationsfragen zur Abklärung der im Abschnitt 4.3 angegebenen Störungsfacetten

- Fällt Ihnen das Verstehen des Lernstoffs bzw. die Bewältigung von Arbeitsaufgaben im Vergleich zu (Studien-) Kollegen eher leicht oder eher schwer? Wie war das in der Schule? (Hinweis auf Minder- oder Hochbegabung?)
- Wo ordnen Sie sich im Vergleich zu Ihren Mitschülern/Kommilitonen ein? Eher im oberen, im mittleren oder im unteren „Leistungsdrittel“?
- Kommt es aufgrund zu hoher Anforderungen zu Aufschieben oder Schwierigkeiten in der Prioritätensetzung?
- Haben Sie Angst davor, nicht genug leisten zu können oder in bestimmten Bereichen zu versagen?
- Haben Sie Erfahrungen mit Prüfungsangst? (Falls ja, differenzialdiagnostisch prüfen: Gibt es Hinweise auf eine Soziale Phobie, z. B. Angst sich zu blamieren oder für dumm gehalten zu werden oder generell Angst vor anderen zu sprechen oder zu schreiben?)
- Wie ist die im Tagesdurchschnitt vorherrschende Stimmung? Gibt es gelegentliche Stimmungseinbrüche? (Falls ja, differenzialdiagnostisch prüfen: Gibt es Hinweise auf eine depressive Symptomatik: bestehen Antriebs- oder Interesselosigkeit?)
- Sind Sie unsicher, ob das, was sie studieren/beruflich tun, das Passende für Sie ist? Entspricht es Ihren persönlichen Interessen? (Hinweis auf Orientierungs- oder Entscheidungsprobleme?)
- Haben Sie Schwierigkeiten, das Lernen/Arbeiten zu organisieren oder zu planen? (Kompetenzdefizite im Bereich Arbeitstechniken?)
- Wie schätzen Sie Ihre Konzentrationsfähigkeit ein? Wenn problematisch, war das schon so, bevor Sie 7 Jahre alt waren (Hinweise auf Unaufmerksamkeit – Teilbereich 1 ADHS)?
- Würden Sie sagen, dass Sie häufig unbedacht Dinge sagen oder tun, ohne die Folgen zu berücksichtigen? Wenn ja: war das schon so, bevor Sie 7 Jahre alt waren (Hinweise auf Impulsivität – Teilbereich 2 ADHS)?
- Spüren Sie häufig eine innere Unruhe oder starken Bewegungsdrang? Waren Sie früher z. B. in der Schule „hibbelig“? Falls ja: war das schon so, bevor Sie 7 Jahre alt waren (zusammen mit den beiden vorangegangenen Fragen erster Hinweis auf ADHS)?
- *[Diese Frage kann ausgelassen werden, wenn zusätzlich der Fragebogen zu Ausbildung und Beruf verwendet wurde!]* Bitte schildern Sie mir einen typischen Tag!

fasst wurden. Es kann auch vorkommen, dass ein bereits „eigentlich" fest gefasstes Vorhaben so erfolgreich ausgeblendet wird, dass der Patient keine konkrete Vermeidungssituation angeben kann. In einem solchen Fall kann eine vorläufige Lösung darin bestehen, Situationen auszuwählen, in denen der Patient sich überhaupt mit der entsprechenden Handlungstendenz bzw. dem noch vagen Vorhaben befasst hat, und daraufhin zu betrachten, welches „Schicksal" das Vorhaben bisher hatte. Hier ist interessant, mithilfe des Rubikonmodells (siehe Abbildung 2 in Kapitel 2.2) zu bestimmen, in welcher Phase des Handlungsverlaufs der Patient stecken geblieben ist und welche Defizite das Ausbleiben der konstruktiven Aufgabenbearbeitung bedingen. Ferner kann es aufschlussreich sein, den Patienten zu bitten, sich den aktuell anstehenden Schritt als noch heute zu erledigende Aufgabe vorzustellen und sein typisches Vorgehen in dieser fiktiven Situation zu schildern.

Ad 2: Das *Identifizieren des zu analysierenden Verhaltens* in einer Beispielsituation bleibt allerdings schwierig. Selbst im Fall konkreter Aufschiebesituationen haben wir es mit der Suche nach Bedingungen für Verhaltensdefizite zu tun und das gefundene Alternativverhalten interessiert erst an zweiter Stelle. Die schlichte Analyse des Alternativverhaltens bleibt für das Störungsverständnis belanglos, sofern sie nicht als Kontrast die Vermeidung der „eigentlichen Absicht" mit einbezieht.

Das folgende *Beispiel* stellen wir zunächst in einer ungünstigen und im Anschluss in einer günstigen Verhaltensanalyse-Variante vor:

Herr H. „müsste eigentlich längst an der Steuererklärung sitzen", die Mahnfrist ist bereits abgelaufen. Stattdessen sortiert er alte Zeitungen aus, gerät zwischendurch ins Lesen.

Ungünstige Verhaltensanalyse-Variante:

- *Situation:* Samstagnachmittag, 15.00 Uhr, Herr H. hat Zeit, allein im Wohnzimmer, sieht Zeitschriftenstapel.
- *Innere Verarbeitung:* Denkt, dass es nötig ist, hier wieder mal Ordnung zu schaffen.
- *Verhalten:* Sortiert ca. drei Stunden lang zwei Stapel alte Zeitschriften zum Wegwerfen aus, liest zwischendurch einige Artikel, legt einige Hefte zum Lesen zurück
- *Konsequenzen:*
  - *kurzfristig positiv:* Schafft etwas Ordnung in der Wohnung, Zufriedenheit damit.
  - *kurzfristig negativ:* Unzufrieden mit Zeitaufwand: „Das hättest du zügiger machen können."

Diese Verhaltensanalyse ist ungünstig und unvollständig; sie lässt das Hauptproblem nicht erkennen, denn bei der Auswahl des zu analysierenden problematischen Verhaltens interessiert nicht primär die Ersatztätigkeit des Aufräumens, die für sich genommen auch nicht problematisch ist. Der funktionale Zusammenhang mit zugehörigen situativen Voraussetzungen und Konsequenzen ist trivial. Vielmehr muss das Verhalten „Aufräumen" in der Bedingungsanalyse als Ersatztätigkeit charakterisiert werden und die Vermeidungsfunktion in Relation zur aufgeschobenen Aufgabe herausgearbeitet werden. Die Änderungen gegenüber der ungünstigen Verhaltensanalyse-Variante sind kursiv geschrieben.

Günstigere Verhaltensanalyse-Variante:

- **Situation:** *Herr H. hat den vagen „Vorsatz gefasst, an diesem Wochenende endlich mal an die Steuererklärung zu gehen" (Mahnfrist ist bereits abgelaufen).* Samstagnachmittag, 15.00 Uhr, Herr H. hat mehrere Stunden freie Zeit, allein im Wohnzimmer, *schaut sich unentschlossen um,* sieht Zeitschriftenstapel.
- **Innere Verarbeitung:** *Erinnert sich kurz an seinen Vorsatz, Unbehagen beim Gedanken an die Formulare, drängt die Steuererklärungs-Absicht weg: „Damit kann ich auch noch morgen anfangen",* „Außerdem ist es hier aber auch wirklich nötig, wieder mal Ordnung zu schaffen", *„Damit verschaffe ich mir den nötigen Freiraum für die umfangreiche Steuer-Arbeit."*
- **Verhalten:** *Schiebt Arbeit an Steuererklärung auf den nächsten Tag auf,* sortiert *stattdessen* ca. drei Stunden lang zwei Stapel alte Zeitschriften zum Wegwerfen aus, liest zwischendurch einige Artikel, legt einige Hefte zum Lesen zurück.
- **Konsequenzen:**
  - **kurzfristig:** *Negative Verstärkung des Aufschiebens: aversive Arbeit und Mühe mit Steuererklärung wird vermieden.*
  - **kurzfristig positiv:** *Relativ schnell sichtbarer Erfolg der Ersatztätigkeit,* schafft etwas Ordnung, Zufriedenheit damit.
  - **kurzfrist negativ:** *Zerstreuung, etwas unzufrieden mit Effizienz der Ersatztätigkeit:* „Das hättest du zügiger machen können."
  - **langfristig negativ:** *Steuererklärung bleibt liegen, Frist wird knapper, Fristversäumnis und finanzielle Nachteile werden wahrschein-*

licher, innerer Druck und Unbehagen steigen, psychischer Aufwand wird höher.

Immer sollte in der Verhaltensanalyse die Kernfrage gestellt werden, ob denn überhaupt *ausreichende Bedingungen für das erwünschte Handeln* vorliegen. Patienten, die im Therapiegespräch nach tieferen Gründen oder Ursachen für ihr pathologisches Aufschieben suchen, reagieren oft verblüfft auf die Gegenfrage, welche Gründe denn eigentlich für das aktuelle Ausführen der Absicht sprechen. Ein solches „systemimmanentes" Gespräch kann viel über die individuelle Verhaltenssteuerung offenbaren, vor allem wenn der Therapeut auf die Antwort-Beteuerung des Patienten, wie wichtig doch diese Arbeit und wie quälend doch das Aufschieben sei, die Rolle des Advocatus Diaboli übernimmt, indem er in Bezug auf die gegebene konkrete Arbeitsgelegenheit ein Plädoyer für die aktuell doch viel angenehmeren Ersatztätigkeiten und für die später ja immer noch existierenden Gelegenheiten hält. Auf diese Weise kann dem Patienten vermittelt werden, dass es zunächst natürlich und naheliegend ist, die kurzfristig angenehme Handlungsalternative zu wählen und die kurzfristig unangenehme aufzuschieben. Es muss aber auch deutlich werden, dass für die Realisierung einer umfassenden, mühsamen Absicht besondere innere und äußere Voraussetzungen geschaffen werden müssen.

Ad 3: Das *Identifizieren der Konsequenzen* fällt nach einer solchen Disputation bereits wesentlich leichter. Wie aus dem beschriebenen Beispiel und aus dem allgemeinen Bedingungsmodell hervorgeht, liegt die Funktionalität des Aufschiebeverhaltens in der Vermeidung von Unbehagen, welches mit dem Beginn einer anstehenden Aufgabe oder Arbeit verbunden ist. Zu einer gegebenen Gelegenheit muss die Aversivität allerdings im Verhältnis zur aktuellen Ersatztätigkeit gesehen werden. Diese Ersatztätigkeit kann daher ebenfalls mühsam oder unangenehm sein: Auch dann kann sie noch *relativ* angenehmer sein als die aufgeschobene Tätigkeit. Entsprechend sind die kurzfristigen Konsequenzen oft nicht direkt beobachtbar und müssen erschlossen werden.

Ad 4: In dem aus der Verhaltensanalyse abgeleiteten *funktionalen Bedingungsmodell* für Prokrastination finden wir nach den obigen Ausführungen die *für Selbstkontrollprobleme typischen Sequenzen* (vgl. Abbildung 4 in Kapitel 4.7.2): Das Aufschieben wird durch die Vermeidung des mit der aufgeschobenen Tätigkeit verbundenen Unbehagens unmittelbar negativ verstärkt. Das Ausweichen auf die Ersatztätigkeit ist also per se schon verstärkend, die bevorzugte Tätigkeit selbst hat aber in der Regel noch zusätzlich eigene positiv oder negativ verstärkende kurzfristige Konsequenzen. Langfristig ist die Qualität der Folgen genau umgekehrt: Prokrastination führt langfristig zu negativen Konsequenzen im Sinne von zunehmendem Zeitdruck, erhöhter Aufgabenaversion und verminderter Leistung mit entsprechenden psychischen Belastungen und persönlichen Nachteilen.

4.7 Erarbeitung eines Störungsmodells für Prokrastination

4.7.1 Welches Modell ist am besten geeignet?

In diesem Kapitel stellen wir Ihnen zunächst unser einfaches Störungsmodell Prokrastination („Arbeitsmodell") vor, welches mit jedem Patienten oder Klienten schnell erarbeitet werden kann, auch wenn die Prokrastinationsbehandlung nur ein Teilanliegen im Rahmen einer Behandlung bzw. eines Trainings darstellt (vgl. Kapitel 4.7.2). Sollte mehr Zeit zur Verfügung stehen, und ein genaueres Verständnis des zeitlichen Verlaufs oder eine weitere Validierung der Gründe für das Aufschieben sinnvoll erscheinen, sollten Sie erwägen, das komplexere „Allgemeine Bedingungsmodell" mit den beiden Teilen „Teufelskreis des Aufschiebens" und „Handeln auf den letzten Drücker" mit dem Patienten zu erarbeiten (vgl. Kapitel 4.7.3).

In jedem Fall dient das komplexere „Allgemeine Bedingungsmodell" aber dazu, Ihnen einen typischen zeitlichen Verlauf darzustellen und verständlich zu machen, wie Aufschiebeverhalten sich so intensivieren und chronifizieren kann, dass es zu Prokrastination wird. Zudem bietet es Ihnen eine Grundlage für die Erstellung der Verhaltensanalyse und die Erklärung der Entstehung und Aufrechterhaltung (u. a. auch für den Bericht an den Gutachter).

Welches Modell Sie auch auswählen, beide bieten in der Praxis eine Grundlage sowohl für die Zusammenfassung der individuellen diagnostischen Ergebnisse (aus der Bedingungs- und Verhaltensanalyse und aus der Biografischen Anamnese) als auch für die Ableitung von Therapiezielen und Ansatzpunkten für die Intervention. Sollten Sie sich für das einfachere Arbeitsmodell entscheiden, können Sie dort die individuellen prokrastinationsfördernden Bedingungen des Patienten in den obersten Kasten eintragen (z. B. überdauernde Personenmerkmale oder Neigung zu bestimmten Reaktionen oder Emotionen, prokrastinationsfördernde Kognitionen, hinderliche Bedingungen, Lernerfahrungen etc.).

4.7.2 Störungsmodell Prokrastination (einfaches Arbeitsmodell)

Wie bei vielen anderen psychologischen Phänomenen handelt es sich lerntheoretisch gesehen auch beim Aufschieben um ein „Kurzfristig-langfristig-Dilemma“:

Aufschieben ist ein Verhalten, das *kurzfristig* zu positiven Ergebnissen führt: z. B. muss die unangenehme Aufgabe nicht erledigt werden, Gedanken an Arbeit werden vermieden, die Betroffenen fühlen Erleichterung, Langeweile kann vermieden werden und es steht plötzlich Zeit für andere dringende oder einfach angenehmere Aufgaben zur Verfügung. *Langfristig* kann das Aufschieben jedoch auf vielfältige Weise schaden, wenn es chronisch oder exzessiv wird – beispielsweise dadurch, dass die Betroffenen sich abwerten und sich über sich selbst ärgern, dass Stress und Druck weiter steigen, dass die Zeit immer knapper wird, dass körperliche und psychische Symptome durch das Aufschieben extrem belastend werden, dass sie schlechte Leistungen bringen oder darunter leiden „hinter ihren Möglichkeiten zu bleiben“, Fristen verpassen oder ihre Ziele nicht erreichen. Durch die fortschreitende Demoralisierung verringert sich zudem die Selbstwirksamkeitserwartung, was die Wahrscheinlichkeit des Aufschiebens in Zukunft noch weiter erhöht, da die Hoffnung auf Erfolg sich noch weiter verringert.

In unserem Störungsmodell Prokrastination („Arbeitsmodell“, vgl. Abbildung 4) wird deutlich,

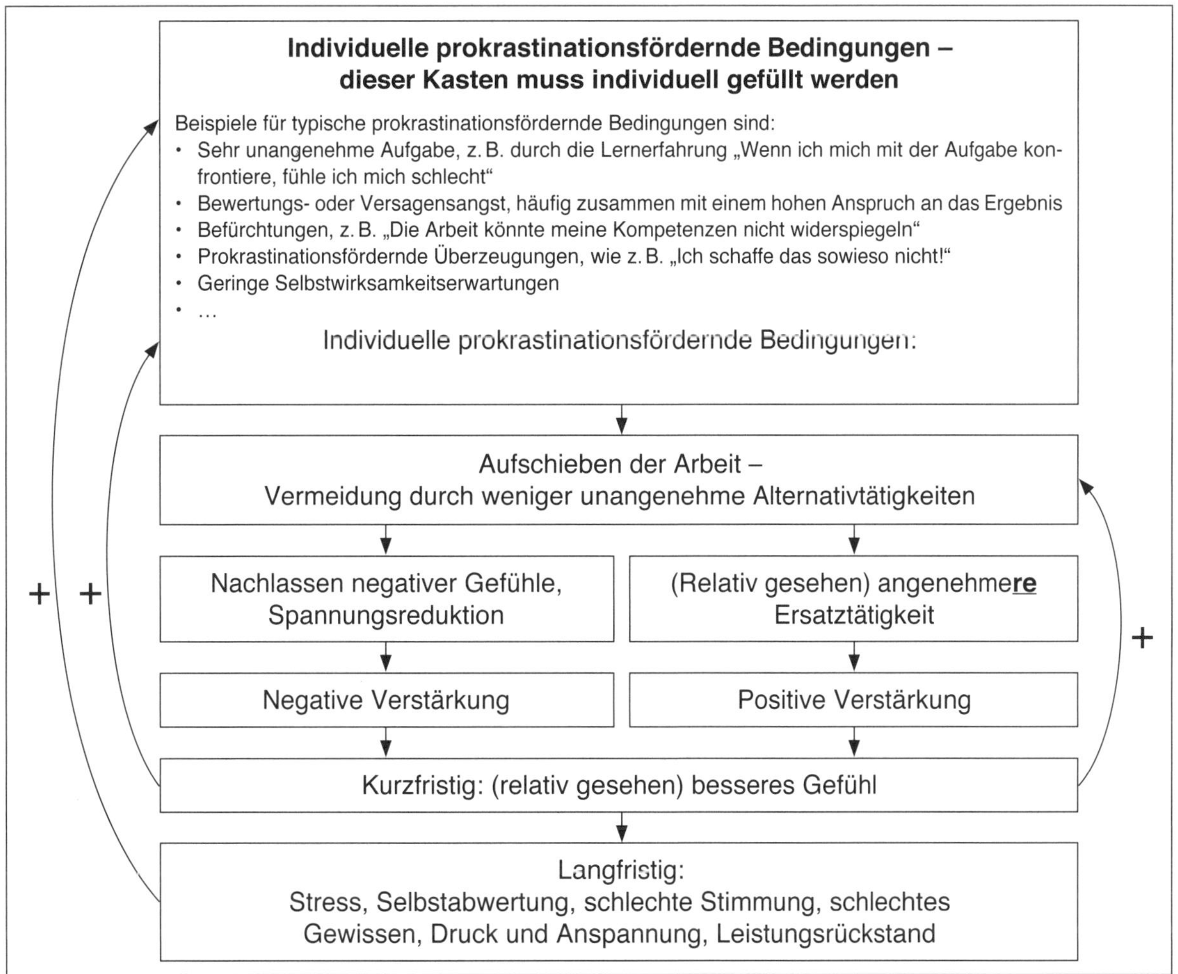

Abbildung 4: Störungsmodell Prokrastination (Arbeitsmodell)

wie das Aufschieben kurzfristig sogar doppelt verstärkt wird: Einerseits erfolgt die Aufrechterhaltung durch negative Verstärkung durch das Nachlassen unangenehmer Gedanken und Gefühle, anderseits durch positive Verstärkung durch – *relativ gesehen* – angenehmere Ersatztätigkeiten.

Bei den Ersatztätigkeiten kann es sich entweder um tatsächlich angenehm erlebte Tätigkeiten handeln (z. B. Treffen mit Freunden) oder um Tätigkeiten, die nur im Vergleich zur aufgeschobenen Tätigkeit relativ gesehen angenehmer und leichter erfolgversprechend sind (z. B. kleinere Erledigungen, wie Putzen oder Einkaufen, aber auch Verlängerung der Literaturrecherche anstatt mit dem Schreiben einer Arbeit zu beginnen). Häufig werden Ersatztätigkeiten auch dadurch angenehmer, dass sie weniger Versagensangst auslösen, mit weniger Ansprüchen belastet sind oder schlicht weniger „selbstwertrelevant“ sind (vgl. Abschnitt zum „Self-handicapping“ in Kapitel 5.7).

Die langfristigen Folgen sind im Moment des Aufschiebens oft noch zu ungewiss („Was macht schon ein Tag mehr oder weniger daran zu arbeiten; wer weiß ob es nicht auch klappt, wenn ich morgen erst anfange!“) oder zeitlich zu weit entfernt, um verhaltenssteuernd zu wirken. Im Falle eines solchen Konflikts benötigen die Betroffenen Selbststeuerungsfähigkeiten, um nicht aufzuschieben.

Deswegen wird Prokrastination als eine Störung der Selbststeuerung bezeichnet. Die Selbststeuerung wird immer dann nötig, wenn ein „Kurzfristig-langfristig-Dilemma“ vorliegt. Das heißt, es muss entweder kurzfristig etwas Unangenehmes ausgehalten oder kurzfristig auf etwas Schönes verzichtet werden, um später ein gewünschtes Ergebnis zu erzielen oder Ziele zu erreichen. Ziel der eingesetzten Interventionen ist daher immer die Verbesserung der Selbststeuerungsfähigkeit.

Das Modell in Abbildung 4 ist nur ein Beispiel. Um das Modell zu individualisieren nutzen Sie die Ergebnisse aus der Bedingungs- und Verhaltensanalyse sowie der biografischen Anamnese. Im folgenden Absatz nennen wir typische prokrastinationsfördernde Bedingungen und Gründe für das Aufschieben (auf behavioraler, kognitiver und emotionaler Ebene).

Typische prokrastinationsfördernde Bedingungen sind:

- unsichere oder zeitlich zu weit entfernte Konsequenzen
- Aversivität der Aufgabe, z. B. durch ihre Wichtigkeit, ihre Länge, Komplexität, Schwierigkeit oder dadurch dass Sie unzumutbar langweilig erscheint
- Lernerfahrung „Wenn ich mich mit einer solchen Aufgabe konfrontiere, fühle ich mich schlecht!“
- ablenkender Arbeitsplatz
- häufige Störungen oder mangelnde Abschirmung gegen attraktive alternative Tätigkeiten
- prokrastinationsfördernde Überzeugungen und Kognitionen, zum Beispiel
  - „Ich kann nur unter Druck gut arbeiten!“
  - „Zum Schreiben muss ich in der richtigen Stimmung sein!“
  - „Diese Aufgabe ist zu langweilig, das halte ich nicht aus!“ (Verringerte Frustrationstoleranz)
  - „Wenn ich erstmal an der Aufgabe sitze, wird es ganz schnell gehen!“ (Unterschätzung der notwendigen Zeit)
  - „Ich schaffe eh nicht mehr alles, dafür ist es auch zu spät!“ (Dichotomes Denken)
- Versagens- oder Bewertungsangst; Angst den Ansprüchen nicht zu genügen, oft zusammen mit einem überhöhten Anspruch an das Ergebnis („Jetzt muss ich es erst recht beweisen! Das schaffe ich doch nie!“), entweder grundsätzlich oder aufgrund früheren Aufschiebens
- Befürchtung, „Die Arbeit könnte meine Kompetenzen nicht widerspiegeln!“
- fehlender Gelegenheitsvorsatz (eher „Es wäre gut, wenn ich den Keller aufräumen würde.“, „Ich sollte wirklich mal die Steuer erledigen.“)
- Unklarheit bezüglich des Vorgehens
- Demoralisierung durch unrealistische Planung, die nach der ersten Gelegenheit schon nicht mehr passt

Die negativen Konsequenzen des Aufschiebens (wiederholte Erfahrung, es nicht geschafft zu haben, Leistungsrückstand, Selbstabwertung oder das Selbstbild, jemand zu sein, der „sowas halt nicht schafft“), führen im Sinne einer fortschreitenden Demoralisierung zu einer Verschärfung der im obersten Kasten des Modells beispielhaft genannten „prokrastinationsfördernden Bedingungen“. Ein wiederholt erlebtes Scheitern macht eine Aufgabe noch unangenehmer, erhöht damit verbundene negative Gefühle, wie z. B. eventuelle Bewertungs- oder Versagensangst und festigt auf kognitiver Ebene die Überzeugung, es „einfach nicht schaffen" zu können. Dies verringert die Zuversicht, später Pläne einzuhalten – das wiederum reduziert das Selbstwertgefühl und die Selbstwirksamkeitserwartung, was das Aufschieben noch wahrscheinlicher und ein „endlich Beginnen" noch schwerer macht.

Zusammenfassung:

Aufschieben ist ein gelerntes Verhalten, das durch seine kurzfristigen Konsequenzen gesteuert wird (z. B. Verringerung von negativen Gefühlen und Gedanken, Zeit für attraktivere oder schneller und einfacher erfolgversprechende Tätigkeiten). Langfristig führt häufiges Aufschieben zu negativen Gefühlen und Gedanken, wie z. B. Stress, Druck, Angst etwas nicht (mehr) zu schaffen, Scham, Bewertungs- oder Versagensangst und Selbstabwertung.

Im Falle des chronischen Aufschiebens haben die Betroffenen mehrfach die Lernerfahrung gemacht, dass negative Gefühle und Gedanken kurzfristig in ihrer Intensität nachlassen, wenn Sie aufschieben. Sie erfahren wenig langfristige Verstärkung oder Belohnung durch die erfolgreiche Erledigung der unangenehmen Aufgaben, sodass sich die Lernerfahrung verfestigt und das Aufschieben auch in Zukunft mit höherer Wahrscheinlichkeit als Bewältigungsstrategie eingesetzt wird.

Aber: Was gelernt wurde, kann auch wieder verlernt werden.

4.7.3 Allgemeines Bedingungsmodell für Prokrastination (komplexeres Modell)

In diesem Kapitel stellen wir Ihnen unser komplexeres „Allgemeines Bedingungsmodell" für Prokrastination vor, welches aus den beiden Teilen „Teufelskreis des Aufschiebens (Spiralmodell)" und „Handeln auf den letzten Drücker" besteht.

Dieses Modell differenziert den länger andauernden Verlauf des Prokrastinierens in zwei zeitlich aufeinander folgende charakteristische Phasen: Zunächst wird das Aufschieben und der dadurch entstehende zunehmende Druck in einem „Spiralmodell" (= Allgemeines Bedingungs-Modell 1, vgl. Abbildung 5) bildlich veranschaulicht; darauf folgt eine zweite grafische Darstellung des prokrastinationstypischen „Handelns auf den letzten Drücker" (= Allgemeines Bedingungsmodell 2, vgl. Abbildung 6) bzw. für das auch mögliche Scheitern in dieser Situation.

Die aufgeführten Abbildungen zeigen ein Prozessmodell, in welchem zentrale Bestimmungsstücke für Prokrastination, wie sie bereits im Kapitel 2 näher erläutert wurden, zusammengefasst werden. Das Modell kann in der Therapie – mit individuellen Angaben gefüllt – zur Rückmeldung der persönlichen verhaltensanalytischen Ergebnisse an den Patienten genutzt werden, um diesem sowohl Funktionalität als auch Dysfunktionalität seines Verhaltens zu verdeutlichen.

Verdeutlichung zentraler Komponenten der Prokrastination mithilfe der Metapher „Schere"

Zum Abschluss folgen noch einige Anregungen zur Vermittlung eines bildlich-anschaulichen Bedingungsmodells, das besonders geeignet für Patienten ist, deren Prokrastinationsproblem durch eine große Diskrepanz zwischen Anspruch und wirklicher Leistung gekennzeichnet ist (vgl. Abbildung 7 und 8).

Die wichtigsten Komponenten des Störungsmodells lassen sich in vielen Fällen am Modell der sogenannten „Prokrastinationsschere" darstellen. Für chronische Prokrastinierer ist es typisch, dass das Missverhältnis zwischen Anspruch und wirklichen Leistungen im Laufe der Zeit immer weiter wächst. Dieses Auseinanderklaffen kann gut mit der bildlichen Vorstellung einer geöffneten Schere veranschaulicht werden.

Folgende Merkmale der Prokrastination können bei der Besprechung des individuellen Störungsmodells und der Ableitung des Behandlungsrationals mit diesem Bild (siehe Abbildung 7) angesprochen werden:

1. Die Scherenklingen liegen am Drehgelenk – im übertragenen Sinn zu Beginn der Aufgabenstellung – noch eng beieinander und gehen später

in Richtung Öffnung immer weiter auseinander. Die Kluft zwischen dem Anspruch, die angehäuften unerledigten Aufgaben fertigzustellen und der – vor allem bei befristeten Arbeiten – im Verlauf des Aufschiebens immer knapper werdenden Zeit wird größer und größer. Diese Darstellung trifft häufig auf die aktuelle „Aufgabensituation" des Prokrastinierers zu.

Hinweis:

Bei der Erörterung des Störungsmodells im Gespräch mit dem Patienten kann der Therapeut diesen Vergleich entweder mithilfe einer wirklichen Schere oder anhand der Zeichnung einer Schere illustrieren. Dabei symbolisiert die untere Klinge eine Art Zeitachse, auf der man die bereits verstrichene Zeit durch Markierung von der noch zur Verfügung stehenden Zeit unterscheiden kann, während die sich nach oben öffnende Klinge die mit länger dauerndem Aufschieben zunehmende Aufgabenanhäufung bzw. den entsprechend wachsenden Leistungsanspruch anzeigen soll.

2. Die Größe des Öffnungswinkels steht für das schon zu Beginn bestehende Verhältnis zwischen Aufgabenumfang und der für die Leis-

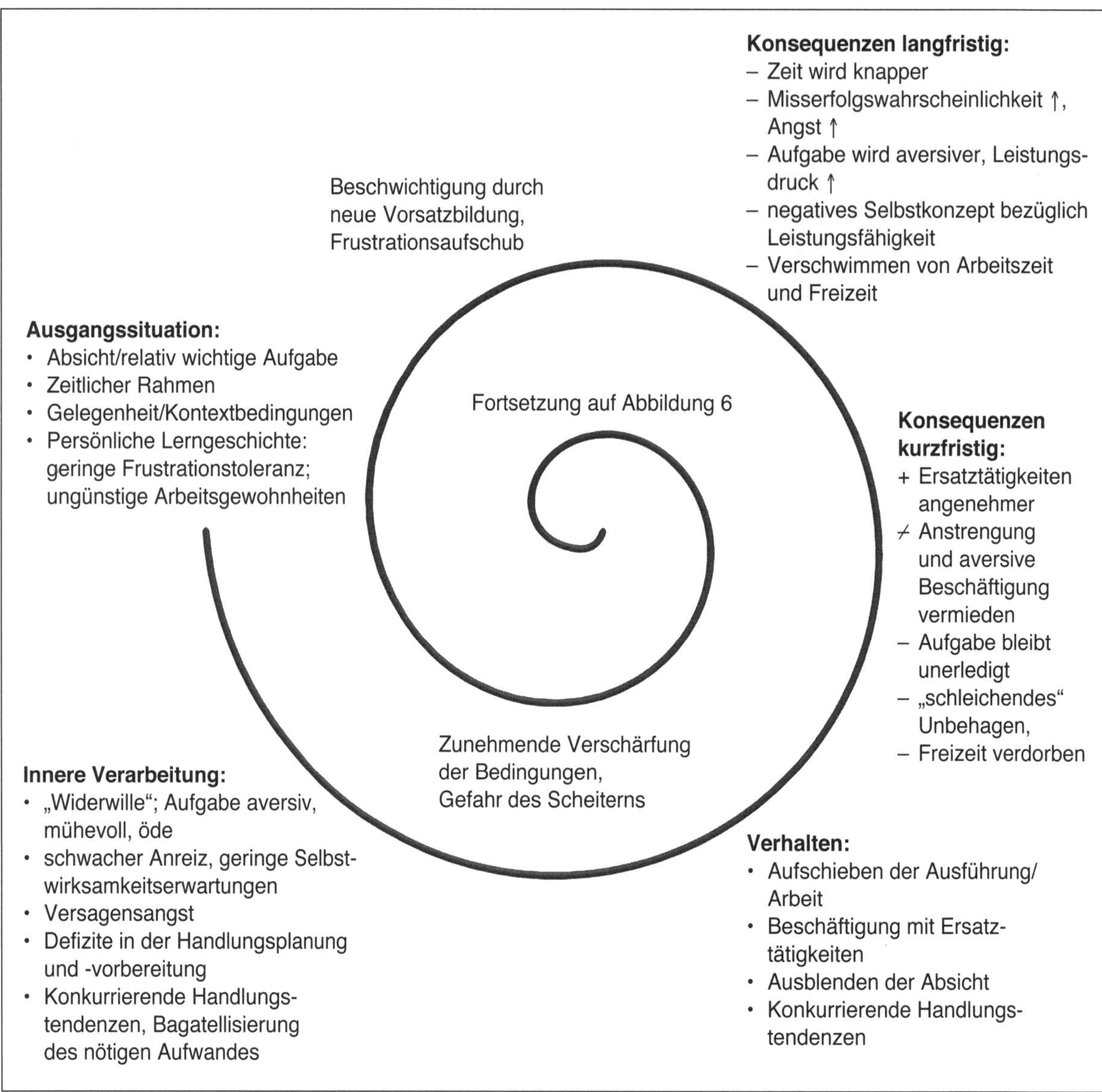

Abbildung 5: Allgemeines Bedingungs-Modell – Teil 1, Teufelskreis des Aufschiebens („Spiralmodell")

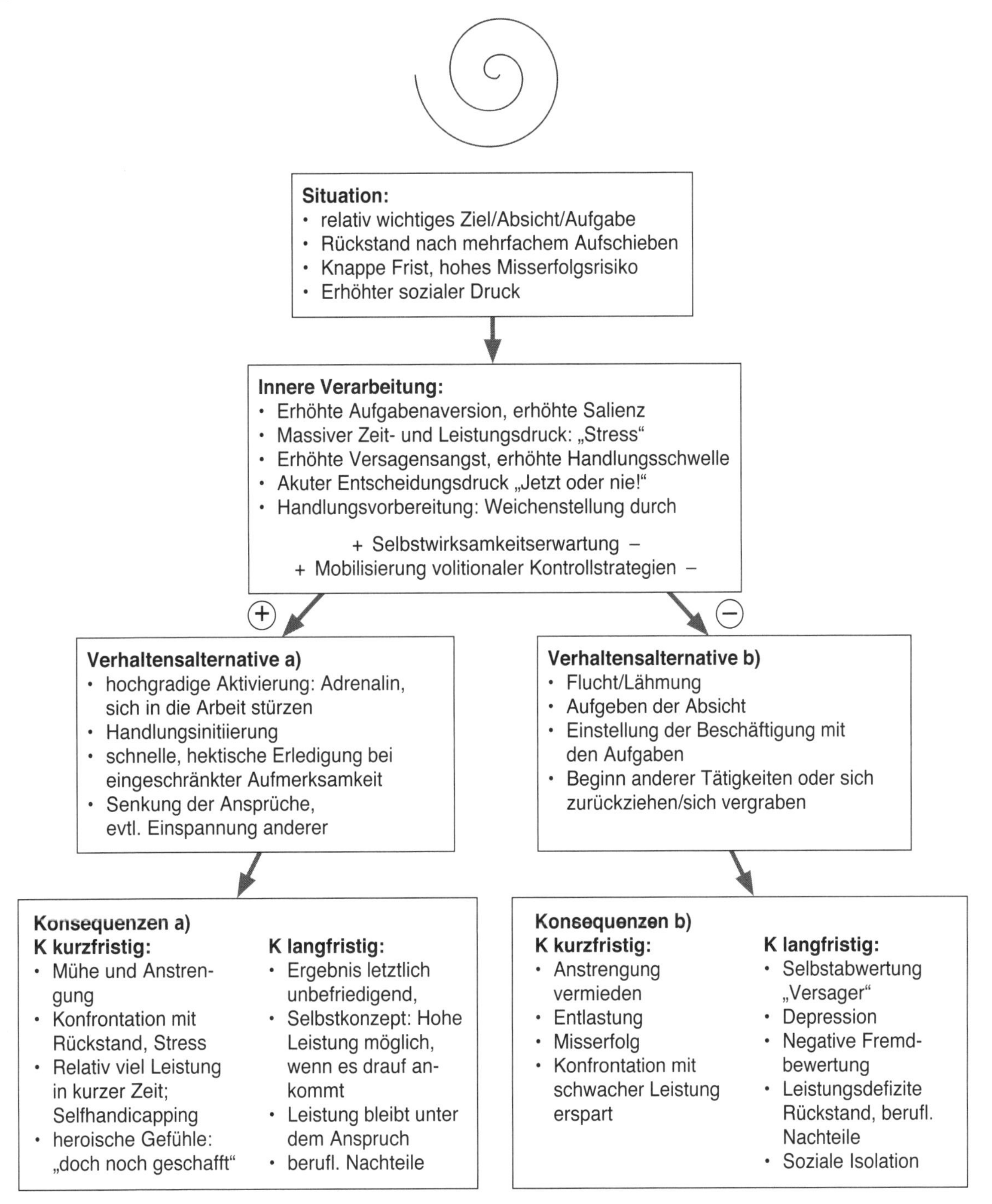

Abbildung 6: Allgemeines Bedingungs-Modell – Teil 2, „Handeln auf den letzten Drücker"

tung zur Verfügung stehenden Zeit. Es kann sein, dass dieses Verhältnis für bestimmte Projekte von Anfang an schon ungünstig war: Dies kann z. B. für kurzfristige umfassende bzw. schwere Aufgaben, aber auch für unbefristete leichtere Aufgaben gelten, bei denen der erforderliche Aufwand unterschätzt wird.

Hinweis:

Der Therapeut kann den Patienten bitten, die gezeichnete Schere auf diese Punkte hin zu beurteilen und bei Abweichung eine eigene neue Schere aufzuzeichnen. Wenn eine echte Schere benutzt wird, kann der Patient den passenden Winkel selbst andeuten.

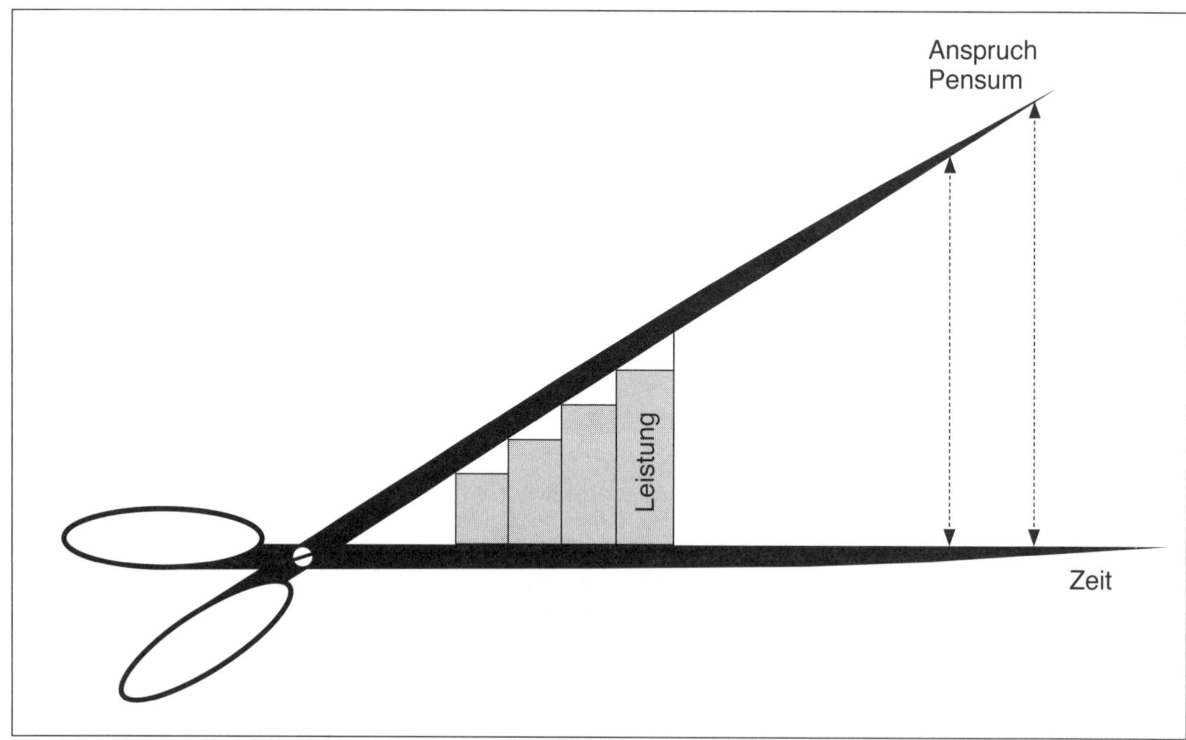

Abbildung 7: Schere 1

3. Der zunehmende Abstand zwischen den Klingen steht für die bei Prokrastination im Zeitverlauf wachsende Diskrepanz zwischen Aufgabenberg und tatsächlich realisierten Leistungen, also zwischen Ist und Soll, wenn bisher kaum oder nur erfolglose Versuche unternommen wurden, beides zur Deckung zu bringen.

Hinweis:

Die Zunahme der Diskrepanz kann am echten Objekt direkt oder in der Zeichnung durch Verlängerung der Klingen und durch Einzeichnen immer länger werdender senkrechter Verbindungstriche zwischen ihnen demonstriert werden.

4. Der so dargestellten, im Lauf der Zeit zunehmenden objektiven Diskrepanz entspricht in den meisten Fällen die subjektiv empfundene psychische Belastung, die im gleichen Zuge immer größer wird. Wenn ein Patient die große Diskrepanz zwischen Anspruch und wirklicher Leistung nicht ausblenden kann, kommt es zu chronischem Unbehagen, zu Stress- und Spannungserleben und zu hohem Leidensdruck. Mit all diesen Empfindungen wird der Patient konfrontiert, wenn er sich zu einem gegebenen Zeitpunkt mit dem aufgeschobenen Vorhaben befasst, sodass er sich dabei akut einem großen Unbehagen aussetzen muss. Dadurch wird die prokrastinationstypische, starke Vermeidungstendenz trotz bzw. sogar *wegen* zunehmender Dringlichkeit verständlich.

Hinweis:

Der Hinweis auf die für zwei bis drei späte Zeitpunkte eingezeichneten sehr großen Abstände zwischen beiden Klingen macht die entstehende Spannung nachvollziehbar.

5. Zu Beginn hätten kleine Bewegungen bzw. Schritte genügt, um die Klingen der Schere im ersten Teil zur Deckung zu bringen, also Ist und Soll anzunähern. Diese hätten bei regelmäßiger Fortsetzung langsam zur Schließung der Schere geführt.

Hinweis:

Zur Demonstration kann die offene Schere langsam geschlossen werden: Man sieht, dass der Schließungspunkt dabei nach hinten wandert und der Öffnungswinkel sich nach hinten zunehmend verkleinert. Wenn mit einer Scherenzeichnung gearbeitet wird, kann kurz hinter dem Drehpunkt an der unteren Klinge eine Stufe eingezeichnet wer-

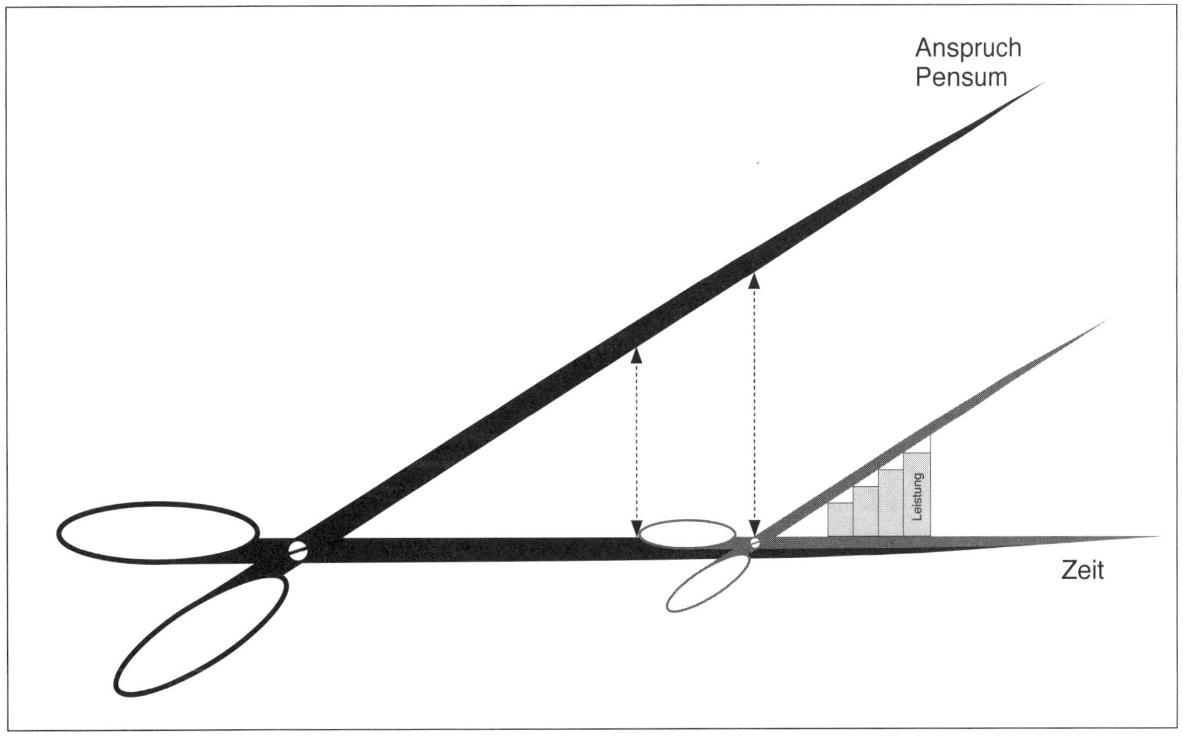

Abbildung 8: Schere 2

den, durch die eine Verbindung zur oberen Klinge hergestellt wird. Die wünschenswerte schrittweise Annäherung an die obere Klinge wird durch weitere Stufen eingezeichnet, sodass innerhalb des Winkels eine Art „Verbindungstreppe“ entsteht.

6. Wenn erst zu einem späteren Zeitpunkt mit der Arbeit begonnen wird, erfordert eine Schließung der Schere bei gleichbleibender Zeitvorgabe grundsätzlich entweder eine enorme Leistungserhöhung – ggf. mithilfe sozialer Unterstützung – oder aber eine Aufgaben- bzw. Anspruchsreduktion, also eine Senkung der Erwartungen an Leistungsumfang oder -qualität. Häufig kommt es auch zu einer Kombination aus beidem. Als letzte Möglichkeit bleibt schließlich noch das völlige Aufgeben des Vorhabens.

Hinweis:

Dies kann an der echten Schere durch ausschließliche Bewegung der entsprechenden Klinge bei Festhalten der jeweils anderen angedeutet werden, in der Zeichnung durch Richtungspfeile an den Enden beider Klingen. In der letztgenannten Variante wird die Schere einfach „verlassen“.

7. In den meisten Fällen ist es völlig unrealistisch, in der bereits immer geringer angesetzten geplanten Zeit mit wenigen „Riesenschritten über große Stufen“ die für notwendig gehaltene Annäherung an das angestrebte Leistungsniveau zu erreichen. Das genau schwebt aber Prokrastinierern leider oft vor: Sie meinen, wegen ihres Rückstands eine „Großaktion“ unternehmen zu müssen und sich deshalb vorbereitend eine „besondere“ Arbeitssituation im Sinn eines umfassenden persönlichen Freiraums schaffen zu müssen. Deshalb lassen sie „normale Gelegenheiten“ weiter ungenutzt verstreichen und schieben den Arbeitsbeginn weiter vor sich her.

Hinweis:

An der Schere kann an einer weiter hinten liegenden „späteren“ Stelle der unteren Klinge (durch Andeuten oder Einzeichnen einer hohen Stufe) gezeigt werden, wie groß im Unterschied zum Anfang ein solcher Schritt sein müsste.

8. Entsprechend erscheint ein realistisch kleiner Arbeitsschritt dem Patienten angesichts der Diskrepanz zur „eigentlich“ erforderlichen Leistung häufig völlig banal und unzureichend. Dies kann ihn schon von vorneherein demoralisieren;

wenn es aber schließlich doch einmal gelingt, an der betreffenden Aufgabe zu arbeiten, bleibt die reale Leistung natürlich weit hinter dem Ideal zurück. Wenn sie dann doch an diesem Ideal gemessen wird, sind Selbstbestrafung und Resignation fast unausweichlich.

Hinweis:

Bildlich kann dieser Sachverhalt durch Einzeichnen einer kleinen neuen Treppe an der in Punkt 7 angegebenen Stelle, allerdings mit gleicher Stufenhöhe wie in Punkt 5 eingezeichnet werden. Der Abstand zum jeweiligen Referenzpunkt an der oberen Klinge ist dabei offensichtlich und gleichbleibend.

9. Schlussfolgerung: Die beste Möglichkeit, die innerhalb des bestehenden Scherenmodells praktisch kaum überwindbare Diskrepanz zwischen Ist und Soll abzubauen, besteht in der Revision des „zeitlich längst überholten“ Bewertungsmaßstabes durch realistische Planung und frühzeitige Realisierung kleiner Schritte. Bildlich gesprochen muss „die obere Klinge außer Kraft gesetzt werden und eine neue Schere als neue Chance“ für ein dann allerdings konsequentes alternatives Vorgehen eröffnet werden.

Hinweis:

Zur Illustration des Gemeinten kann entlang der in Punkt 8 gezeichneten kleinen Treppe eine neue obere Klinge (erst einmal parallel zur alten) eingezeichnet werden, sodass eine „neue Schere aufgemacht“ ist. Die alte obere Klinge wird weggestrichen oder abgedeckt. Die neue Schere kann anschließend aber auch in einem anderen Winkel angesetzt werden; günstig ist natürlich zunächst ein recht spitzer Winkel, der für den Anfang eine eher flache Leistungstreppe nahelegt.

10. Wenn bestimmte individuelle Umstände die unter Punkt 9 aufgezeigte und sicher günstigste Lösung nicht erlauben, bleibt nur die Möglichkeit, eine Entscheidung unter den in Punkt 6 angegebenen Varianten zu suchen, um die „Prokrastinationsschere“ zu schließen oder zu verlassen.

4.8 Indikationsprüfung und Therapiezielbestimmung

Personen mit Aufschiebeverhalten von leichter Ausprägung können meist bereits von der schlichten, individuell und selbstständig gestalteten Beherzigung der Empfehlungen in unseren Trainingsprogrammen oder in der Selbsthilfeliteratur profitieren.

Wenn das Aufschieben ein solches Ausmaß erreicht, dass es sich in erheblichem Leiden und gegebenenfalls anderen psychischen Störungen niederschlägt, dann ist eine professionelle Behandlung im Rahmen einer Psychotherapie angezeigt. Das Therapieziel ist bezogen auf diese spezifische Beeinträchtigung fast immer die Verbesserung der Fähigkeit zur Selbstregulation.

Für die Therapieplanung ist hier zu beachten, dass das Ziel nicht etwa auf die direkte Lösung der durch das Aufschieben entstandenen Probleme ausgerichtet ist, also beispielsweise auf die Fertigstellung einer schriftlichen Arbeit zum festgesetzten Abgabetermin oder die Aneignung des Prüfungsstoffs in einem durch das Aufschieben geschrumpften minimalen Zeitraum. Vielmehr ist – in stringenter Ableitung aus dem individuellen Bedingungsmodell – der Aufbau spezifischer Kompetenzen zur Selbstregulation angezeigt, die für den Patienten langfristig zur Bewältigung persönlich wichtiger Aufgaben notwendig sind.

Kapitel 5

Behandlung

Im nun folgenden Praxisteil stellen wir die zentralen Bausteine unseres kognitiv-verhaltenstherapeutischen Behandlungskonzepts für Prokrastination vor. Diese wurden in der „Prokrastinationsambulanz“ der Universität Münster aus psychologischen Befunden und Erklärungsansätzen abgeleitet, die im Theorieteil dieses Manuals ausgeführt sind. Die Behandlungsmodule wurden in verschiedenen Studien empirisch auf ihre Wirksamkeit untersucht (zusammenfassend siehe Höcker, 2010; Höcker et al., 2012).

Charakteristisch für alle Trainingsbausteine ist ihre Kürze und Verhaltensnähe. Anstatt eines Pauschalangebots möglichst vieler gesammelter Methoden nach dem „Bauchladen-Prinzip“ schlagen wir kurze, gezielte, empirisch überprüfte Interventionen vor. In der Behandlung achten wir besonders auf die konkrete praktische Erprobung und Einübung dieser individuell vereinbarten Veränderungsschritte in definierten Situationen.

In den Trainingsmodulen zur Veränderung des konkreten Arbeitsverhaltens werden solche Kompetenzen angesprochen und trainiert, die mit Prokrastination unvereinbar sind:

a) Pünktlich Beginnen
b) Realistisch Planen
c) Arbeitszeitrestriktion – systematischer Aufbau effizient genutzter Arbeitszeit

Die Konzentration auf eine bis höchstens zwei überschaubare „Arbeitseinheiten“ in einem ausgewählten, bisher aufgeschobenen persönlichen Projekt und der bewusste Verzicht auf umfassende „große“ Lösungen in Arbeitsorganisation und Zeitmanagement ermöglichen einen systematischen Verhaltensaufbau mit guter Erfolgsaussicht. In den Modulen „Pünktlich Beginnen“ und „Realistisch Planen“ ist es den Betroffenen freigestellt, wie viele Arbeitseinheiten sie nach der ersten im Training behandelten Arbeitseinheit zusätzlich durchführen wollen und wie sie diese gestalten; sie werden allerdings angehalten, die erlernten Arbeitsprinzipien darauf zu übertragen. Im Modul „Arbeitszeitrestriktion“ sind aufgrund des Restriktionsprinzips ohnehin nur zwei Arbeitseinheiten „erlaubt“, die beide in den Sitzungen besprochen und in das Training einbezogen werden.

Alle Module verbindet eine gemeinsame Zielsetzung: Die Teilnehmer sollen während der sechswöchigen Trainingszeit lernen, die Muster und die damit verknüpften Konsequenzen ihres Arbeitsverhaltens zu erkennen, zu bewerten, mit ihren Ansprüchen zur Deckung zu bringen und entsprechend zu verändern. Damit wird es möglich, die Tätigkeit des Arbeitens bzw. Lernens positiver als bisher zu bewerten und sie so mit Erfolgserlebnissen zu verbinden.

Die Entwicklung eines eigenständigen Arbeitsplans mit realistischen Zielen und individuellen Anreizen steht im Vordergrund der Behandlung bzw. des Trainings. Die Trainingsteilnehmer sollen in den sechs Wochen Arbeitsgewohnheiten entwickeln, die es ihnen ermöglichen, auch nach dem Training das eigene Aufschiebeverhalten zu minimieren, die zur Verfügung stehende Zeit zu nutzen und außerhalb der Arbeitszeit wieder ein unverfälschtes „Freizeit-Erleben“ zurückzugewinnen.

Zur Vertiefung der Inhalte und zur Festigung und Wiederholung der verwendeten Methoden können Patienten/Trainingsteilnehmer bei Interesse unser Selbsthilfebuch parallel zur Behandlung/zum Training oder nach der Behandlung im Sinne einer Rückfallprophylaxe lesen (Höcker, Engberding & Rist, 2017: „Heute fange ich wirklich an! Prokrastination und Aufschieben überwinden“).

Zum Aufbau des Praxisteils

Zunächst erläutern wir die Einführung der Selbstbeobachtung mit Hilfe des Münsteraner Arbeitstagebuchs und die Vermittlung eines individuellen Störungs- und Veränderungsmodells. Im Anschluss daran wird das praktische Vorgehen in den einzelnen Sitzungen der verschiedenen Module getrennt für das Gruppensetting und für das Einzelsetting detailliert beschrieben. Beide Beschreibungen sind für sich gesehen jeweils vollständig und enthalten alle notwendigen Informationen. Das heißt: Für die Durchführung im Einzelsetting ist es nicht notwendig, die Beschreibung des Vorgehens in der Gruppe zu lesen und umgekehrt. Allerdings sind die zu Beginn jeder Sitzung in der Übersichtstabelle zusammengestellten Informationen über den Sitzungsablauf und das zu verwendende Material für die Durchführung in beiden Settings wichtig. Vorschläge für mögliche wörtliche Ausführungen von Instruktionen und theoretischen Darstellungen sind grau hinterlegt gedruckt. Im Anschluss an die Darstellung des Vorgehens werden zusätzlich für jede Sitzung spezielle Hinweise zum Umgang mit möglichen Besonderheiten oder Schwierigkeiten gegeben.

Zu Beginn jeder Sitzungserläuterung (vgl. Kapitel 5.5.1, 5.5.2, 5.6.1, 5.6.2, 5.6.3 sowie 5.7.1 bis 5.7.5) finden Sie den bereits erwähnten Übersichtskasten mit Zielen, Sitzungsüberblick und Materialliste für Einzel- und Gruppensetting. Die benötigten Trainingsmaterialien befinden sich im Anhang und zusätzlich auf der beiliegenden CD-ROM, sodass sie sowohl beim Lesen des Manuals sichtbar sind, als auch für die Sitzungsvorbereitung direkt ausgedruckt werden können. Für die Durchführung in der Gruppe gibt es das Material teilweise einmal in Form eines Arbeitsblatts und zusätzlich einmal als Folie (vgl. die entsprechenden Ordner auf der CD-ROM). Da für die Gruppendurchführung meist mehr Material gebraucht wird als für die Durchführung im Einzelsetting (z. B. Pinnwand, Flipchart, Folien), werden diese zusätzlich benötigten Materialien im Übersichtskasten jeweils unter der Kategorie „Nur für die Durchführung in der Gruppe" aufgelistet.

Hinweis:

Im Anhang auf den Seiten 146/147 befindet sich eine Übersichtstabelle, aus der Sie auf einen Blick ablesen können, welche Materialien Sie für die Durchführung der einzelnen Sitzungen benötigen.

5.1 Übersicht über die Therapiebausteine und Aufbau der Behandlung

Die beschriebenen Interventionen sind in Bausteinen zusammengefasst, deren Einsatz und Kombination an die Bedürfnisse und Probleme des Patienten und die verfügbare Zeit angepasst werden können. Zunächst werden in Kasten 15 die einzelnen Module dargestellt, es folgt die Beschreibung verschiedener Kombinationsmöglichkeiten in Kasten 16.

Kasten 15: Aufbau der Behandlung

Voraussetzung:
- Diagnostik und Exploration (siehe Kapitel 4)

Allgemeiner Teil:
- Selbstbeobachtung mit Hilfe des Münsteraner Arbeitstagebuchs
- Entwicklung eines Störungs- und Veränderungsmodells
- Fakultativ: Erstellung eines umfassenden Arbeitsplans
- Fakultativ: Modul K „Kognitive Therapie"

Spezielle Bausteine (auf die Probleme des Patienten abgestimmt):
- *AB-Intervention* (Modul A + Modul B + Abschlusssitzung), insgesamt 5 Sitzungen
  - Modul A „Pünktlich Beginnen" (2 Sitzungen)
  - Modul B „Realistisch Planen" (2 Sitzungen)
  - Abschluss und Auswertung (1 Sitzung)
- *C-Intervention* (Arbeitszeitrestriktion + Bedingungsmanagement + Abschlusssitzung), insgesamt 5 Sitzungen
  - Arbeitszeitrestriktion (2 ganze und 2 halbe Sitzungen)
    Wichtig: Vor Beginn mit der Arbeitszeitrestriktion muss mindestens eine Woche Selbstbeobachtung stattgefunden haben
  - Bedingungsmanagement (ergänzend, 2 halbe Sitzungen)
  - Abschluss und Auswertung (1 Sitzung)

Spezielle Hinweise zur Anwendung der Therapiebausteine

Empfohlener Behandlungsaufbau

Folgende Empfehlungen gelten für den Behandlungsaufbau:
- Unabhängig davon, welche Kombination von Bausteinen gewählt wird, ist in jedem Fall Selbstbeobachtung mit Hilfe des Arbeitstagebuchs (vgl. Kapitel 5.2) als Voraussetzung für die Veränderungsarbeit zu vereinbaren.
- In der Behandlung im Einzelsetting sollte immer die Erarbeitung eines individuellen Störungs- und Veränderungsmodells (vgl. Kapitel 4.7) den eigentlichen Bausteinen vorausgehen.

- Fakultativ für das Einzelsetting: Die Erstellung eines übergeordneten umfassenden Arbeitsplans („Masterplan“).
- Fakultativ: Modul K „Kognitive Therapie“.
- Dann folgt die individuell angepasste Bausteinkombination zur Veränderung des konkreten Arbeitsverhaltens: AB, C oder ABC (vgl. Kasten 16).

Kasten 16: Kombinationsmöglichkeiten der einzelnen Behandlungsbausteine zur Veränderung des konkreten Arbeitsverhaltens

Intervention AB (5 Sitzungen):
- Modul A „Pünktlich Beginnen“ (2 Sitzungen)
- + Modul B „Realistisch Planen“ (2 Sitzungen)
- + 1 Abschlusssitzung (entfällt, falls ein weiteres Modul folgt)

Intervention C (5 Sitzungen): Modul Arbeitszeitrestriktion (2 ganze + 2 halbe Sitzungen), Modul Bedingungsmanagement (2 halbe Sitzungen)
- Vorher mindestens eine Woche Selbstbeobachtung!
- + Arbeitszeitrestriktion (2 Sitzungen)
- + Weiterführung der Arbeitszeitrestriktion und Bedingungsmanagement (2 Sitzungen)
- + 1 Abschlusssitzung (entfällt, falls ein weiteres Modul folgt)

Die drei Bausteine sind auch in Kombination durchführbar:

Intervention ABC (9 Sitzungen):
- Modul A „Pünktlich Beginnen“ (2 Sitzungen)
- + Modul B „Realistisch Planen“ (2 Sitzungen)
- + Intervention C „Arbeitszeitrestriktion und Bedingungsmanagement“ (4 Sitzungen)
- + 1 Abschlusssitzung

Welche Bausteine eignen sich am besten für welchen Patienten?

Es bietet sich an, die Bausteine in Abhängigkeit von der patientenspezifischen Problemstellung auszuwählen:

- Die Selbstbeobachtungsphase sollte in jedem Fall durchgeführt werden. In der Regel beginnt diese eine Woche vor der ersten Sitzung.
- Die Erstellung eines übergeordneten umfassenden Arbeitsplans („Masterplan“) (vgl. Kapitel 5.3) bietet sich für Patienten an, die ihre Aufgaben nicht strukturieren (können) oder die von einer „Konfrontation“ mit dem noch zu erledigenden Pensum profitieren würden. Die Erstellung eines solchen Arbeitsplans wirkt in der Regel motivierend und macht für den Therapeuten einschätzbar, wie realistisch das Vorhaben des Patienten (noch) ist. Diese Einschätzung ist wichtig, da Betroffene häufig erst dann eine Behandlung aufsuchen, wenn die Zeit für die realistische Bewältigung eines aufgeschobenen Vorhabens bereits sehr knapp ist. Durch die vorbereitende Gesamtplanung größerer Handlungsschritte wird die Wahrscheinlichkeit erhöht, dass der Patient tatsächlich sein Vorhaben beginnt und auch Fortschritte macht.
- Das Modul K „Kognitive Therapie der Prokrastination“ sollte möglichst bei allen Patienten durchgeführt werden, sofern Zeit zur Verfügung steht. Besonders wichtig ist dies bei Patienten mit stark ausgeprägten prokrastinationsfördernden Kognitionen, Versagens- oder Bewertungsangst, bei stark ausgeprägtem self-handicapping, Prüfungsangst oder Persönlichkeitsstörungen (z. B. narzisstisch, zwanghaft).
- Das Modul A „Pünktlich Beginnen“ bietet sich vor allem bei Patienten an, die mit dem Beginn des Lernens oder Schreibens große Schwierigkeiten haben und diesen vor sich herschieben.
- Das Modul B „Realistisch Planen“ ist hilfreich für Patienten, die Schwierigkeiten mit der realistischen Zielsetzung und der Strukturierung bei der Planung ihrer Arbeit haben und deshalb häufig Misserfolge erleben. Auch Personen, die Probleme damit haben, an einer bereits begonnen Aufgabe weiterzuarbeiten, oder die ihre Arbeit häufig unterbrechen bzw. nach kurzer Zeit ganz abbrechen – ggf. auch aus Konzentrations- oder Motivationsgründen – profitieren von der Durchführung von Modul B.
- Das Modul C „Arbeitszeitrestriktion und Bedingungsmanagement“ sollte vor allem dann durchgeführt werden, wenn Patienten aufgrund ihres chronischen Prokrastinierens mittlerweile unter einer andauernden Belastung durch die anstehenden unerledigten Anforderungen leiden. Sie nehmen sich viel oder zu viel vor, schieben die Arbeit aber tatsächlich den gesamten Tag mit schlechtem Gewissen vor sich her. Sie leiden dadurch unter einer mangelnden Trennung zwischen Arbeit und Freizeit, weil sie keine subjektiv unbeschwerte Zeit mehr erleben. Den größten Teil ihrer Zeit quälen sie sich mit dem Gedanken: „Eigentlich müsste ich

jetzt …“, ohne jedoch tatsächlich produktiv etwas zu leisten.
Dieses Modul ist jedoch nicht zu empfehlen, wenn unmittelbar Deadlines oder das Ende einer Bearbeitungsfrist bevorstehen, also Prüfungs- bzw. Abgabetermine für eine schriftliche Arbeit weniger als vier bis fünf Wochen vom Behandlungsbeginn entfernt sind. Diese Einschränkung liegt im Zeitrestriktionsprinzip dieser Intervention begründet, in der die Arbeitszeit nur schrittweise „erhöht“ werden kann. Vor der Arbeitszeitrestriktion muss mindestens eine Woche Selbstbeobachtung stattgefunden haben, damit die Arbeitszeitfenster initial angemessen festgelegt werden können.

Tabelle 10 zeigt eine Übersicht über den Behandlungsablauf der Intervention für die drei verschiedenen Kombinationen von Bausteinen zur Veränderung des konkreten Arbeitsverhaltens: A + B + Abschlusssitzung (5 Sitzungen), C + Abschlusssitzung (5 Sitzungen) und A + B + C + Abschlusssitzung (9 Sitzungen).

5.2 Selbstbeobachtung mit Hilfe des Münsteraner Arbeitstagebuchs

Wie bereits im Kapitel 3.1 berichtet, verringert sich die selbstberichtete Prokrastination bereits durch Selbstbeobachtung. In einer Studie an N = 261 Studierenden fanden wir eine signifikante Reduktion der selbstberichteten Prokrastination durch Selbstbeobachtung (vgl. Kapitel 3.1).

Aus der wissenschaftlichen Literatur lässt sich ableiten, dass Selbstbeobachtung am wirksamsten ist, wenn sie zeitnah und möglichst konkret erfolgt. Durch die Protokollierung der positiven Veränderungen wird die Aufmerksamkeit auf bereits erreichte Fortschritte und erfolgreich erledigte Aufgaben gelenkt. Neben dem Zweck einer Bestandsaufnahme kann Selbstbeobachtung so auch verstärkend wirken (Ainslie, 1975; Schmitz & Wiese, 2006; Zimmermann, 2000).

Um die in der Literatur genannten Faktoren für eine hilfreiche und konstruktive Selbstbeobachtung zu nutzen, haben wir das Münsteraner Arbeitstagebuch entwickelt (vgl. CD-ROM). In diesem Tagebuch werden jeweils die ersten Arbeitseinheiten eines Tages möglichst direkt nach ihrer Beendigung protokolliert. Wenn an einem Tag keine Arbeitseinheit stattgefunden hat, so ist es gerade wichtig, dass die Patienten einen Eintrag machen – in diesem Fall wird z. B. erhoben, ob sie geplant hatten zu arbeiten oder welche Ersatztätigkeiten sie stattdessen unternommen haben und für wann sie ihre nächste Arbeitseinheit planen. Auch wenn sie gar nicht geplant hatten, zu arbeiten, wird mit Hilfe von Sprungregeln die Planung für die nächste Arbeitseinheit abgefragt. Diese Regelung erleichtert den Patienten einen Wiedereinstieg in die Planung und in die Arbeit an wichtigen Projekten. Das Arbeitstagebuch dient also nicht nur der Bestandsaufnahme erledigter Schritte, sondern regt auch zur Planung und zur Setzung neuer Arbeitsziele an.

Im Münsteraner Arbeitstagebuch werden folgende Variablen erfasst:

- Arbeitsplanung für den aktuellen Tag,
- tatsächliche Durchführung von Arbeitseinheiten (von einer Arbeitseinheit in Modul A und B und von zwei Einheiten in Modul C),
- Pünktlichkeit des Arbeitsbeginns (bzw. das Aufschieben des Arbeitsbeginns),
- Zufriedenheit mit Pünktlichkeit, Durchhalten, Ergebnis und Konzentration während der Arbeitseinheit,
- prozentuale Bestimmung des Anteils des vorgenommenen Arbeitspensums, der bewältigt wurde,
- Unterbrechungen und Unterlassungen,
- Planung der nächsten Arbeitseinheit,
- Tätigkeiten während Unterbrechungen bzw. Unterlassungen, Vermeidbarkeit der Unterbrechungen.

Im Vorfeld der Durchführung der „Arbeitszeitrestriktion“ ist der Einsatz des Tagebuchs in der Woche vor der ersten Sitzung notwendig, um einen Ausgangswert für die erlaubten Arbeitszeitfenster zu erhalten. Zudem dient das Tagebuch in dieser Behandlung als Grundlage zur Berechnung der sog. „Arbeitseffizienz“ und erlaubt so den Betroffenen, die neue Arbeitszeit für den nächsten Tag bzw. die kommende Woche zu berechnen (vgl. Kapitel 5.7).

Werden nur die Behandlungsbausteine „Pünktlich Beginnen“ und „Realistisch Planen“ eingesetzt, so ist die Selbstbeobachtung mit Hilfe des Arbeitstagebuchs fakultativ. Sie wird jedoch aufgrund der bisherigen Erfahrungen schon allein aus Gründen der Erfolgskontrolle und -rückmeldung empfohlen. Im Idealfall sollen die Teilnehmer nicht nur im Vorfeld der „Arbeitszeitrestriktion“, sondern auch vor den Modulen „Pünktlich Beginnen“ und „Realistisch Planen“ eine Woche vor der ersten

Tabelle 10: Übersicht über die drei Varianten der Intervention zur Veränderung des konkreten Arbeitsverhaltens – Variante 1 (Intervention AB, inkl. Abschlusssitzung, 5 Sitzungen), Variante 2 (Intervention C, inkl. Abschlusssitzung) oder Variante 3 (Intervention ABC, inkl. Abschlusssitzung, 9 Sitzungen)

Modul	Sitzung	Überblick
A Pünktlich Beginnen	1	– Prokrastination: Einstieg und Psychoedukation • Beschreibung der individuellen Problemstellung • Einordnung des „Beginnens" in das Rubikonmodell der Selbststeuerung • Warum ist es so wichtig, auch kurze Verzögerungen des Arbeitsbeginns zu vermeiden? – Einführung in die Methode „Pünktlich Beginnen"
	2	– Besprechung der Erfahrungen mit der Methode „Pünktlich Beginnen" – Lösungen für Schwierigkeiten erarbeiten – ggf. Modifikation des Vorgehens
B Realistisch Planen	3	– Handlungsplanung: Psychoedukation • Einordnung in das Rubikonmodell der Selbststeuerung • genaue Planung erhöht die Wahrscheinlichkeit der Handlungsausführung – Einführung in die Methode „Realistisch Planen"
	4	– Besprechung der Erfahrungen mit der Methode „Realistisch Planen" – Lösungen für Schwierigkeiten erarbeiten – ggf. Modifikation des Vorgehens
Abschluss AB (falls nur die Module A und B durchgeführt werden)	5	*Anmerkung: wird Modul C im Anschluss durchgeführt, fällt diese Sitzung aus.* – Besprechung von Erfahrungen mit den gelernten Methoden aus der vergangenen Woche – Resümee: Was waren die wichtigsten Erfahrungen aus der Gruppe/ Therapie? – Ausblick auf weitere Schritte und Ziele
C Arbeitszeit-restriktion + Bedingungs-management	1 (5)*	– Einführung des Prinzips der Arbeitszeitrestriktion – Bestimmung der Arbeitszeitfenster (in Abhängigkeit von der in der Baseline gearbeiteten Zeit)
	2 (6)	– Berechnung der Arbeitseffizienz – Modifikation der Arbeitszeitfenster in Abhängigkeit von der Arbeitseffizienz der letzten Woche
	3 (7)	– Berechnung der Arbeitseffizienz und der Arbeitszeitfenster für die nächste Woche – Selbstbelohnung
	4 (8)	– Berechnung der Arbeitseffizienz und der Arbeitszeitfenster für die nächste Woche – Arbeitsplatzgestaltung und Umgang mit Störungen
Abschluss C	5 (9)	– Besprechung von Erfahrungen mit den gelernten Methoden aus der vergangenen Woche – Resümee: Was waren die wichtigsten Erfahrungen aus der Gruppe/ Therapie? – Ausblick auf weitere Schritte und Ziele

Anmerkung: * Die Sitzungsanzahl in Klammern bezieht sich auf die Durchführung der Variante 3 (Intervention ABC, inkl. Abschlusssitzung).

Sitzung mit der Protokollierung im Arbeitstagebuch beginnen und ihre Arbeitstagebucheinträge zu jeder Sitzung mitzubringen.

Das Arbeitstagebuch für die Module A und B (eine Arbeitseinheit pro Tag) sowie das Tagebuch für die Intervention C (zwei Arbeitseinheiten pro Tag) finden Sie auf der beiliegenden CD-ROM.

5.3 Der Masterplan: Erstellung eines Arbeitsplans

Voraussetzung für die Arbeit mit den vorgeschlagenen Interventionen ist die Auswahl eines persönlich wichtigen Vorhabens, das der Patient bislang vor sich hergeschoben hat und auf das sich nun das Veränderungsstreben richtet. Solche Projekte wie das Schreiben einer Haus- oder einer Examensarbeit, das rechtzeitige Beginnen mit dem Lernen für eine Prüfung, die Vorbereitung von Bewerbungen oder die gründliche Bearbeitung geschäftlicher oder steuerlicher Angelegenheiten sind in der Regel recht umfangreich und stehen darüber hinaus oft unter zeitlich engen Fristvorgaben. Deshalb empfiehlt sich als Vorbereitung für den Einstieg in die einzelnen Trainingsmodule die Erstellung eines „Masterplans" im Sinn eines übergeordneten Gesamtentwicklungsplans für das betreffende Projekt. Hierbei gilt es die optimale Balance zu finden zwischen zu grober, flüchtiger „Unterplanung" und zu aufwendiger, kleinteilig-detaillierter „Überplanung", sowie zwischen Offenheit bzw. Flexibilität und Verbindlichkeit bzw. Rigidität.

Vorgehen

Die für das angestrebte Ziel und für untergeordnete Teilziele notwendigen Schritte werden aufgelistet, gegebenenfalls nach Umfang und Relevanz der Tätigkeiten gewichtet und in eine sinnvolle Reihenfolge gebracht. Dann wird die zur Verfügung stehende Zeit ermittelt und auf die einzelnen Aufgaben aufgeteilt; das Resultat ist ein pragmatischer Masterplan in Form einer Aufstellung befristeter Teilaufgaben. Zum Beispiel wird im Fall des Lernens für eine Prüfung die gesamte vorgegebene Stoffmenge überblicksartig skizziert und in Teilbereiche gegliedert (z. B. zu lernende Kapitel). Für diese wird unter Beachtung der passenden Arbeitsstrategien der notwendige bzw. mögliche zeitliche Aufwand entsprechend der Gesamtvorbereitungszeit geschätzt und dann festgelegt.

Es ist darauf zu achten, dass auch Zeit für unspektakuläre Teilschritte wie Unterlagen besorgen und vorsortieren, Textkorrekturen, Formatierungen oder Stoffwiederholungen sowie sog. Pufferzeit für unvorhersehbare Verzögerungen reserviert wird. Der Plan sollte schließlich unter Berücksichtigung der bisherigen Leistungsfähigkeit der Person pragmatisch und kritisch im Hinblick auf Realisierungschance und Ökonomie für das angestrebte Gesamtergebnis geprüft werden. Extrem wichtig für die Realisierbarkeit solcher Pläne ist die Einplanung von Erholungszeiten. Ein solcher Masterplan kann in einer vorbereitenden Einzelsitzung gemeinsam oder durch den Betroffenen selbstständig als therapeutische Hausaufgabe erstellt werden.

Mögliche Leitfragen:

- *Auswählen:* Worin besteht mein Vorhaben/ mein Projekt?
- *Hauptziel bestimmen:* Welches Ergebnis strebe ich an? Worin besteht mein eigenes Leistungsziel/mein eigener Anteil am erfolgreichen Abschluss?
- *Teilziele auflisten:* Welche Inhaltsbereiche des Projekts kann ich unterscheiden? Welche Teilaufgaben bzw. praktischen Einzelschritte ergeben sich daraus?
- *Gewichten* (mit direkten Mengenangaben oder Skalierung, z. B. von 1 bis 5): Wie schätze ich die Teilaufgaben/Schritte hinsichtlich ihres inhaltlichen Umfangs (etwa bei schriftlichen Arbeiten Angabe geplanter Seitenzahlen), ihrer Relevanz, ihres Schwierigkeitsgrades, ihres motivationalen Anreizes und des nötigen Energie- und Zeitaufwandes ein?
- *Befristen:* Wie teile ich die zur Verfügung stehende Zeit auf die Teilaufgaben auf? Achtung: Pufferzeiten und Erholungszeiten reservieren.

Der Gesamtplan bringt für alle Beteiligten Übersicht und Ordnung in das Projekt. Darüber hinaus schützt er vor Wunschdenken und macht für den Therapeuten einschätzbar, wie realistisch das Vorhaben des Betroffenen (noch) ist. Durch die Planung notwendiger Handlungsschritte wird auch ein bislang diffuses umfangreiches Vorhaben konkret greifbar: Dies kann beim Patienten Angst auslösen, aber auch Zuversicht fördern. Die Bildung verhaltensnaher Zielvorstellungen wirkt in der Regel motivierend und erhöht die Wahrscheinlichkeit, dass der Patient tatsächlich sein Vorhaben aktiv beginnt und darin konkrete Fortschritte macht.

5.4 Modul K – Kognitive Therapie bei Prokrastination

Sowohl in Kapitel 2.3 als auch im Störungsmodell wurde ersichtlich, dass Kognitionen eine wichtige Rolle in der Entstehung und Aufrechterhaltung von Prokrastination einnehmen, weshalb sie ebenfalls einen wesentlichen Ansatzpunkt im Rahmen der Behandlung darstellen.

Eine Gefahr bei der Einführung der kognitiven Arbeit bei Prokrastination besteht darin, dass sie sich leicht in die Länge ziehen kann, sodass sich der Einstieg in die Veränderung des konkreten Arbeitsverhaltens (Module A, B und C: Pünktlich Beginnen, Realistisch Planen, Arbeitszeitrestriktion und Bedingungsmanagement) verzögert. Daher empfehlen wir, lediglich zwei aufeinanderfolgende Sitzungen zu Beginn der Intervention auf die kognitive Arbeit zu verwenden, und besser später im weiteren Verlauf der Arbeit auf Verhaltensebene immer wieder auf die aufgetretenen prokrastinationsfördernden Kognitionen einzugehen und diese zu bearbeiten.

Für die kognitive Arbeit empfehlen wir in Analogie zum Aufbau der anderen Module dieses Manuals das Vorgehen in folgenden Schritten:

Sitzung 1:
- Einführung des Kognitiven Rationals
- Identifizierung individueller prokrastinationsfördernder Kognitionen
- gemeinsame Überprüfung zentraler prokrastinationsfördernder Kognitionen und Entwicklung alternativer Gedanken

Sitzung 2:
- Auswertung der Erfahrungen mit der bisherigen kognitiven Arbeit und Ableitung von Ergänzungen und Korrekturen
- Motivation zur kontinuierlichen Weiterführung alternativer Denkweisen und Selbstverbalisierungen

5.4.1 Einführung des kognitiven Rationals

Eine kurze Einführung des kognitiven Rationals zu Beginn der kognitiven Arbeit könnte wie folgt aussehen:

„Schon bei der Erarbeitung des Störungsmodells ist deutlich geworden, dass Gedanken und Überzeugungen eine große Rolle unter den prokrastinationsfördernden Bedingungen spielen: Sie beeinflussen nicht nur Ihre Gefühle, sondern auch Ihr Verhalten – und damit auch das Aufschieben. Daher nehmen wir uns heute Zeit für die Suche nach prokrastinationsfördernden Gedanken und Überzeugungen und deren Überprüfung.

Wie wir über eine Aufgabe und unsere Fähigkeit, diese erfolgreich zu bewältigen denken (sog. Selbstwirksamkeitserleben), beeinflusst nicht nur, wie wir auf die Aufgabe gefühlsmäßig reagieren, sondern auch, wie wir uns ihr gegenüber verhalten. Es ist verständlich, wenn sich jemand mit der Überzeugung „Ich bin nicht sicher, wie ich das machen soll, ich müsste aber eigentlich wissen wie das geht, auch wenn ich noch nie eine Hausarbeit geschrieben habe!“ sich mit deutlich mehr Angst vor Misserfolg und weniger Hoffnung auf Erfolg an eine anstehende Hausarbeit begibt. Das gilt insbesondere, wenn er davon überzeugt ist, dass diese sowohl wichtig als auch extrem schwierig ist, während jemand, der die anstehende Aufgabe eher als Herausforderung sieht („Ich habe zwar noch nie eine Hausarbeit geschrieben, aber das schaffe ich schon, wenn ich Schritt für Schritt drangehe. Wenn ich nicht weiterkomme, kann ich ja immer noch jemanden fragen.“) sich leichter an die Arbeit wagen wird.

Ungünstige Gedanken und Überzeugungen beeinflussen die Entstehung und Aufrechterhaltung von Versagens- oder Bewertungsangst. Diese wiederum entstehen oft aus überhöhten Ansprüchen und der gleichzeitigen Erwartung, diesen nicht zu genügen zu können: Die Ambition „Mit dieser Arbeit muss ich es endlich mal beweisen; das ist jetzt richtig wichtig!“ in Kombination mit „Das schaffe ich doch nie!“ ist hier besonders fatal. Gedanken über die Wichtigkeit der Aufgabe, ihre Länge, Komplexität, Schwierigkeit oder ihre Unzumutbarkeit können die Aversivität einer Aufgabe extrem erhöhen. Dabei meint Aversivität das Ausmaß, in dem eine Aufgabe unangenehm und mit persönlichem Widerwillen verbunden ist.“

5.4.2 Identifizierung individueller prokrastinationsfördernder Gedanken

Typische prokrastinationsfördernde Gedanken sind Rechtfertigungen, Selbstberuhigungen oder Versicherungen, wie „Morgen fange ich endlich an – wirklich!". Gedanken daran, wie wichtig eine Aufgabe ist und wie viel von der guten Erledigung abhängt, erzeugen Angst und Perfektionsdruck. Häufig sind auch Selbstabwertungen oder demotivierende selbsterfüllende Prophezeiungen wie „Ich schaffe das sowieso nicht!", „Das ist zu schwierig!" oder „Jetzt lohnt es sich auch nicht mehr!".

Erlaubniserteilende Gedanken und Rationalisierungen. Ein wesentlicher Mechanismus, mit dem sich Betroffene trotz des Wissens, dass sie eigentlich in diesem Moment etwas Bestimmtes tun sollten, die Erlaubnis geben, den Beginn der Arbeit weiter vor sich herzuschieben, besteht in gedanklichen Rechtfertigungen, sogenannten „erlaubniserteilenden Gedanken" oder „Rationalisierungen".

Solche Rationalisierungen sind inhaltlich vielfältig: Sie reichen vom Gedanken, dass man jetzt einfach noch nicht anfangen kann, über die Feststellung unterschiedlicher Hindernisse bis zum Wunschdenken bezüglich der schließlich doch noch möglichen Bewältigung der Aufgabe (z. B. „Ich warte nur auf den richtigen Zeitpunkt zum Anfangen" oder „Ich kriege das später irgendwie auch noch alles hin, unter Druck kann ich sowieso besser arbeiten!"). Mithilfe von Rechtfertigungen kann man sich selbst beschwichtigen, indem man sich beispielsweise für den nächsten Tag umso mehr vornimmt („Dann gehe ich morgen früh halt schon um 7.00 Uhr an den Schreibtisch – diesmal aber wirklich!"). Oder man redet sich ein: „Wenn ich erstmal dransitze, geht es ganz schnell!" Diese „erlaubniserteilenden" und rechtfertigenden Gedanken erhöhen die Aufschiebetendenz.

Demotivierende selbsterfüllende Prophezeiungen. Es gibt nichts, was besser blockieren kann als demotivierende selbsterfüllende Prophezeiungen, wie „Wenn ich mit dieser Arbeit fertig bin, wartet ja nur schon die nächste auf mich." „Das bringt eh' nichts, ich schaffe das einfach nicht!", „Ich kann das nicht!" oder „Das ist einfach zu schwer für mich!" bis hin zu „Jetzt ist es eh zu spät, das schaffe ich sowieso nicht mehr!".

Diese Gedanken zeigen auf der einen Seite den Wunsch, ein gutes Ergebnis zu erzielen, und auf der anderen Seite die Angst vor dem Versagen. Wie der Name „selbsterfüllende Prophezeiungen" schon andeutet, sind diese derartig demotivierend, dass sie genau zu dem Ergebnis führen, das die betroffene Person befürchtet, da sie aufgrund des Aufschiebens tatsächlich keine oder nur sehr eingeschränkte Ergebnisse erzielen kann.

Selbstabwertung. Neigt ein Patient dazu, sich gedanklich abzuwerten und sich über sich zu ärgern, weil er seit langem aufschiebt, führen solche Gedanken und Gefühle kaum dazu, weniger aufzuschieben – im Gegenteil, denn die Vergangenheit ist schließlich nicht ändern und Selbstabwertung hat erfahrungsgemäß eine stark demotivierende und stimmungsbeeinträchtigende Wirkung.

Hier nur einige Beispiele für prokrastinationsfördernde Überzeugungen und Gedanken:

- „Zum Schreiben muss ich in der richtigen Stimmung sein!"
- „Ich halte es nicht aus, mich an diese Aufgabe zu setzen, das ist einfach zu … (langweilig, schwierig, nicht zumutbar …)!"
- „Wenn ich erstmal an der Aufgabe sitze wird es ganz schnell gehen!"
- „Wenn ich mich mit einer solchen Aufgabe konfrontiere, fühle ich mich schlecht!"
- Selbstvertröstung und Selbsttäuschung, manchmal verbunden mit einem „Sich-Berauschen an guten Vorsätzen", wie „Morgen fange ich dafür um 7.00 Uhr an und arbeite voll durch! Diesmal aber wirklich!" oder „Wenn ich es heute nicht schaffe, mache ich halt morgen das Doppelte!"
- „Ich schaffe sowieso kein Ergebnis mehr, mit dem ich zufrieden sein könnte – dann lasse ich es lieber ganz!"

Weitere Hinweise zur kognitiven Arbeit bei spezifischen Problemstellungen finden Sie zudem im Kapitel 5.8 oder in unserem Patientenratgeber (Höcker, Engberding & Rist, 2017).

Therapeutisches Vorgehen

Identifizieren Sie gemeinsam mit Ihrem Patienten seine prokrastinationsfördernden Gedanken und bitten Sie ihn, diese auf dem Arbeitsblatt 3 „Meine prokrastinationsfördernden Gedanken und Überzeugungen" zu notieren (vgl. Abbildung 9).

Arbeitsblatt 3

Prokrastinationsfördernde Gedanken und Überzeugungen

Abbildung 9: Arbeitsblatt 3 – Meine prokrastinationsfördernden Gedanken und Überzeugungen

Schreiben Sie zunächst alle Gedanken auf, die Ihrem Patienten und Ihnen spontan einfallen. Greifen Sie danach noch einmal zurück auf die Verhaltens- und Bedingungsanalyse (vgl. Arbeitsblatt „Arbeitsfragen zur individuellen Prokrastinationsanalyse“) und sehen Sie gemeinsam nach, was Sie dort unter dem Punkt „... Mit welchen (inneren und äußeren) Rechtfertigungen?“ schon an prokrastinationsfördernden Kognitionen erarbeitet haben. Bitten Sie Ihren Patienten, diese direkt auf das Arbeitsblatt 3 zu übertragen.

Dann prüfen Sie, ob die in der Prokrastinationsanalyse notierten Gefühle noch zusätzliche Hinweise auf zugrunde liegende Einstellungen oder Überzeugungen liefern und lassen Sie diese zugrunde liegenden Überzeugungen ebenfalls auf dem Arbeitsblatt notieren

- Angst oder Stress deuten dabei meist auf demotivierende, selbsterfüllende Prophezeiungen hin, wie „Ich schaffe das nicht!“, „Das ist zu schwierig für mich!“ oder „Das ist einfach zu viel!“. Oft sind solche Gefühle und Gedanken verbunden mit gleichzeitigem hohem Druck durch strenge Ansprüche, wie „Ich kann mir in dieser Sache keinen Fehler erlauben!“.
- Scham deutet meist darauf hin, dass sich die Betroffenen wegen des Aufschiebens abwerten. Dabei kommen Gedanken vor wie „Ernsthaft – jetzt hab ich das schon wieder nicht hingekriegt? Das kann echt nicht wahr sein! Ich bin einfach zu faul und werde das nie hinkriegen!“ oder „Ich bin anscheinend einfach zu blöd dafür!“ oder „Wie peinlich – das darf auf keinen Fall jemand mitbekommen“.
- Resignation oder Traurigkeit können ein Zeichen für fortgeschrittene Selbstabwertung sein, oder auch für Kognitionen wie „Ich habe es verbockt, jetzt lohnt es sich auch nicht mehr mich anzustrengen!“ oder „Ich bin und bleibe ein Versager“.

5.4.3 Überprüfung zentraler prokrastinationsfördernder Kognitionen und Entwicklung alternativer Gedanken

Bitten Sie Ihren Patienten, sich die Liste seiner prokrastinationsfördernden Gedanken und Überzeugungen noch einmal durchzulesen und die drei wichtigsten Überzeugungen oder Gedanken zu markieren.

Diese drei Überzeugungen überprüfen Sie gemeinsam mit Ihrem Patienten mithilfe des Arbeitsblattes 4 „Überprüfung von Gedanken und Überzeugungen“ in den folgenden Schritten (vgl. Abbildung 10):

1. Prüfen Sie, ob der Gedanke wahr bzw. realistisch ist und ob er die einzig mögliche Interpretation der Situation oder Erwartung darstellt („Meist ist der Inhalt auf den zweiten Blick nicht so selbstverständlich, wie Sie anfangs denken!“)
2. Prüfen Sie, ob der Gedanke hilfreich und nützlich ist. Führt er zu positiven Gefühlen und zu Problemlösungen? Motiviert er Ihren Patienten dazu, dass er effizient arbeiten kann? Oder ist er prokrastinationsfördernd, z. B. weil er demotivierend oder abwertend ist?
3. Erarbeiten Sie gemeinsam zu jedem dieser Gedanken einen Alternativgedanken, der vernünftiger, nützlicher und hilfreicher ist.

Arbeitsblatt 4 — Seite 1

Überprüfung von Gedanken und Überzeugungen

Gedanke/Überzeugung:

Schritt 1: Prüfen Sie, ob der Gedanke vernünftig ist, im Sinn von wahr und realistisch! Beantworten Sie dazu die folgenden Fragen:

Was spricht für diesen Gedanken?

Was spricht gegen den Gedanken?

Ist der Gedanke vernünftig, also wahr und realistisch? Sicherheit meiner Überzeugung in %?

Arbeitsblatt 4 — Seite 2

Ist dieser Gedanke die einzig mögliche Interpretation der Situation?

Schritt 2: Prüfen Sie, ob der Gedanke hilfreich für die Problemlösung ist! Beantworten Sie dazu die folgenden Fragen:

Ist der Gedanke hilfreich? Führt er dazu, dass ich mich so fühle, wie ich mich fühlen möchte? Motiviert er mich?

Ist der Gedanke hilfreich dafür, mich so zu verhalten, wie ich mich verhalten möchte? Oder ist er prokrastinationsfördernd (z. B. erlaubniserteilend oder demotivierend)?

Schritt 3: Überlegen Sie, ob es einen Gedanken gibt, der vernünftiger und hilfreicher ist und notieren Sie diesen.

Mein vernünftiger und hilfreicher Gedanke:

Abbildung 10: Arbeitsblatt 4 – Überprüfung von Gedanken und Überzeugungen

Falls es Ihrem Patienten schwerfällt selbst konstruktive Gedanken zu formulieren, können Sie Beispiele für hilfreiche Alternativkognitionen und Selbstinstruktionen nennen, z. B.

- Wenn ich jetzt anfange, fühle ich mich danach besser!
- Ja, ich habe in der Vergangenheit aufgeschoben. Ich kann mich jetzt darüber ärgern oder es anders machen – also los!
- Ob die Aufgabe wirklich zu schwer ist, sehe ich ja, wenn ich drangehe!
- Ich werde nie herausfinden, ob ich es vielleicht doch kann, wenn ich es nicht versuche! Die Herausforderung nehme ich an!
- Ich weiß zwar nicht, wo ich anfangen soll, aber dann fange ich halt irgendwo an!
- Vielleicht wird es nicht perfekt, aber ich gebe mein Bestes!
- Was ich heute schaffe, muss ich morgen nicht machen!
- Ja, eigentlich würde ich lieber fernsehen – aber das kann ich danach immer noch – und zwar mit einem guten Gefühl!
- Ich kenne das schon: Wenn ich erstmal angefangen habe, ist es gar nicht mehr so schlimm!
- Ja, ja, das kenne ich schon – jetzt kommen wieder diese Gedanken, mit denen ich mir vormache, dass es eh nichts bringt und dass ich gar nicht erst versuchen sollte. Aber denen gehe ich nicht mehr auf den Leim!
- Ich will das schaffen!
- Schritt für Schritt komme ich näher ans Ziel!

Bitten Sie Ihren Patienten, seine ausgewählten neuen hilfreicheren Alternativgedanken auf eine Karteikarte zu schreiben und sich diese damit zu Beginn jeder Arbeitseinheit zu vergegenwärtigen.

5.4.4 Auswertung der bisherigen kognitiven Arbeit und Motivierung zur kontinuierlichen Weiterführung

Auswertung der Erfahrungen mit der bisherigen kognitiven Arbeit und Ableitung von Ergänzungen und Korrekturen

In der darauffolgenden Sitzung werten Sie gemeinsam die Erfahrungen Ihres Patienten mit den alternativen Kognitionen anhand der folgenden Leitfragen aus und bitten ihn, seine Schlussfolgerungen auf dem Arbeitsblatt 5 „Erfahrungen mit den alternativen Gedanken" zu notieren (vgl. Abbildung 11):

- Haben Sie es geschafft, sich Ihre neuen Gedanken zu Beginn jeder Arbeitseinheit durchzulesen und zu vergegenwärtigen?
- Inwiefern haben Ihre hilfreicheren, neuen Gedanken sich darauf ausgewirkt, wie Sie sich gefühlt haben?
- Haben sich die alternativen Gedanken auf Ihr Arbeitsverhalten ausgewirkt?
- Können Sie noch etwas tun, damit Ihre neuen Gedanken Ihnen noch besser dabei helfen, sich so zu fühlen und sich so zu verhalten, wie Sie es sich wünschen?
- Sind Ihnen in der letzten Woche weitere prokrastinationsfördernde Gedanken aufgefallen, bei denen es sich lohnen würde, sie zu überprüfen und durch alternative Gedanken zu ersetzen?

Überprüfen Sie gemeinsam mit Ihrem Patienten, ob die in der letzten Sitzung erarbeiteten Alternativkognitionen hilfreich waren und modifizieren Sie diese bei Bedarf. Gegebenenfalls lohnt es sich, an dieser Stelle noch eine weitere prokrastinationsfördernde Kognition beispielhaft zu bearbeiten.

Arbeitsblatt 5 **Seite 1**

Meine Erfahrungen mit den alternativen Gedanken

Werten Sie Ihre bisherige Arbeit mit alternativen Gedanken aus, und notieren Sie anhand der folgenden Fragen Ihre Schlussfolgerungen:

Habe ich es geschafft, mir meine neuen Gedanken zu Beginn jeder Arbeitseinheit durchzulesen und zu vergegenwärtigen?

Wenn nein: Was hat gefehlt? Wie kann ich das in der nächsten Woche schaffen?

Wenn ja: Gibt es daran noch etwas zu verbessern?

Inwiefern haben meine hilfreichen, neuen Gedanken sich darauf ausgewirkt, wie ich mich gefühlt habe?

Inwiefern haben sich die alternativen Gedanken auf mein Arbeitsverhalten ausgewirkt?

Arbeitsblatt 5 **Seite 2**

Kann ich noch etwas tun, damit meine neuen Gedanken mir noch besser dabei helfen, mich so zu fühlen und mich so zu verhalten, wie ich es mir wünsche?

Sind mir in der letzten Woche weitere prokrastinationsfördernde Gedanken aufgefallen, die ich überprüfen und durch alternative Gedanken ersetzen will?

Abbildung 11: Arbeitsblatt 5 – Erfahrungen mit den alternativen Gedanken

Motivation zur kontinuierlichen Weiterführung alternativer Denkweisen und Selbstverbalisierungen

Motivieren Sie Ihren Patienten auch im Verlauf der weiteren Behandlung, sich seine erarbeiteten Alternativkognitionen weiterhin zu Beginn jeder Arbeitseinheit zu vergegenwärtigen und auf weitere auftretende prokrastinationsfördernde Kognitionen zu achten, diese zu notieren, selbstständig zu überprüfen und zu verändern oder sie bei Bedarf in der Sitzung anzusprechen.

Betonen Sie dabei vor allem, dass eine Veränderung von Gedanken und insbesondere stereotypischer Überzeugungen nicht von einem auf den anderen Tag stattfindet, sondern Zeit und Übung erfordert. Das könnte z. B. aussehen wie folgt:

„Bleiben Sie dran – neues Denken braucht Zeit! Für die dauerhafte Veränderung Ihrer Gedanken brauchen Sie Zeit und Übung. Wundern Sie sich nicht, wenn Ihre „alten" Gedanken Ihnen zunächst vertrauter sind und dadurch „wahrer" erscheinen; schließlich haben Sie sie sich diese lange Zeit vorgehalten und „eingeredet". Das bedeutet aber nicht, dass sie vernünftiger sind oder mehr Wahrheitsgehalt haben als Ihre neuen Gedanken. Bei einem Besuch in England müssten Sie sich an das Autofahren auf der linken Seite schließlich auch erst gewöhnen. Erstmal hätten Sie ein komisches und „falsches" Gefühl dabei, auch wenn Sie wüssten, dass es hier richtig und für Ihr Überleben deutlich zuträglicher ist als das Fahren auf der rechten Seite."

5.5 Modul A – „Pünktlich Beginnen"

Der theoretische Hintergrund der in diesem Abschnitt beschriebenen Interventionen wird in Kapitel 2 erläutert. Eine spezifische Ableitung der Interventionsmethoden aus psychologischen Befunden zur Prokrastination findet sich bei Höcker et al. (2009) und Engberding et al. (2011).

5.5.1 Modul A – Sitzung A1

Sitzungsziele
– Psychoedukation (Was ist Prokrastination? Modell; Warum ist es wichtig, auch kurze Verzögerungen des Arbeitsbeginns zu vermeiden?) – Einführung in die Methode „Pünktlich Beginnen"
Sitzungsablauf
Gruppensetting (90 Min.): – Ankommen und Begrüßung (ca. 10 Min.) – Vorstellungsrunde (ca. 10 Min.) – Zweiergespräch zu den persönlichen Arbeitsproblemen (ca. 10 Min.) – Vorstellen der Arbeitsprobleme (ca. 15 Min.) – Theorie (ca. 15 Min.) – Methode: Pünktlich Beginnen (ca. 25 Min.) – Abschluss (ca. 5 Min.) *Einzelsetting (50 Min.):* – Begrüßung und Überblick über die Sitzung (ca. 2–3 Min.) – Problemstellung (ca. 15 Min.) – Theorie (ca. 15 Min.) – Methode: Pünktlich Beginnen (ca. 15 Min.) – Abschluss (ca. 2–3 Min.)
Material
Kopien für Teilnehmer bzw. Patienten[3]: – Pro Tn jeweils ein Arbeitsblatt 1: Problemstellung (vgl. CD-ROM) Pro Tn jeweils ein Arbeitsblatt 2: Rubikonmodell (vgl. CD-ROM) – Pro Tn jeweils ein Arbeitsblatt 6: Schritte zum pünktlichen Beginnen (vgl. CD-ROM) – Pro Tn jeweils 7 Kopien des Arbeitstagebuchs für die kommende Woche (vgl. CD-ROM) *Flipcharts:* 1. Überblick: Vorstellungsrunde, Zweiergespräch zu den persönlichen Arbeitsproblemen, Vorstellen der Arbeitsprobleme im Plenum, Theorie, Methode: Pünktlich Beginnen, Abschluss 2. Vorstellungsrunde: Name, Alter, Beruf/Studienfach, Semesterzahl; Was tue ich am liebsten, wenn ich nicht arbeite? (nur für die Durchführung im Gruppensetting) 3. Theorie: Aufschieben und Prokrastination, positive kurzfristige und negative langfristige Konsequenzen, Rubikonmodell, Konkurrenztätigkeiten, Längs- und Querkonkurrenz *Nur für die Durchführung im Gruppensetting:* – Pro Tn eine Mappe mit einem Informationsblatt mit den Terminen der Trainingssitzungen und den Kontaktdaten der Therapeuten[4] – Folienstift – Ggf. Kreppband für Namensschilder – Folie Rubikonmodell (vgl. Vorlage auf der CD-ROM) – Folie „Pünktlich Beginnen" (vgl. Vorlage auf der CD-ROM)

3 Teilnehmer, Betroffene, Klienten und Patienten werden der Einheitlichkeit halber im Gruppensetting als Tn und in den Einzelbeschreibungen als Pt bezeichnet.

4 Therapeuten werden im Folgenden als Th abgekürzt.

5.5.1.1 Therapeutisches Vorgehen im Gruppensetting – Sitzung A1

Ankommen und Begrüßung (Th A)

Die Tn werden begrüßt, die Th stellen sich vor. Sie wiederholen die Ziele und Rahmenbedingungen des Trainings und verweisen in diesem Zusammenhang auf die Mappen, die jeder Tn bekommt. Es wird ihnen erklärt, dass sie alle Materialien und Notizen in ihre Mappe heften sollen und so auch nach Abschluss des Trainings davon profitieren können. Dort sollen auch die täglichen Arbeitstagebucheinträge eingeheftet und zu jeder Sitzung mitgebracht werden. In den Mappen befindet sich ein Informationsblatt mit den Terminen der Trainingssitzungen und den Kontaktdaten der Th.

Es folgt ein kurzer Überblick über die Sitzung am Flipchart *(Vorstellungsrunde; Zweiergespräch, Vorstellen der Arbeitsprobleme; Theorie; Methode; Abschluss).*

Der Th macht einige Anmerkungen zum Training insgesamt (Einordnen der ersten beiden Sitzungen in den Gesamtablauf der Behandlung).

Vorstellungsrunde (Th B)

Alle Tn stellen sich nacheinander vor (ebenso die Th) und orientieren sich dabei an den folgenden Punkten am Flipchart: *Name, Alter, Beruf/Studienfach, Semesterzahl; was sie am liebsten tun, wenn sie nicht arbeiten.*

Zweiergespräch zu den persönlichen Arbeitsproblemen (Th A)

> „Wir wollen jetzt etwas tiefer ins Thema einsteigen und uns Ihre individuellen Arbeitsprobleme ansehen. Sie bekommen jetzt von mir einen Zettel mit drei Leitfragen, den Sie zunächst jeder einzeln für sich selbst ausfüllen („Ich bin unzufrieden damit, dass ich .../Ich möchte erreichen, dass ich .../Ich hindere mich dadurch, dass ich ...“) und sich dann in Zweiergruppen gegenseitig vorstellen. Dazu haben Sie *10 Minuten Zeit.* Danach sollen Sie Ihr Ergebnis kurz im Plenum vorstellen.“

Ziel: Das Problem soll definiert werden und die Tn sollen sich besser kennenlernen.

Das Arbeitsblatt 1 „Problemstellung“ (vgl. Abbildung 12 und Vorlage auf der CD-ROM) wird verteilt. Dieses soll zunächst von jedem einzeln ausgefüllt werden, dann sollen sich die Tn zu zweit (bei ungerader Zahl zu dritt) darüber austauschen.

Arbeitsblatt 1

Problemstellung
Ich bin unzufrieden damit, dass ich ...
Ich möchte erreichen, dass ich ...
Ich hindere mich dadurch, dass ich ...

Abbildung 12: Arbeitsblatt 1 – Problemstellung

Anhand der Protokolle aus dem Arbeitstagebuch, die in der vergangenen Woche ausgefüllt wurden, sollen sich die Tn zusätzlich darüber austauschen, wie sich das in ihren Tagebucheinträgen widerspiegelt: wie häufig haben Sie das Tagebuch ausgefüllt und wie lange haben sie nach dem Tagebuch in der letzten Woche im Durchschnitt den Arbeitsbeginn aufgeschoben?

Vorstellen der Arbeitsprobleme (Th B)

Die Tn lesen zu jeder Frage auf dem Arbeitsblatt 1 „Problemstellung“ den wichtigsten Punkt vor. Zusätzlich sagen die Tn jeweils kurz etwas dazu, wie sich dies in Ihren Arbeitstagebucheinträgen widerspiegelt: Wie oft haben sie das Tagebuch ausgefüllt und wie lange haben sie nach dem Tagebuch in der letzten Woche im Durchschnitt den Arbeitsbeginn aufgeschoben? Die Th fragen evtl. klärend nach und motivieren die Tn, das Arbeitstagebuch regelmäßig auszufüllen.

Theorie (Th A)

An dieser Stelle folgt ein psychoedukativer Teil, bei dem sich der Th an den folgenden Stichpunkten am Flipchart orientieren kann: *Aufschieben und Prokrastination; positive kurzfristige und negative langfristige Konsequenzen, Rubikonmodell, Konkurrenztätigkeiten, Quer- und Längskonkurrenz.*

Es erfolgt die Erläuterung von Aufschiebeverhalten und seinen Konsequenzen, Vorstellen des Rubikonmodells anhand der Folie Rubikonmodell (vgl. CD-ROM) und eines Beispiels (E-Mail schreiben oder Kaffee trinken, anstatt zu arbeiten). Einführung des Begriffs „Konkurrenztätigkeiten", Definition von Längs- und Querkonkurrenz:

„Alle von Ihnen haben verschiedene und doch in einem Punkt ähnliche Probleme. Wir wollen jetzt versuchen, all diese Probleme auf einen Nenner zu bringen.

Aufschieben und Prokrastination: Fast jeder schiebt in unterschiedlichem Ausmaß sporadisch Dinge auf, zur Prokrastination wird das Aufschieben dann, wenn es für Sie zum Problem wird, z. B. dadurch dass ... *(siehe Kapitel 1; Beschreibung auf die Gruppe abstimmen).* Es handelt sich dabei um gelerntes Verhalten.

Alle Handlungen haben Konsequenzen, auch Aufschiebeverhalten. Menschen neigen dazu, das zu tun, was kurzfristig belohnend wirkt → so ist das auch beim Aufschieben. Die langfristigen Konsequenzen sind in diesem Fall leider negativ (nicht zu Ende kommen, Unzufriedenheit, etc.)."

Folie Rubikonmodell auflegen (vgl. CD-ROM) sowie Kopien von Arbeitsblatt 2 „Rubikonmodell" (vgl. CD-ROM) verteilen.

Das psychologische Modell zeigt die vier Handlungsphasen jeder Handlung. Wenn Probleme bei der Handlungssteuerung auftreten, ist es hilfreich, sich klar zu machen, wie Handlungen normalerweise ablaufen und an welchen Stellen Probleme bestehen:

1. *Phase – Wünschen/Sollen:* Wir haben viele Bedürfnisse und Anliegen, die wir wahrnehmen und deren Wichtigkeit wir in dieser Phase abwägen, z. B. wenn ich eine wichtige E-Mail schreiben und gleichzeitig lernen muss und gerne Kaffee trinken möchte. Hier muss ich mich für eine Tendenz *entscheiden*[5] (z. B. dafür, die E-Mail zu schreiben, da das am dringendsten ist).
2. *Phase – Wollen/Vorhaben:* Die Absicht (E-Mail schreiben) muss ich aufrechterhalten und gegen andere Handlungstendenzen abschirmen (Problem: Eigentlich lernen müssen und Kaffee trinken wollen sind als Handlungsabsichten immer noch da und konkurrieren mit der Tätigkeit, für die ich mich entschieden habe). Ich muss darüber hinaus mein Vorhaben planen und die Handlung vorbereiten (wann muss ich die E-Mail spätestens geschrieben haben, habe ich alle Informationen, die ich für die E-Mail brauche, habe ich den Anhang vorbereitet, ...). Entscheidend für den Übergang in die nächste Phase ist das *Beginnen.* Genau darauf werden wir heute später noch näher eingehen.
3. *Phase – Tun:* In dieser Phase geht es darum, die Handlung auszuführen, durchzuhalten und ggf. zu korrigieren. Ein weiterer wichtiger Punkt ist das *Aufhören.*
4. *Phase – Bewerten:* Direkt nach dem Aufhören schließt sich die Bewertung einer Handlung an (Was habe ich mir vorgenommen und was habe ich geschafft? Wie zufrieden bin ich?), um weitere Handlungen zu planen oder den Plan zu modifizieren. Die Handlung ist jedoch erst abgeschlossen mit der *Ablösung.* Wenn ich mit einer Handlung fertig geworden bin, funktioniert diese meist reibungslos. Aber vielleicht kennen Sie das: Wenn Sie mit dem Arbeiten nicht fertig geworden sind, dann bleiben Sie in Gedanken bei der nichterledigten Aufgabe und es ist Ihnen z. B. nicht möglich, Ihre eigentlich arbeitsfreie Zeit zu genießen. Die Ablösung ist also wichtig, um sich einer neuen Handlungstendenz zuwenden zu können.

5 Kursiv sind hier auch Prozesse gedruckt, die im Rubikonmodell am Übergang der einen zur nächsten Phase stehen.

In den ersten zwei Sitzungen beschäftigen wir uns mit dem Beginnen. Konkurrierende Absichten machen dies oft schwierig. Wenn Sie sich z. B. an den Schreibtisch setzen wollen, gibt es immer auch konkurrierende Absichten. Man sagt nicht nur „ja" zu einer Handlung, man sagt immer auch „nein" zu anderen Handlungsabsichten. Wichtig ist, dass Sie an diesem Punkt andere Absichten ausblenden.

Es gibt zwei Arten von Konkurrenz: Längs- und Querkonkurrenz. Querkonkurrenz bezeichnet eben diese Konkurrenz verschiedener Handlungsabsichten zu einem Zeitpunkt (E-Mail schreiben vs. lernen und Kaffee trinken). Längskonkurrenz bezeichnet die Konkurrenz verschiedener Zeitpunkte für eine Handlung. Wenn ich z. B. die wichtige E-Mail schreiben möchte und denke „das kann ich auch um 12.00 oder 14.00 oder 18.00 Uhr machen", erhöht dies die Wahrscheinlichkeit, dass ich das Schreiben der E-Mail aufschiebe, insbesondere wenn es sich dabei um eine für mich unangenehme Tätigkeit handelt.

Methode: Pünktlich Beginnen (Th B)

„Wenn Sie mit dem Arbeitsbeginn oder dem Durchhalten Probleme haben, ist es sinnvoll, sich noch einmal das Rubikonmodell vor Augen zu führen und sich bewusst zu machen, dass es Längs- und Querkonkurrenz gibt und dass auch Sie diesen Prozessen unterliegen.

Man könnte denken, dass es nebensächlich ist, ob man um 10.00 Uhr oder um 5 Minuten nach 10.00 Uhr anfängt, aber die Verzögerung unterliegt den gleichen Prozessen (auch wenn sie noch so kurz ist), deswegen werden wir es ganz genau damit nehmen. Wir wollen Ihnen das pünktliche Beginnen erleichtern, indem wir in der zweiten Phase (Wollen/Vorhaben → Planungsphase) Gelegenheiten definieren, um mit dem Arbeiten zu beginnen und um Möglichkeiten zu planen, sich von anderen Handlungsabsichten abzuschirmen."

Einführung in die Methode. Erklären Sie, dass erst alle gemeinsam ein Beispiel besprechen und dann jeder diese Methode auf die eigene Situation übertragen soll. Die Folie „Schritte zum pünktlichen Beginnen" (vgl. CD-ROM) wird gemeinsam durchgegangen.

„Stellen Sie sich vor, Sie haben sich vorgenommen, um 10.00 Uhr am Schreibtisch zu sitzen und mit dem Arbeiten/Schreiben zu beginnen, ..."

Genauere Instruktionen für den Th zur Erarbeitung der Methode „Pünktlich Beginnen" finden Sie im Kasten 17 (diese entsprechen den Kategorien auf dem Arbeitsblatt 6 „Schritte zum pünktlichen Beginnen", vgl. Abbildung 13 und Vorlage auf der CD-ROM).

Arbeitsblatt 6

Schritte zum pünktlichen Beginnen

1. Bilden Sie einen Gelegenheitsvorsatz!

Wann beginne ich? ____________________

Wo werde ich arbeiten? ____________________

2. Erinnern Sie sich mit einem Signal daran, pünktlich zu beginnen!

Mein Signal: ____________________

3. Führen Sie ein Ritual ein, um sich auf die Arbeit einzustimmen!

Mein Ritual in den ___ Minuten vorher:

____

____

____

____

4. Motivieren Sie sich!

Mein motivierender Leitsatz:

____

____

____

Ich werde mindestens 20 Minuten konzentriert arbeiten.

Ort und Datum: ____________________ Unterschrift: ____________________

Abbildung 13: Arbeitsblatt 6 – Schritte zum pünktlichen Beginnen

Kasten 17: Erarbeitung der Methode „Pünktlich Beginnen“ – Vorgehen bei der Besprechung des Arbeitsblattes 6

Schritte zum pünktlichen Beginnen

1. Bilden Sie einen Gelegenheitsvorsatz!

Wann beginne ich? → *10.00 Uhr*

Wo werde ich arbeiten? → *An meinem Schreibtisch*

2. Erinnern Sie sich mit einem Signal daran, pünktlich zu beginnen!

Mein Signal: → *Beispiele wären: Handywecker stellen, anrufen lassen, Zettel aufhängen, Beginn der 10.00 Uhr Nachrichten, etc.*

3. Führen Sie ein Ritual ein, um sich auf die Arbeit einzustimmen!

Mein Ritual: *(Achtung: Wählen Sie keine Handlungen, an denen Sie sonst häufig „hängen bleiben“, wie z. B. E-Mails checken oder Fernsehen; besser Handlungen, die Sie schnell und gut abschließen können)*

→ *soll spezifisch auf die Arbeit einstimmen: z. B. 15 Minuten vor 10 Uhr klingelt der Wecker, dann mache ich … (mein Ritual) und dann lege ich los*

→ *Beispiele für geeignete Rituale: Tee kochen, Schreibtisch aufräumen, Rechner hochfahren, ein bestimmtes Lied hören, etc.*

4. Motivieren Sie sich!

Mein motivierender Leitsatz: → *Was sage ich mir, um mich zu motivieren?*

Beispiele:

- *Wenn ich jetzt arbeite, geht es mir nachher besser!*
- *Ich will das schaffen!*
- *Wenn ich heute mit dem Arbeiten fertig bin, dann …*

Ich werde mindestens 20 Minuten konzentriert arbeiten.

Ort und Datum: ______________________________ Unterschrift: __________________________

→ *Hier geht es darum, dass Sie sich selbst verpflichten, an mindestens 5 Tagen in der nächsten Woche mindestens 20 Minuten zu lernen und dies mit Ihrer Unterschrift besiegeln.*

Merke:

Möglichst alle Arbeitseinheiten der nächsten Woche sollen mit Hilfe dieses Vorgehens durchgeführt werden, besonders wichtig ist, dass jeweils die erste Arbeitseinheit des Tages mit den besprochenen Strategien durchgeführt wird.

Im Folgenden soll jeder Tn seinen eigenen Plan ausfüllen und im Plenum vorstellen.

Abschluss (Th B)

Als Abschluss soll ein „Blitzlicht“ durchgeführt werden: *Was nehme ich aus der Sitzung mit? Für wie wahrscheinlich halte ich es (in Prozent), dass ich morgen um die angegebene Zeit anfange?*

Es folgt die Verabschiedung der Tn.

5.5.1.2 Therapeutisches Vorgehen im Einzelsetting – Sitzung A1

Begrüßung und Überblick über die Sitzung

Es wird zunächst ein kurzer Überblick über die Sitzung gegeben *(Problemstellung; Theorie; Methode Pünktlich Beginnen; Abschluss)*. Die Sitzung wird dann in den Gesamtablauf der Behandlung eingeordnet.

Problemstellung

„Wir wollen jetzt etwas tiefer ins Thema einsteigen und uns Ihre individuellen Arbeitsprobleme ansehen. Sie bekommen jetzt von mir einen Zettel mit drei Leitfragen *(„Ich bin unzufrieden damit, dass ich .../Ich möchte erreichen, dass ich .../Ich hindere mich dadurch, dass ich ...“)*. Anhand dieser Fragen würde ich gerne mit Ihnen besprechen, wie Ihr Problem genau aussieht.“

Das Arbeitsblatt 1 „Problemstellung“ (vgl. CD-ROM) wird ausgefüllt. Der Th fragt ggf. bei Unklarheiten nach und macht sich ein Bild über die Problemstellung des Pt.

Der Th fragt den Pt, ob er seine Arbeitstagebucheinträge wie besprochen mitgebracht hat. Anhand der Protokolle aus dem Arbeitstagebuch besprechen Th und Pt, wie sich die Problemstellung des Pt in seinen Tagebucheinträgen widerspiegelt: wie häufig wurde das Tagebuch ausgefüllt und wie lang wurde nach den Tagebucheinträgen in der letzten Woche der Arbeitsbeginn im Durchschnitt aufgeschoben? Der Th motiviert den Pt, das Arbeitstagebuch regelmäßig auszufüllen und die Aufzeichnungen zu jeder Sitzung mitzubringen.

Theorie

An dieser Stelle folgt ein psychoedukativer Teil. Der Th kann sich dabei an den Stichpunkten an der Flipchart orientieren (vgl. Gruppensetting): *Aufschieben und Prokrastination; positive kurzfristige und negative langfristige Konsequenzen, Rubikonmodell, Konkurrenztätigkeiten sowie Quer- und Längskonkurrenz.*

Es folgt die Erläuterung von Aufschiebeverhalten und seinen Konsequenzen, Das Rubikonmodell wird anhand des Arbeitsblattes 2 „Rubikonmodell“ (vgl. Vorlage auf der CD-ROM) und einem Beispiel (E-Mail schreiben anstatt zu lernen oder Kaffee zu trinken) vorgestellt. Der Begriff „Konkurrenztätigkeiten“ wird eingeführt, die Begriffe „Längs- und Querkonkurrenz“ werden definiert.

„Aufschieben und Prokrastination: Fast jeder schiebt in unterschiedlichem Ausmaß sporadisch Dinge auf, zur Prokrastination wird das Aufschieben dann, wenn es für Sie zum Problem wird, z. B. dadurch dass ... *(siehe Kapitel 1; Beschreibung auf den Pt abstimmen)*. Es handelt sich dabei um gelerntes Verhalten.“

Alle Handlungen haben Konsequenzen, auch Aufschiebeverhalten. Menschen neigen dazu, das zu tun, was kurzfristig belohnend wirkt → so ist das auch beim Aufschieben. Die langfristigen Konsequenzen sind in diesem Fall leider negativ (nicht zu Ende kommen, Unzufriedenheit, etc.).

Das Rubikonmodell wird anhand des Arbeitsblattes 2 (vgl. CD-ROM) erläutert:

„Das psychologische Modell zeigt die vier Handlungsphasen jeder Handlung. Wenn Probleme bei der Handlungssteuerung auftreten, dann ist es hilfreich, sich klar zu machen, wie Handlungen normalerweise ablaufen und an welchen Stellen Probleme bestehen:

1. *Phase: Wünschen/Sollen:* Wir haben viele Bedürfnisse und Anliegen, deren Wichtigkeit wir in dieser Phase abwägen, z. B. wenn ich eine E-Mail schreiben und lernen muss und gerne Kaffee trinken möchte. Hier muss ich mich für eine Tendenz *entscheiden*[6] (z. B. dazu, die E-Mail zu schreiben, da das am eiligsten ist).
2. *Phase – Wollen/Vorhaben:* Die Absicht (E-Mail schreiben) muss ich aufrechterhalten und gegen andere Handlungstendenzen abschirmen (Problem: Eigentlich lernen müssen und Kaffee trinken wollen sind als Handlungsabsichten immer noch da und konkurrieren mit der Tätigkeit, für die ich mich entschieden habe). Ich muss darüber hinaus mein Vorhaben planen und die Handlung vorberei-

6 Kursiv sind hier auch Prozesse gedruckt, die im Rubikonmodell am Übergang der einen zur nächsten Phase stehen.

ten (wann muss ich die E-Mail spätestens geschrieben haben, habe ich alle Informationen, die ich für die E-Mail brauche, habe ich den Anhang vorbereitet, ...). Entscheidend für den Übergang in die nächste Phase ist das *Beginnen.* Genau darauf werden wir heute später noch näher eingehen.
3. *Phase – Tun:* In dieser Phase geht es darum, die Handlung auszuführen, durchzuhalten und ggf. zu korrigieren. Ein weiterer wichtiger Punkt ist das *Aufhören.*
4. *Phase – Bewerten:* Direkt nach dem Aufhören schließt sich die Bewertung einer Handlung an (Was habe ich mir vorgenommen und was habe ich geschafft? Wie zufrieden bin ich?) um weitere Handlungen zu planen oder den Plan zu modifizieren. Die Handlung ist jedoch erst abgeschlossen mit der *Ablösung.* Wenn ich mit einer Handlung fertig geworden bin, funktioniert diese meist reibungslos. Aber vielleicht kennen Sie das: Wenn Sie mit dem Arbeiten nicht fertig geworden sind, dann bleiben Sie in Gedanken bei der nichterledigten Aufgabe und es ist Ihnen z. B. nicht möglich, Ihre eigentlich arbeitsfreie Zeit zu genießen. Die Ablösung ist also wichtig, um sich einer neuen Handlungstendenz zuwenden zu können.

In den ersten zwei Sitzungen beschäftigen wir uns mit dem Beginnen. Konkurrierende Absichten machen dies oft schwierig. Wenn Sie sich z. B. an den Schreibtisch setzen wollen, gibt es immer auch konkurrierende Absichten. Man sagt nicht nur „ja“ zu einer Handlung, man sagt immer auch „nein“ zu anderen Handlungsabsichten. Wichtig ist, dass Sie an diesem Punkt andere Absichten ausblenden.

Es gibt zwei Arten von Konkurrenz: Längs- und Querkonkurrenz. Querkonkurrenz bezeichnet eben diese Konkurrenz verschiedener Handlungsabsichten zu einem Zeitpunkt (E-Mail schreiben vs. lernen und Kaffee trinken). Längskonkurrenz bezeichnet die Konkurrenz verschiedener Zeitpunkte für eine Handlung. Wenn ich z. B. die wichtige E-Mail schreiben möchte und denke „das kann ich auch um 12.00 oder 14.00 oder 18.00 Uhr machen“, erhöht dies die Wahrscheinlichkeit, dass ich das Schreiben der E-Mail aufschiebe, insbesondere wenn es sich dabei um eine für mich unangenehme Tätigkeit handelt.“

Methode: Pünktlich Beginnen

Die Methode „Pünktliches Beginnen“ wird anhand des Arbeitsblattes 6 besprochen. Genauere Instruktionen für die Erarbeitung der Methode finden Sie im Kasten 18 (diese entsprechen den Kategorien auf dem Arbeitsblatt 6 „Schritte zum pünktlichen Beginnen“, vgl. CD-ROM).

„Wenn Sie mit dem Arbeitsbeginn oder dem Durchhalten Probleme haben, ist es sinnvoll, sich noch einmal das Rubikonmodell vor Augen zu führen und sich bewusst zu machen, dass es Längs- und Querkonkurrenz gibt und dass auch Sie diesen Prozessen unterliegen.

Man könnte denken, dass es nebensächlich ist, ob man um 10.00 Uhr oder um 5 nach 10.00 Uhr anfängt, aber die Verzögerung unterliegt den gleichen Prozessen (auch wenn sie noch so kurz ist), deswegen werden wir das ganz genau nehmen. Wir wollen Ihnen das pünktliche Beginnen erleichtern, indem wir in der zweiten Phase (Wollen/Vorhaben → Planungsphase) Gelegenheiten definieren, um mit dem Arbeiten zu beginnen und Möglichkeiten zu planen, sich von anderen Handlungsabsichten abzuschirmen.

Stellen Sie sich vor, Sie haben sich vorgenommen, um 10.00 Uhr am Schreibtisch zu sitzen und mit dem Lernen/Schreiben zu beginnen, ...“

Abschluss

Hausaufgabe: Möglichst alle Arbeitseinheiten der nächsten Woche sollen mit Hilfe dieses Vorgehens durchgeführt werden, besonders wichtig ist, dass jeweils die erste Arbeitseinheit des Tages mit den besprochenen Strategien angegangen wird.

Es soll hervorgehoben werden, dass in der nächsten Sitzung ausgewertet wird, was gut funktioniert hat und wo es Schwierigkeiten gegeben hat.

5.5.1.3 Spezielle Hinweise zur Durchführung von Sitzung A1

Gestaltung des Rituals zur Einstimmung auf die Arbeitseinheit. Um Missverständnisse zu vermeiden, sollte bei der Einführung des Rituals betont werden, dass die individuell ausgewählte Tätigkeit/Handlung zur Vorbereitung der Arbeitseinheit

Kasten 18: Erarbeitung der Methode „Pünktlich Beginnen" – Vorgehen bei der Besprechung des Arbeitsblattes 6

Schritte zum pünktlichen Beginnen

1. Bilden Sie einen Gelegenheitsvorsatz!

Wann beginne ich? → *10.00 Uhr*

Wo werde ich arbeiten? → *An meinem Schreibtisch*

2. Erinnern Sie sich mit einem Signal daran, pünktlich zu beginnen!

Mein Signal: → *Beispiele wären: Handywecker stellen, anrufen lassen, Zettel aufhängen, Beginn der 10.00 Uhr Nachrichten, etc.*

3. Führen Sie ein Ritual ein, um sich auf die Arbeit einzustimmen!

Mein Ritual: *(Achtung: Wählen Sie keine Handlungen, an denen Sie sonst häufig „hängen bleiben", wie z. B. E-Mails checken oder Fernsehen; besser Handlungen, die Sie schnell und gut abschließen können)*

→ *soll spezifisch auf die Arbeit einstimmen: z. B. 15 Minuten vor 10 Uhr klingelt der Wecker, dann mache ich … (mein Ritual) und dann lege ich los*

→ *Beispiele für geeignete Rituale: Tee kochen, Schreibtisch aufräumen, Rechner hochfahren, ein bestimmtes Lied hören, etc.*

4. Motivieren Sie sich!

Mein motivierender Leitsatz: → *Was sage ich mir, um mich zu motivieren?*

Beispiele:
- *Wenn ich jetzt arbeite, geht es mir nachher besser!*
- *Ich will das schaffen!*
- *Wenn ich heute mit dem Arbeiten fertig bin, dann…*

Ich werde mindestens 20 Minuten konzentriert arbeiten.

Ort und Datum: ____________________ Unterschrift: ____________________

→ *Hier geht es darum, dass Sie sich selbst verpflichten, an mindestens 5 Tagen in der nächsten Woche mindestens 20 Minuten zu lernen und dies mit Ihrer Unterschrift besiegeln.*

und zur Einstimmung auf den Arbeitsbeginn dienen soll und dazu geeignet sein sollte, ritualisiert vor jeder Arbeitseinheit durchgeführt zu werden. Es sollte sich dabei um eine Handlung mit natürlichem Ende handeln, bei der die Gefahr möglichst gering ist, daran „hängen zu bleiben". Wenig geeignete Rituale sind z. B. Fernsehen, Zeitung oder einen Roman lesen, Frühstücken, etc. Rituale, die häufig erfolgreich eingesetzt werden, sind z. B. sich Tee oder Kaffee kochen, den Schreibtisch aufräumen und den Rechner hochfahren oder sich ein bestimmtes Lied anhören. Wichtig ist, bei der Planung darauf zu achten, dass die gewählte Zeitspanne für das Ritual realistisch gewählt wird (wir empfehlen dafür eine Zeit zwischen 5 und 15 Minuten, erfahrungsgemäß sind längere Zeitspannen unrealistisch und werden nicht eingehalten). Optimal wäre es, wenn das Ritual nur für die Einstimmung auf die Arbeitseinheit verwendet wird, d. h. es sollte sich im Idealfall nicht um eine Tätigkeit handeln, die im Verlauf des Tages ohnehin mehrfach durchgeführt wird, ohne dabei als Ritual für den Arbeitseinstig zu dienen.

Realistische Beginnzeitpunkte und Pufferzeiten einplanen. Um die Wahrscheinlichkeit zu erhöhen, dass die Tn/Pt tatsächlich zum geplanten Zeitpunkt beginnen, ist die Festlegung eines realistischen Beginnzeitpunkts wichtig. Ungünstig ist es, den Beginn einer Arbeitseinheit sehr früh morgens nach dem Frühstück oder direkt nach einer anderen Tätigkeit einzuplanen (sofort wenn jemand vom Sport nach Hause kommt und in Versuchung kommen könnte „eben noch kurz“ eine Kleinigkeit zu essen, zu trinken, die Sportsachen wegzuräumen etc.). Es gilt also Pufferzeiten einzuplanen.

Klare Definition von Prokrastination. Zu Beginn der Behandlung kommen von den Tn/Pt häufig Fragen wie „ist es denn auch schon Prokrastination, wenn ...“. Es lohnt sich an dieser Stelle sehr genau zu sein, da unklare Definitionen eine Erlaubnis für Prokrastination erteilen können („das ist ja gar kein richtiges Aufschieben ...“, „auf 10 Minuten kommt es nicht an ...“). Wenn das Arbeitstagebuch verwendet wird, sollte zu Beginn der Behandlung darauf hingewiesen werden, dass die am Vortag geplante Beginnzeit gilt, auch wenn am entsprechenden Arbeitstag selbst etwas „dazwischen kommt“.

5.5.2 Modul A – Sitzung A2

Sitzungsziele
– Besprechung der Erfahrungen mit der Methode „Pünktlich Beginnen" – Lösungen für Schwierigkeiten erarbeiten – Ggf. Modifikation des Vorgehens
Sitzungsablauf
Gruppensetting (90 Min.): – Begrüßung (ca. 5 Min.) – Erfahrungsaustausch: Methode „Pünktlich Beginnen" (ca. 30 Min.) – Kleingruppen à 3 bis 4 Personen (ca. 20 Min.) – Vorstellung der Ergebnisse (ca. 15 Min.) – Plan für die nächste Woche (ca. 15 Min.) – Abschluss (ca. 5 Min.) *Einzelsetting (50 Min.):* – Begrüßung (ca. 2–3 Min.) – Erfahrungen mit der Methode „Pünktlich Beginnen" (ca. 15 Min.) – Erarbeiten von Lösungen für die Schwierigkeiten (ca. 20 Min.) – Plan für die nächste Woche (ca. 10 Min.) – Abschluss (ca. 2–3 Min.)
Material
Kopien für Tn bzw. Pt: – Pro Tn jeweils ein Arbeitsblatt 6 Schritte zum pünktlichen Beginnen (vgl. CD-ROM) – Pro Tn jeweils 7 Kopien des Arbeitstagebuchs für die kommende Woche (vgl. CD-ROM) *Flipchart:* – Erfahrungen: Wie oft haben Sie die Methode ausprobiert? Was war günstig für pünktliches Beginnen? Was war ungünstig für pünktliches Beginnen? Wie häufig haben Sie sich im Arbeitstagebuch eingetragen? Wie lang haben Sie den Arbeitsbeginn im Durchschnitt aufgeschoben? *Nur für die Durchführung in der Gruppe:* – *Flipchart:* Überblick, Erfahrungsrunde zur Methode „Pünktlich Beginnen", Kleingruppenarbeit, Vorstellen der Ergebnisse, Plan für die nächste Woche, Abschluss – Rote und gelbe DIN A5-Zettel – Dicke Filzstifte – Tesafilm (oder Pinnwand mit ausreichend Heftzwecken)

5.5.2.1 Therapeutisches Vorgehen im Gruppensetting – Sitzung A2

Begrüßung (Th A)

Es erfolgt ein Überblick über die Sitzung am Flipchart *(Erfahrungsrunde, Kleingruppenarbeit, Vorstellen der Ergebnisse, Plan für die nächste Woche, Abschluss).*

Erfahrungsaustausch zur Methode „Pünktlich Beginnen" (Th B)

Ziel des Erfahrungsaustausches ist einerseits, dass alle Tn berichten, wie häufig sie die Methode angewandt haben und wie sie damit zurechtgekommen sind. Zusätzlich sollen die Tn anhand ihrer mitgebrachten Protokolle berichten, wie häufig sie das Arbeitstagebuch ausgefüllt haben und wie lang sie nach ihren Einträgen im Tagebuch den Beginn der Arbeitseinheiten jeweils aufgeschoben haben.

Variation: Hier besteht auch die Möglichkeit, dass Th A die Arbeitstagebucheinträge der Tn einsammelt und auf diese beiden Aspekte hin auswertet, während Th B den Erfahrungsaustausch leitet und diese im Anschluss für jeden Tn zurückmeldet.

Jeder Tn soll seine Arbeitstagebucheinträge herausholen und kurz zu folgenden Punkten seine Erfahrungen berichten (vgl. Flipchart):

- Wie oft haben Sie die Methode ausprobiert?
- Was war günstig für pünktliches Beginnen?
- Was war ungünstig für pünktliches Beginnen?
- Wie häufig haben Sie sich im Arbeitstagebuch eingetragen?
- Wie lang haben Sie den Arbeitsbeginn im Durchschnitt aufgeschoben?

> „Wir möchten mit Ihnen gerne als Erstes besprechen, was Sie zu Hause gemacht haben, was gut funktioniert hat und an welchen Stellen es Schwierigkeiten gegeben hat. Dabei können wir uns an den Punkten auf dem Flipchart orientieren (Wie oft haben Sie die Methode ausprobiert? Was war günstig für pünktliches Beginnen? Was war ungünstig für pünktliches Beginnen? Wie häufig haben Sie sich im Arbeitstagebuch eingetragen? Wie lang haben Sie den Arbeitsbeginn im Durchschnitt aufgeschoben). Parallel werden wir die aufgetretenen Schwierigkeiten sammeln, mit denen wir uns gleich in zwei Kleingruppen beschäftigen werden."

Die Tn werden motiviert, das Arbeitstagebuch regelmäßig auszufüllen. Th B fragt bei der Schilderung der Tn klärend nach (je nach Gruppengröße mehr oder weniger), z. B.:

- Welche Rolle hat der Vorsatz/das Setzen des Beginnzeitpunktes gespielt?
- Hat der Tn pünktlich begonnen?
- Was hat er gemacht, anstatt zu lernen/zu arbeiten?
- War das Ritual passend?
- Welche Erfahrung wurde mit dem Signal gemacht?

Die Schwierigkeiten werden von Th A auf roten Zetteln festgehalten.

Kleingruppen à 3 bis 4 Personen (Th A)

Wenn viele rote Zettel mit Schwierigkeiten zusammen gekommen sind, werden sie auf die Gruppen aufgeteilt (sonst für alle sichtbar an die Pinnwand geheftet). Die Gruppen sollen Lösungen für diese Schwierigkeiten finden und sie auf gelben Zetteln festhalten.

> „Ich habe einige von den Problemen, die Sie berichtet haben, auf rote Zettel geschrieben. Sie sollen sich jetzt in zwei Gruppen aufteilen, die jeweils die Hälfte der Zettel bekommen. In den Gruppen sollen sie gemeinsam Lösungen für die Schwierigkeiten erarbeiten *(erstmal als eine Art Brainstorming)*, die Sie auf die gelben Zettel schreiben und die dann einer von Ihnen der ganzen Gruppe vorstellt. Dazu haben Sie *20 Minuten* Zeit."

Je ein Th arbeitet mit einer Kleingruppe. Die Tn sollen füreinander Lösungen finden, der Th ermutigt die Tn, sich gegenseitig zu helfen.

Vorstellung der Ergebnisse (Th B)

Im Plenum werden die potenziellen Problemlösungen von jeweils einem Gruppenmitglied vorgestellt.

> „Hat jede Gruppe jemanden ausgewählt, der die Lösungen vorstellen kann? Sie können dann die roten Problemzettel zusammen mit den Lösungszetteln an die Pinnwand heften und dazu kurz erklärend etwas sagen."

Die Th kommentieren und ergänzen ggf. die gefundenen Lösungen.

Plan für die nächste Woche (Th A)

Jeder Tn soll für die nächste Woche noch einmal seinen Plan durchgehen und (in Anlehnung an die besprochenen Probleme und potenziellen Lösungen) ggf. verändern. Dafür liegen neue Kopien des Arbeitsblattes 6 „Schritte zum pünktlichen Beginnen" (vgl. CD-ROM) bereit.

> „Wir geben Ihnen jetzt noch einmal dieselben Arbeitsblätter zum pünktlichen Beginnen wie in der letzten Woche. Jeder von Ihnen kann noch einmal überlegen, ob er etwas anders machen möchte, als in der vergangenen Woche (z. B. ob die Zeit, das Ritual oder das Signal passend sind, usw.) und sich für die nächste Woche noch

> einmal selbst verpflichten. Wenn alle fertig mit dem Ausfüllen der Planungszettel sind, werden wir eine Runde machen, in der jeder berichtet, wie er in der kommenden Woche vorgehen möchte.“

Alle Tn sollen nacheinander berichten, wie sie in der nächsten Woche vorgehen wollen.

Abschluss (Th B)

Zum Abschluss wird ein Blitzlicht durchgeführt: Was werde ich nächste Woche tun, um noch pünktlicher zu beginnen?

Es folgen kurze Hinweise auf die nächste Sitzung und die Verabschiedung.

5.5.2.2 Therapeutisches Vorgehen im Einzelsetting – Sitzung A2

Begrüßung

Es wird ein Überblick über die Sitzung am Flipchart *(Erfahrungen der vergangenen Woche, Probleme und mögliche Lösungen, Plan für die nächste Woche, Abschluss)* gegeben.

Erfahrungen mit der Methode „Pünktlich Beginnen“

Der Pt soll von seinen Erfahrungen mit der Umsetzung der Methode berichten:

- Wie oft haben Sie die Methode ausprobiert?
- Was war günstig für pünktliches Beginnen?
- Was ungünstig für pünktliches Beginnen?
- Wie häufig haben Sie sich im Arbeitstagebuch eingetragen?
- Wie lang haben Sie den Arbeitsbeginn im Durchschnitt aufgeschoben?

> „Ich möchte mit Ihnen gerne als Erstes anhand Ihrer Arbeitstagebucheinträge besprechen, was Sie zu Hause gemacht haben, was gut funktioniert hat und an welchen Stellen es vielleicht Schwierigkeiten gegeben hat. Dabei können wir uns an den Punkten auf dem Flipchart orientieren. Dabei werden wir die aufgetretenen Schwierigkeiten sammeln und uns gleich damit näher beschäftigen.“

Während der Schilderung sollen folgende Aspekte näher exploriert werden, z. B.:

- Welche Rolle hat der Vorsatz/das Setzen des Beginnzeitpunktes gespielt?
- Hat der Pt pünktlich begonnen?
- Was hat der Pt gemacht, anstatt zu lernen/zu arbeiten?
- War das Ritual passend?
- Welche Erfahrung hat der Pt mit dem Signal gemacht?

Während der Schilderung des Pt notiert der Th evtl. Schwierigkeiten, die sich bei der Durchführung der Hausaufgabe ergeben haben. Er motiviert den Pt, täglich im Arbeitstagebuch zu protokollieren.

Erarbeiten von Lösungen für die Schwierigkeiten

Der Th erfragt, was der Pt selbst als am schwierigsten bei der Durchführung der Hausaufgabe erlebt hat und ergänzt dies gegebenenfalls mit den Schwierigkeiten, die er während der Schilderung des Pt über seine Erfahrungen mit der Methode „Pünktlich Beginnen“ notiert hat (falls diese wesentlich sind oder es dem Pt schwerfällt, seine Probleme zu benennen).

Die Schwierigkeiten werden der Reihe nach besprochen:

> - „Was denken Sie selbst, wie können Sie in der nächsten Woche mit diesem Problem umgehen?“
> - „Wie könnten Sie Ihren Plan aus der letzten Woche (vgl. Arbeitsblatt 6 „Schritte zum pünktlichen Beginnen“) modifizieren, damit es Ihnen in der kommenden Woche leichter fällt … zu tun?“

Der Th ergänzt und gibt Hilfestellung (s. u.: Besondere Hinweise zur Durchführung der zweiten Sitzung).

Plan für die nächste Woche

Th und Pt gehen gemeinsam das Arbeitsblatt „Schritte zum pünktlichen Beginnen“ durch und modifizieren das Vorgehen auf dem Hintergrund der besprochenen Probleme und potenziellen Lösungen. Dafür sollte der Th eine neue Kopie des Arbeitsblattes 6 „Schritte zum pünktlichen Beginnen“ (vgl. CD-ROM) bereithalten.

„Vor dem Hintergrund der Schwierigkeiten mit dem Vorgehen, das wir für die letzte Woche geplant hatten und den möglichen Lösungen, die wir gerade besprochen haben, würde ich gerne mit Ihnen zusammen für die nächste Woche noch einmal genau Ihr Vorgehen planen. Dafür füllen Sie das Arbeitsblatt für die nächste Woche noch einmal aus, und Sie verpflichten sich mit Ihrer Unterschrift erneut sich selbst gegenüber, dass Sie sich an das besprochene Vorgehen halten und an jedem Arbeitstag mindestens 20 Minuten arbeiten."

Anmerkung: Wenn es eher wenige Schwierigkeiten gegeben hat und dementsprechend wenig am Vorgehen geändert werden soll, kann dieser Schritt entfallen und die entsprechenden Modifikationen können auf dem Arbeitsblatt der letzten Woche vorgenommen werden.

Abschluss

Am Ende sollte noch ein Hinweis auf die nächste Sitzung und die Verabschiedung erfolgen.

5.5.2.3 Spezielle Hinweise zur Durchführung von Sitzung A2

In Sitzung 2 ist es sinnvoll, die Wahl des Rituals noch einmal zu überprüfen. Sollte das Ritual nicht hilfreich sein, bietet es sich an, ein spezifischeres Ritual zu suchen, das besser auf die Arbeitseinheit einstimmt oder für den Tn/Pt motivierender ist (das Ritual könnte auch darin bestehen, sich etwas Motivierendes zu sagen oder durchzulesen). Sollten Schwierigkeiten dadurch entstehen, dass das Ritual in die Länge gezogen wird und damit als Ersatztätigkeit zum Aufschieben benutzt wird, können sich die Tn/Pt beispielsweise auch zweimal den Wecker stellen: zu Beginn und zum Ende des Rituals oder die Zeitspanne ändern, die für das Ritual verwendet wird.

Im Gruppensetting. In der Erfahrungsrunde sollte darauf geachtet werden, genau nachzufragen, wo die Schwierigkeiten lagen, damit vom anderen Th konkrete Schwierigkeiten für die Gruppenarbeit aufgeschrieben werden können (z. B. Ritual ausgedehnt, schlechtes Signal, schlecht geplant, „wichtigere" Dinge kamen dazwischen, etc.).

Wichtigere Dinge kamen dazwischen. Manche Pt/Tn haben den Eindruck, dass gerade ihnen immer wieder wichtigere Dinge dazwischen kommen, die es verhindern, dass sie arbeiten. In der Tat ist es nicht auszuschließen, dass auch jemandem, der unter Prokrastination leidet, wirklich wichtige Dinge dazwischen kommen können, die dazu führen, dass das Arbeiten oder Schreiben nicht wie geplant erledigt werden kann. Dass dies jedoch andauernd passiert, ist zumindest wenig wahrscheinlich und sollte hinterfragt werden. Der Pt/Tn sollte sich ehrlich damit auseinandersetzen, ob die entsprechende Tätigkeit wirklich (auch langfristig gesehen) wichtiger ist und falls dies nicht der Fall ist, sollte er sich die Funktionalität dieser Kognition eingestehen. Manchen Pt/Tn hilft es, einen Extra-Tag pro Woche für wichtige andere Tätigkeiten einzurichten, oder sich eine bestimmte Anzahl an „Jokertagen" freizuhalten, die dann eingesetzt werden können, wenn etwas wirklich Wichtiges dazwischen kommt.

5.6 Modul B – „Realistisch Planen“

5.6.1 Modul B – Sitzung B1

Sitzungsziele

- Psychoedukation:
  - Einordnung in das Rubikonmodell der Handlungsplanung
  - genaue Planung erhöht die Wahrscheinlichkeit der Handlungsausführung
- Einführung in die Methode „Realistisch Planen“

Sitzungsablauf

Gruppensetting (90 Min.):
- Begrüßung (ca. 10 Min.)
- Standortbestimmung: Pünktlich Beginnen (ca. 10 Min.)
- Zweiergespräch: Planen (ca. 10 Min.)
- Vorstellung der Ergebnisse (ca. 15 Min.)
- Theorie (ca. 20 Min.)
- Methode: Realistisch Planen (ca. 20 Min.)
- Abschluss (ca. 5 Min.)

Einzelsetting (50 Min.):
- Begrüßung und Sitzungsüberblick (ca. 2 bis 3 Min.)
- Standortbestimmung: Pünktlich Beginnen (ca. 5 Min.)
- Aktueller Stand zur Planung von Arbeitseinheiten (ca. 10 Min.)
- Theorie (ca. 15 Min.)
- Methode: Realistisch Planen (ca. 15 Min.)
- Abschluss (ca. 2 bis 3 Min.)

Material

Kopien für Tn bzw. Pt:
- Pro Tn jeweils ein Arbeitsblatt 7: Standortbestimmung: Pünktlich Beginnen (vgl. CD-ROM)
- Pro Tn jeweils ein Arbeitsblatt 8: Experiment zur Ausführungswahrscheinlichkeit einer Handlung (vgl. CD-ROM)
- Pro Tn jeweils 10 Kopien des Arbeitsblattes 9: Realistisch Planen (vgl. CD-ROM)
- Pro Tn jeweils 7 Kopien des Arbeitstagebuchs für die kommende Woche (vgl. CD-ROM)
- Pro Pt ein Arbeitsblatt 2: Rubikonmodell (vgl. CD-ROM)

Flipcharts für die Durchführung im Einzelsetting:
1. Zur letzten Arbeitssituation: Haben Sie einen Plan erstellt? Wenn ja, haben Sie ihn umgesetzt? Wie sah der Plan aus? Wie häufig haben Sie in der letzten Woche das Arbeitstagebuch ausgefüllt? Berechnen Sie nach Ihren Einträgen aus der letzten Woche Folgendes: Wie viel Prozent dessen, was Sie inhaltlich für die Arbeitseinheiten geplant hatten, haben Sie in der letzten Woche durchschnittlich geschafft?
2. Theorie: Rubikonmodell: Planungsphase, Experiment, individuelle Faktoren
3. Individuelle Faktoren: Konzentrationsfähigkeit, Aufmerksamkeitsspanne, Arbeitstempo, Arbeitsrhythmus, zeitliche Bedingungen (spätere Termine, etc.)

Nur für die Durchführung in der Gruppe:
Flipcharts:
1. Überblick: Standortbestimmung: Pünktlich Beginnen, Zweiergespräch: Planen, Vorstellung der Ergebnisse, Theorie, Methode: Realistisch Planen, Abschluss
2. Zweiergespräch zur letzten Arbeitssituation: Haben Sie einen Plan erstellt? Wenn ja, haben Sie ihn umgesetzt? Wie sah der Plan aus? Wie häufig haben Sie in der letzten Woche das Arbeitstagebuch ausgefüllt? Berechnen Sie nach Ihren Einträgen aus der letzten Woche Folgendes: Wie viel Prozent

dessen, was Sie inhaltlich für die Arbeitseinheiten geplant hatten, haben Sie in der letzten Woche durchschnittlich geschafft?
3. Theorie: Rubikonmodell: Planungsphase, Experiment, individuelle Faktoren
4. Individuelle Faktoren: Konzentrationsfähigkeit, Aufmerksamkeitsspanne, Arbeitstempo, Arbeitsrhythmus, zeitliche Bedingungen (spätere Termine, etc.)

Folien:
Folie: Rubikonmodell (vgl. CD-ROM)
Folie: Experiment zur Ausführungswahrscheinlichkeit einer Handlung (vgl. CD-ROM)
Folie: Realistisch Planen (vgl. CD-ROM)

5.6.1.1 Therapeutisches Vorgehen im Gruppensetting – Sitzung B1

Begrüßung (Th A)

Die Tn werden kurz begrüßt und es wird ein Sitzungsüberblick am Flipchart (*Standortbestimmung: Pünktlich Beginnen, Zweiergespräch, Vorstellen der Ergebnisse, Theorie, Methode: Realistisch Planen*) gegeben.

Standortbestimmung: Pünktlich Beginnen (Th B)

Wenn zuvor das Modul A „Pünktlich Beginnen“ durchgeführt wurde, soll nun eine Standortbestimmung vorgenommen werden. Dazu teilt der Th das Arbeitsblatt 7 „Standortbestimmung: Pünktlich Beginnen“ (vgl. Abbildung 14 und Arbeitsblatt 7 auf der CD-ROM) aus. Die Tn sollen einschätzen, wo sie zu Beginn der Intervention standen und wo sie jetzt stehen. Jeder Tn teilt anschließend der Gruppe seine Einstufung mit.

Zweiergespräch: Planen (Th A)

Die Tn sollen sich an die letzte Arbeitssituation erinnern und sich dann über folgende Fragen (stehen am Flipchart) austauschen, dafür haben sie 10 Minuten Zeit:

- Haben Sie dafür einen Plan erstellt?
- Wenn ja, haben Sie diesen umgesetzt?
- Wie sah der Plan aus?
- Tagebuch: Wie häufig haben Sie in der letzten Woche das Arbeitstagebuch ausgefüllt? Berechnen Sie nach Ihren Einträgen aus der letzten Woche Folgendes: Wie viel Prozent dessen, was Sie inhaltlich für die Arbeitseinheiten geplant hatten, haben Sie in der letzten Woche durchschnittlich geschafft?

Variation: Hier besteht auch die Möglichkeit, dass Th A die Arbeitstagebucheinträge der Tn vor dem Zweiergespräch einsammelt und auf diese beiden Aspekte hin auswertet und diese am Ende der Vorstellung der Ergebnisse für jeden Tn zurückmeldet.

Arbeitsblatt 7

Standortbestimmung: Pünktlich beginnen

Kreuzen Sie bitte das zutreffende Kästchen an:

Wo stand ich in der ersten Sitzung?

1 2 3 4 5 6 7 8 9 10

Schlechter Umgang mit der Zeit (Aufschieben) — Pünktliches Beginnen

Wo stehe ich jetzt?

1 2 3 4 5 6 7 8 9 10

Schlechter Umgang mit der Zeit (Aufschieben) — Pünktliches Beginnen

Abbildung 14: Arbeitsblatt 7 – Standortbestimmung: Pünktlich Beginnen

Vorstellung der Ergebnisse (Th B)

Jede Gruppe berichtet kurz über ihre Erfahrungen mit der Planung ihrer Arbeit und ihre Protokollierung im Arbeitstagebuch anhand der auf dem Flipchart notierten Fragen.

Theorie (Th A)

Inhalte des Theorieblocks (Hinweise zur Darstellung und Erläuterung der Folien im Detail siehe unten):

- *Folie Rubikonmodell* (vgl. CD-ROM) zur Verdeutlichung, dass die Planung ein wichtiger Bestandteil der Handlungsphasen ist, die zwar oft automatisch, dafür aber oft auch oberflächlich abläuft → Bewusstmachen dieses Prozesses.
- Zur Verdeutlichung der Wichtigkeit von Planung wird das Experiment von Gollwitzer und Brandstätter (1997; vgl. *Folie Experiment zur Ausführungswahrscheinlichkeit einer Handlung*, vgl. CD-ROM) zur Ausführungswahrscheinlichkeit einer Handlung geschildert: Planung einer Handlung führte bei einer Experimentalgruppe bei zwei Drittel der Studierenden zu deren Ausführung; in der Kontrollgruppe, die keinerlei Anweisung zur Planung erhielt, führte nur ein Viertel die Handlung aus.
- Darstellung von Variablen, die die individuelle Planung einer Arbeitseinheit beeinflussen: Konzentrationsfähigkeit; Aufmerksamkeitsspanne; Arbeitstempo; Arbeitsrhythmus; zeitliche Bedingungen (spätere Termine etc.).

„Wir wollen heute (noch einmal kurz) auf das Rubikonmodell der Handlungsphasen eingehen, das wir uns in der ersten Sitzung schon angesehen haben.“

Hinweis:

Diese Einleitung entfällt, wenn das Modul B „Realistisch Planen“ allein verwendet wird, ohne dass das Modul A „Pünktlich Beginnen“ vorausgeht. In diesem Fall wird das Rubikonmodell eingeführt, wie in Sitzung 1 der Intervention A beschrieben.

Erläuterung zur Folie Rubikonmodell (vgl. CD-ROM):

„Wir werden nun noch einmal speziell auf die zweite Phase, nämlich die Planungsphase, eingehen. Ihre Aufgaben in dieser Phase sind: Die Handlungsabsicht, für die Sie sich entschieden haben, gegenüber anderen Handlungstendenzen abzuschirmen, die Handlung zu planen und vorzubereiten. Die Vorbereitung der Handlung und insbesondere die Planung sind ein wichtiger Teil der Handlungssteuerung, der zwar oft automatisch, dafür aber oberflächlich abläuft.“

Erläuterung zur Folie Experiment zur Ausführungswahrscheinlichkeit einer Handlung (vgl. CD-ROM):

„In einem Experiment hat man z. B. beobachtet, dass die Handlungsausführung wahrscheinlicher ist, wenn man die Handlung vorher plant. In einem ersten Experiment wurden Studenten über Projekte befragt, die sie sich für die Weihnachtsferien vorgenommen hatten. Die erste Gruppe hatte ihr Projekt geplant, die zweite nicht. Nach den Ferien fand man, dass in der Gruppe, die ihre Projekte geplant hatte, zwei Drittel der Studenten ihr Vorhaben durchgeführt hatten. In der zweiten Gruppe, die nicht geplant hatte, hatte nur ein Viertel der Studierenden ihr Projekt durchgeführt. Zu einem ähnlichen Ergebnis kamen die Forscher Gollwitzer und Brandstätter, als sie allen Studenten die gleiche Aufgabe [Aufsatz über Weihnachten] gaben und die eine Hälfte der Studenten zur Planung anhielten und die andere Hälfte nicht (drei Viertel zu einem Drittel).

Es ist intuitiv einleuchtend, dass Sie der Handlung schon näher kommen, wenn Sie gedanklich genau planen, wie Sie vorgehen wollen, anstatt sich nur zu überlegen, ‚eigentlich müsste ich mal …‘.

Sie sollten jedoch auch im Hinterkopf haben, dass das Planen nicht exzessiv und damit zu einer Konkurrenztätigkeit für die eigentliche Aufgabe werden soll (sodass Sie planen und planen und vor lauter Planung nicht arbeiten).

Worauf wir besonders Wert legen, ist eine *realistische* Planung, um auch Erfolg zu erleben. Eine unrealistische Planung kann demotivieren und dazu führen, dass Sie unzufrieden sind, es wieder nicht geschafft zu haben und sich abwerten. Das ist die Situation, die Sie schon kennen, daher wollen wir hier etwas Neues ausprobieren.“

Erläuterung zur Flipchart „Individuelle Faktoren“ (siehe Material für die Sitzung):

> „Um eine realistische Planung von Arbeitseinheiten zu erreichen, müssen verschiedene Faktoren berücksichtigt werden. Dazu gehören z. B.:
> - Konzentrationsfähigkeit,
> - Aufmerksamkeitsspanne,
> - Arbeitstempo (Schwierigkeit des Stoffs),
> - Arbeitsrhythmus (mehrere kleine Arbeitseinheiten vs. zwei Stunden am Stück; lieber morgens vs. lieber nachmittags arbeiten oder schreiben),
> - zeitliche Bedingungen (Termine vorher oder nachher, Pufferzeit).“

Methode: Realistisch Planen (Th B)

Die Folie „Realistisch Planen“ (vgl. CD-ROM) wird gemeinsam besprochen:
- Wie lange werde ich arbeiten?
- Welchen Stoff werde ich in dieser Zeit schaffen?
- Ich welchen Schritten will ich vorgehen?
- Wann lege ich Pausen ein?
- Wie lang sollen diese sein?

Auf der Folie wird anhand eines Beispiels der Plan verdeutlicht und durch Th B mit Folienstift auf der Folie notiert. Das genaue Vorgehen erläutert Kasten 19.

> „Die Idee bei diesem Vorgehen ist, wirklich nur so viel zu planen, wie realistisch ist – Sie können nicht mehr machen, als Sie können. Realistische Planung ist ein Schutz gegen Unzufriedenheit, die auftritt, wenn Sie wieder einmal nicht das geschafft haben, was Sie schaffen wollten. Außerdem ist es eine Möglichkeit, Schritt für Schritt an einer Sache konzentriert zu arbeiten. Wenn Sie gelernt haben, kleine Einheiten zu planen, wird es wahrscheinlicher, dass Sie auch einen umfassenderen Plan (meint Gesamtarbeitsplan) realistisch aufstellen können.“

Danach soll jeder Tn seinen eigenen Plan für die nächste Arbeitseinheit (vgl. Abbildung 15 und Arbeitsblatt 9 auf der CD-ROM) ausfüllen und im Plenum vorstellen. In der kommenden Woche sollen die Tn jeweils einen Plan für die erste Arbeitseinheit des Tages ausfüllen.

> „Können Sie sich vorstellen, wie das für Ihre Arbeitseinheiten aussehen kann? Dann teile ich jedem von Ihnen 10 dieser Pläne aus. Bitte füllen Sie jetzt jeder jeweils einen Plan für Ihre nächste Arbeitseinheit aus. Das wiederholen Sie in der kommenden Woche am besten für alle Arbeitseinheiten, die Sie durchführen, mindestens aber für jede erste Arbeitseinheit des Tages. Füllen Sie die Planung jeweils am Ende der vorherigen Arbeitseinheit aus.“

Kasten 19: Erarbeitung der Methode „Realistisch Planen“ – Vorgehen bei der Besprechung des Arbeitsblattes 9

1. *Wie lange will ich in dieser Arbeitseinheit arbeiten/lernen?*
   60 Minuten, Beispiel: „Ich muss noch einen Artikel lesen und habe nicht so viel Zeit – ich plane 60 Minuten.“
2. *Was will ich in der Zeit schaffen?*
   Beispiel: Artikel lesen und Schlagworte herausschreiben
3. *In welchen Schritten will ich vorgehen?*
   1. komplett lesen
   2. mich fragen, ob ich alles verstanden habe
   3. Kernbegriffe herausschreiben
4. *Wie viele Pausen will ich wann machen und wie lange?*

   > „Hier sollten individuelle Faktoren wie Konzentrationsfähigkeit (wie lange kann ich mich konzentrieren) und Aufmerksamkeitsspanne berücksichtigt werden. Das muss jeder individuell ausprobieren. Ich plane jetzt im Beispiel, dass ich nach 30 Minuten 5 Minuten Pause machen möchte.“
5. *Worauf will ich beim Vorgehen besonders achten?*
   Beispiel: Ich möchte die Kernbegriffe verstanden haben und mich nicht in Details verlieren.

Abschluss (Th A)

Am Ende erfolgt ein kurzes Blitzlicht: Was nehmen Sie heute aus der Sitzung mit? Für wie wahrscheinlich halten Sie es, dass Sie die nächste Arbeitseinheit so durchführen, wie geplant (Einschätzung in %)?

Arbeitsblatt 9

Realistisch planen

1. Wie lange will ich in dieser Arbeitseinheit arbeiten/lernen?

_______ Minuten

2. Was will ich in der Zeit schaffen?

3. In welchen Schritten will ich vorgehen?

4. Wie viele Pausen will ich wann machen und wie lange?

5. Worauf will ich beim Vorgehen besonders achten?

Abbildung 15: Arbeitsblatt 9 – Realistisch Planen

5.6.1.2 Therapeutisches Vorgehen im Einzelsetting – Sitzung B1

Begrüßung und Sitzungsüberblick

Die Sitzung beginnt mit einem Sitzungsüberblick *(Standortbestimmung: Pünktlich Beginnen, Aktueller Stand zur Planung von Arbeitseinheiten, Theorie, Methode: Realistisch Planen).*

Standortbestimmung: Pünktlich Beginnen

Hinweis:

Die „Standortbestimmung: Pünktlich Beginnen" entfällt, wenn das Modul B „Realistisch Planen" allein verwendet wird, ohne dass das Modul A „Pünktlich Beginnen" vorausgeht.

Der Th gibt das Arbeitsblatt 7 „Standortbestimmung: Pünktlich Beginnen" (vgl. CD-ROM) aus. Der Pt soll für sich einschätzen, wo er zu Beginn der Intervention stand und wo er jetzt steht.

Aktueller Stand zur Planung von Arbeitseinheiten

Der Th leitet den Pt an, sich an seine letzte Arbeitssituation zu erinnern. Die Exploration erfolgt anhand folgender Fragen:

- Haben Sie dafür einen Plan erstellt?
- Wenn ja, haben Sie diesen umgesetzt?
- Wie sah der Plan aus?
- Haben Sie dabei Pausen mit eingeplant?

Zusätzlich wird der aktuelle Stand zum realistischen Planen im Arbeitstagebuch hinsichtlich der folgenden zwei Aspekte ausgewertet (s. Flipchart):

- Wie häufig hat der Pt in der letzten Woche das Arbeitstagebuch ausgefüllt?
- Aktueller Stand im Arbeitstagebuch: Wie viel Prozent dessen, was der Pt inhaltlich für die Arbeitseinheiten geplant hatte, hat er in der letzten Woche durchschnittlich geschafft?

Theorie

Inhalte des Theorieblocks (Hinweise zur Darstellung und Erläuterung der Folien im Detail siehe unten):

- Arbeitsblatt 2 „Rubikonmodell" (vgl. CD-ROM) zur Verdeutlichung, dass die Planung ein wichtiger Bestandteil der Handlungsphasen ist, die zwar oft automatisch, dafür aber oft auch oberflächlich abläuft → Bewusstmachen dieses Prozesses.
- Zur Verdeutlichung der Wichtigkeit von Planung wird das Experiment von Gollwitzer und Brandstätter (1997; vgl. *Folie Experiment zur Ausführungswahrscheinlichkeit einer Handlung*, vgl. CD-ROM) zur Ausführungswahrscheinlichkeit einer Handlung geschildert: Planung einer Handlung führte bei einer Experimentalgruppe bei zwei Drittel der Studierenden zu deren Ausführung; in der Kontrollgruppe, die keinerlei Anweisung zur Planung erhielt, führte nur ein Viertel die Handlung aus.
- Darstellung von Variablen, die die individuelle Planung einer Arbeitseinheit beeinflussen: Konzentrationsfähigkeit; Aufmerksamkeitsspanne; Arbeitstempo; Arbeitsrhythmus; zeitliche Bedingungen (spätere Termine etc.).

Hinweis:

Die nun folgende Einleitung entfällt, wenn das Modul B „Realistisch Planen“ allein verwendet wird, ohne dass das Modul A „Pünktlich Beginnen“ vorausgeht. In diesem Fall wird das Rubikonmodell eingeführt, wie in Sitzung 1 der Intervention A beschrieben.

„Wir wollen heute (noch einmal) auf das Rubikonmodell der Handlungsphasen eingehen, das wir uns in der ersten Sitzung schon angesehen haben.“

Erläuterung zum Arbeitsblatt 2 „Rubikonmodell“ (vgl. CD-ROM):

„Wir werden nun noch einmal speziell auf die zweite Phase, nämlich die Planungsphase, eingehen. Ihre Aufgaben in dieser Phase sind: Die Handlungsabsicht, für die Sie sich entschieden haben, gegenüber anderen Handlungstendenzen abzuschirmen, die Handlung zu planen und vorzubereiten. Die Vorbereitung der Handlung und insbesondere die Planung sind ein wichtiger Teil der Handlungssteuerung, der zwar oft automatisch, dafür aber oberflächlich abläuft.“

Erläuterung zum Arbeitsblatt 8 „Experiment zur Ausführungswahrscheinlichkeit einer Handlung“ (vgl. CD-ROM):

„In einem Experiment hat man z. B. beobachtet, dass die Handlungsausführung wahrscheinlicher ist, wenn man die Handlung vorher plant. In einem ersten Experiment wurden Studenten über Projekte befragt, die sie sich für die Weihnachtsferien vorgenommen hatten. Die erste Gruppe hatte ihr Projekt geplant, die zweite nicht. Nach den Ferien fand man, dass in der Gruppe, die ihre Projekte geplant hatte, zwei Drittel der Studenten ihr Vorhaben durchgeführt hatten. In der zweiten Gruppe, die nicht geplant hatte, hatte nur ein Viertel der Studierenden ihr Projekt durchgeführt. Zu einem ähnlichen Ergebnis kamen die Forscher Gollwitzer und Brandstätter, als sie allen Studenten die gleiche Aufgabe [Aufsatz über Weihnachten] gaben und die eine Hälfte der Studenten zur Planung anhielten und die andere Hälfte nicht (drei Viertel zu einem Drittel).

Es ist intuitiv einleuchtend, dass Sie der Handlung schon näher kommen, wenn Sie gedanklich genau planen, wie Sie vorgehen wollen, anstatt sich nur zu überlegen, ‚eigentlich müsste ich mal …‘.

Sie sollten jedoch auch im Hinterkopf haben, dass das Planen nicht exzessiv und damit zu einer Konkurrenztätigkeit für die eigentliche Aufgabe werden soll (sodass Sie planen und planen und vor lauter Planung nicht arbeiten).

Worauf wir besonders Wert legen, ist eine *realistische* Planung, um auch Erfolg zu erleben. Eine unrealistische Planung kann demotivieren und dazu führen, dass Sie unzufrieden sind, es wieder nicht geschafft zu haben und sich abwerten. Das ist die Situation, die Sie schon kennen, daher wollen wir hier etwas Neues ausprobieren.“

Besprechung individueller Faktoren bei der Planung einer Arbeitseinheit:

Für die realistische Planung von Arbeitseinheiten gibt es verschiedene Faktoren, die zu berücksichtigen sind, wenn man eine Arbeitseinheit planen möchte. Dies Faktoren sind für jeden individuell unterschiedlich, wie z. B.:

- Konzentrationsfähigkeit,
- Aufmerksamkeitsspanne,
- Arbeitstempo (nicht nur von Ihrem individuellen Tempo abhängig, sondern auch von der Schwierigkeit des Stoffs),
- Arbeitsrhythmus (mehrere kleine Arbeitseinheiten vs. zwei Stunden am Stück; lieber morgens vs. lieber nachmittags arbeiten oder schreiben),
- zeitliche Bedingungen (Termine vorher oder nachher, wie viel Pufferzeit wird gebraucht?).

Methode: Realistisch Planen

Das Arbeitsblatt 9 „Realistisch Planen“ (vgl. CD-ROM) wird gemeinsam besprochen:

- Wie lange werde ich arbeiten?
- Welchen Stoff werde ich in dieser Zeit schaffen?
- Ich welchen Schritten will ich vorgehen?
- Wann lege ich Pausen ein?
- Wie lang sollen diese sein?

Auf dem Arbeitsblatt wird anhand eines Beispiels der Plan verdeutlicht und an einem Beispiel wird der Plan gemeinsam ausgefüllt; es erfolgt ein Verweis auf die oben genannten Variablen und wie sie im Plan berücksichtigt werden können. Das genaue Vorgehen erläutert Kasten 20.

Kasten 20: Erarbeitung der Methode „Realistisch Planen“ – Vorgehen bei der Besprechung des Arbeitsblattes 9

1. *Wie lange will ich in dieser Arbeitseinheit arbeiten/lernen?*
   60 Minuten, Beispiel: „Ich muss noch einen Artikel lesen und habe nicht so viel Zeit – ich plane 60 Minuten.“
2. *Was will ich in der Zeit schaffen?*
   Beispiel: Artikel lesen und Schlagworte herausschreiben
3. *In welchen Schritten will ich vorgehen?*
   1. komplett lesen
   2. mich fragen, ob ich alles verstanden habe
   3. Kernbegriffe herausschreiben
4. *Wie viele Pausen will ich wann machen und wie lange?*

   „Hier sollten Sie individuelle Faktoren wie Konzentrationsfähigkeit (wie lange kann ich mich konzentrieren) und Ihre Aufmerksamkeitsspanne berücksichtigen. Das muss jeder individuell ausprobieren. Ich plane jetzt im Beispiel einfach mal, dass ich nach 30 Minuten 5 Minuten Pause machen möchte.“
5. *Worauf will ich beim Vorgehen besonders achten?*
   Beispiel: Ich möchte die Kernbegriffe verstanden haben und mich nicht in Details verlieren.

„Die Idee bei diesem Vorgehen ist, wirklich nur so viel zu planen, wie realistisch ist – Sie können nicht mehr machen, als Sie können. Realistische Planung ist ein Schutz gegen Unzufriedenheit, die auftritt, wenn Sie wieder einmal nicht das geschafft haben, was Sie schaffen wollten. Außerdem ist es eine Möglichkeit, Schritt für Schritt an einer Sache konzentriert zu arbeiten. Wenn Sie gelernt haben, kleine Einheiten zu planen, wird es wahrscheinlicher, dass Sie auch einen umfassenderen Plan (meint Gesamtarbeitsplan) realistisch aufstellen können.“

Danach soll der Pt seinen eigenen Plan für die nächste Arbeitseinheit ausfüllen. Der Th korrigiert gegebenenfalls per sokratischem Dialog bei unrealistisch erscheinenden Planungen und hilft bei der Entwicklung der Schritte zur Durchführung der Arbeitseinheit. In der kommenden Woche soll der Pt jeweils einen Plan für die erste Arbeitseinheit des Tages ausfüllen.

„Können Sie sich vorstellen, wie das für Ihre nächste Arbeitseinheit aussehen kann? Bitte füllen Sie jetzt einen Plan *(gibt 10 Kopien des Arbeitsblattes „Realistisch Planen“ an Pt)* für Ihre nächste Arbeitseinheit aus. Das wiederholen Sie in der kommenden Woche am besten für alle Arbeitseinheiten die Sie durchführen, mindestens aber für jede erste Arbeitseinheit des Tages. Füllen Sie die Planung jeweils am Ende der vorherigen Arbeitseinheit aus.“

Alternativ hat sich im Einzelsetting das Vorgehen anhand des alternativen Arbeitsblattes 18 „Realistische Planung und Bewertung“ als besonders effektiv für die Patienten erwiesen, die besondere Schwierigkeiten mit der realistischen Planung haben. Bei dieser Variante werden Patienten bereits durch das Arbeitsblatt angeleitet, Schlussfolgerungen aus dem Verlauf der Arbeitseinheiten zu ziehen. Das Arbeitsblatt 18 kann das Arbeitsblatt 9 „Realistische Planung“ dabei 1 : 1 ersetzen.

Abschluss

Was nehmen Sie heute aus der Sitzung mit? Für wie wahrscheinlich halten Sie es, dass Sie die nächste Arbeitseinheit so durchführen, wie geplant (Einschätzung in %)?

5.6.1.3 Spezielle Hinweise zur Durchführung von Sitzung B1

Häufig haben die Pt/Tn bei der Planung von Arbeitseinheiten das Problem, dass sie nicht wissen, wie viel Stoff sie für eine Arbeitseinheit einplanen sollen. Das muss leider tatsächlich individuell ausprobiert werden, da es von den oben genannten individuellen Faktoren (Konzentrationsfähigkeit, Schwierigkeit des Stoffs, Arbeitstempo, etc.) abhängig ist. Wenn die Pt/Tn die Schritte ausformulieren, ist es einfacher, abzuschätzen, was sie insgesamt in der geplanten Zeit schaffen können. Eine Faustregel ist, sich jeweils 50 % von dem vorzunehmen, was der Pt/Tn denkt, was er in der Zeit schaffen könnte.

Bei der Planung sollte auf jeden Fall der Tagesrhythmus und die tageszeitabhängige Leistungskurve des Pt/Tn Berücksichtigung finden. Wenn der Pt/Tn es gewohnt ist, bis 9.00 Uhr zu schlafen, ist es nicht sinnvoll, die erste Arbeitseinheit für 8.00 Uhr zu planen. Hier wäre Frustration vorprogrammiert.

Gerade Pt mit Konzentrationsproblemen sollten darauf achten, genügend Pausen einzuplanen. Außerdem sollte der Komplexitätsgrad den Aufgaben dahingehend angepasst werden, dass schwierigere Tätigkeiten an den Anfang und leichtere Tätigkeiten bzw. leichterer Arbeitsstoff ans Ende der Arbeitseinheiten gestellt werden, um die Konzentrationsfähigkeit möglichst effektiv zu nutzen.

5.6.2 Modul B – Sitzung B2

Sitzungsziele
– Besprechung der Erfahrungen mit der Methode „Realistisch Planen" – Lösungen für Schwierigkeiten erarbeiten – Ggf. Modifikation des Vorgehens
Sitzungsablauf
Gruppensetting (90 Min.): – Begrüßung (ca. 5 Min.) – Erfahrungsrunde: Realistisch Planen (ca. 35 Min.) – Erarbeiten von Lösungsvorschlägen (ca. 45 Min.) – Abschluss (ca. 5 Min.) *Einzelsetting (50 Min.):* – Begrüßung (ca. 5 Min.) – Erfahrungen mit der Methode „Realistisch Planen" (ca. 20 Min.) – Erarbeiten von Lösungen für die Schwierigkeiten (ca. 20 Min.) – Abschluss (ca. 5 Min.)
Material
Kopien für Tn bzw. Pt: – Pro Tn jeweils 10 Kopien von Arbeitsblatt 9: Realistisch Planen (vgl. CD-ROM) – Pro Tn jeweils 7 Kopien des Arbeitstagebuchs für die kommende Woche (vgl. CD-ROM) *Flipchart:* – Planung: Was ist bei der Planung gut gelungen? Was war schwierig? Was an der Planung war zu vage oder zu genau? – Auswertung mithilfe des Arbeitstagebuchs: Wie häufig haben Sie in der letzten Woche das Arbeitstagebuch ausgefüllt? Berechnen Sie nach Ihren Einträgen aus der letzten Woche Folgendes: Wie viel Prozent dessen, was Sie inhaltlich für die Arbeitseinheiten geplant hatten, haben Sie in der letzten Woche durchschnittlich geschafft? *Nur für die Durchführung in der Gruppe:* – *Flipchart:* Überblick: Erfahrungsrunde: Realistisch Planen, Lösungsvorschläge, Abschluss – Elektrostatisch haftende Poster aus Plastik – Eddings bzw. dicke Filzstifte in verschiedenen Farben – Karteikarten

5.6.2.1 Therapeutisches Vorgehen im Gruppensetting – Sitzung B2

Begrüßung (Th B)

Die Sitzung beginnt mit einem Überblick über die Sitzung am Flipchart: *Erfahrungsrunde; Lösungsvorschläge; Abschluss.*

Erfahrungsrunde: Realistisch Planen (Th B)

Die Tn werden gebeten, ihre Arbeitstagebucheinträge der letzten Woche herauszusuchen.

Flipchart:

- Planung:
  - Was ist bei der Planung gut gelungen?
  - Was war schwierig?
  - Was an der Planung war zu vage oder zu genau?
- Auswertung mithilfe des Arbeitstagebuchs:
  - Wie häufig haben Sie in der letzten Woche das Arbeitstagebuch ausgefüllt?
  - Berechnen Sie nach Ihren Einträgen aus der letzten Woche Folgendes: Wie viel Prozent dessen, was Sie inhaltlich für die Arbeitsein-

heiten geplant hatten, haben Sie in der letzten Woche durchschnittlich geschafft?

„Wir wollen mit Ihnen heute Ihre bisherigen Erfahrungen mit der in der letzten Sitzung besprochenen Planungsstrategie besprechen. Jeder von Ihnen soll seine Erfahrungen anhand der Punkte auf dem Flipchart berichten (Punkte vorlesen). Wir haben für jeden von Ihnen ein Poster aufgehängt und ____ (Th A) wird als Gedächtnisstütze für später für jeden von Ihnen Stichpunkte auf einem Poster festhalten.“

Th A soll für jeden Tn ein separates Poster anfertigen, auf dem oben der Name und dann knapp positive Erfahrungen und Schwierigkeiten stehen.

Erarbeiten von Lösungsvorschlägen (Th A)

Das Vorgehen orientiert sich am Kaluza-Stress-Programm (Kaluza, 1996). Bei 8 Tn stehen für jeden Tn ca. 5 Minuten zur Verfügung.

- Der Tn, der in dieser Runde beginnen möchte, wählt von seinem Poster mit den Stichpunkten aus der Erfahrungsrunde ein Problem aus, das er gerne besprechen möchte. Dafür wird ein neues Poster aufgehängt.
- Für das vom ersten Tn ausgewählte Problem sollen die anderen Tn nun Lösungen im Brainstorming vorschlagen, die auf dem neuen Poster festgehalten werden. Der Tn darf zunächst einmal nichts dazu sagen. Je nach Qualität der Vorschläge der Tn geben die Th auch eine Rückmeldung, halten sich jedoch insbesondere zu Beginn zurück und ermutigen die Tn, Lösungsvorschläge zu generieren.
- Dann soll der Tn, dessen Problematik besprochen wurde, ein Fazit ziehen, welches ganz unten auf dem Poster festgehalten wird. Der Tn soll dieses Fazit auf einer Karteikarte festhalten.

„Jetzt würden wir gerne auf jeden Einzelnen von Ihnen eingehen. Es gab schon viele positive Veränderungen, aber auch noch Schwierigkeiten. Es wäre gut, wenn jeder von Ihnen sich ein Problem (von seinem Poster) aussucht, das ihn besonders belastet. Wir gehen nacheinander auf jeden Einzelnen ein. Derjenige, der gerade dran ist, hat erst einmal Pause und kann sich anhören, was die anderen Tn für Lösungsvorschläge haben. Diese Vorschläge bleiben wie beim Brainstorming erst einmal unkommentiert. Am Ende zieht derjenige, der dran ist, für sich ein Fazit und sucht sich die Lösungen aus, die für ihn am besten passen, und schreibt sie auf.“

Th B erstellt für jeden Tn ein Poster mit Lösungsvorschlägen der Gruppe.

Abschluss

Es werden weitere Kopien des Arbeitsblattes 9 „Realistisch Planen“ (vgl. CD-ROM) an alle Tn verteilt. Es folgt der Hinweis, dass sie wieder mindestens die erste Arbeitseinheit des Tages jeweils mit dem Arbeitsblatt planen sollen, besser alle Arbeitseinheiten.

Zum Abschluss wird ein Blitzlicht durchgeführt: Was habe ich gelernt? Für wie wahrscheinlich halte ich es (in Prozent), dass ich die nächste Arbeitseinheit so durchführen werde, wie geplant?

5.6.2.2 Therapeutisches Vorgehen im Einzelsetting – Sitzung B2

Begrüßung

Der Th gibt einen Überblick über die Sitzung: *Erfahrungen mit der Methode „Realistisch Planen“, Besprechung von Schwierigkeiten und ggf. Modifikation des Vorgehens (bei der Planung der Arbeitseinheiten); Abschluss.*

Erfahrungen mit der Methode „Realistisch Planen“

Die Erfahrungen mit der Methode „Realistisch Planen“ werden diskutiert. Es wird sowohl die Planung als auch die Bewertung erfragt. Auf einer Flipchart werden folgende Punkte festgehalten:

- Planung:
  - Was ist bei der Planung gut gelungen?
  - Was war schwierig?
  - Was an der Planung war zu vage oder zu genau?
- Auswertung mithilfe des Arbeitstagebuchs:
  - Wie häufig haben Sie in der letzten Woche das Arbeitstagebuch ausgefüllt?

- Berechnen Sie nach Ihren Einträgen aus der letzten Woche Folgendes: Wie viel Prozent dessen, was Sie inhaltlich für die Arbeitseinheiten geplant hatten, haben Sie in der letzten Woche durchschnittlich geschafft?

„Ich möchte mit Ihnen gerne als erstes besprechen, was Sie zu Hause gemacht haben, was gut funktioniert hat und an welchen Stellen es Schwierigkeiten gab. Dabei können wir uns an den Punkten auf dem Flipchart und an Ihren Einträgen im Arbeitstagebuch aus der letzten Woche orientieren. Dabei werden wir Schwierigkeiten bzw. Probleme sammeln, mit denen wir uns gleich näher beschäftigen werden."

Während der Schilderung sollen folgende Aspekte näher exploriert werden:

- Hat der Pt pünktlich begonnen?
- War die zeitliche Planung der Arbeitseinheit realistisch?
- War das für die Zeiteinheit geplante Ziel realistisch?
- Waren die geplanten Schritte zur Zielerreichung hilfreich (ggf. zu vage oder zu genau)?
- Hatte der Pt Schwierigkeiten mit dem Durchhalten?
- Hat er die Pausen wie geplant beendet?
- Was hat er gemacht, anstatt zu lernen/zu arbeiten?

Während der Schilderung des Pt notiert der Th die Schwierigkeiten und Probleme, die sich bei der Durchführung der Hausaufgabe ergeben haben.

Erarbeiten von Lösungen für die Schwierigkeiten

Der Th erfragt, was der Pt selbst als am schwierigsten bei der Durchführung der Hausaufgabe erlebt hat, und ergänzt, falls es dem Pt schwerfällt seine Probleme zu benennen.

Die Schwierigkeit, die der Pt als am hinderlichsten empfindet, wird ausgewählt:

- „Was denken Sie selbst, was würde Ihnen helfen/was könnten Sie tun, um besser mit dieser Schwierigkeit umgehen zu können?"
- „Wie könnten Sie Ihre Planung der letzten Woche *(meint das Arbeitsblatt 9 „Realistisch Planen")* modifizieren, damit es in Ihnen in der kommenden Woche leichter fällt ____ zu tun?"

Der Th ergänzt und gibt Hilfestellung (vgl. Kapitel 5.6.2.3).

Abschluss

Es werden weitere Kopien des Arbeitsblattes 9 „Realistisch Planen" (vgl. CD-ROM) ausgeteilt. Der Pt soll erneut mindestens die erste Arbeitseinheit des Tages jeweils mit dem Arbeitsblatt planen.

Zum Abschluss wird ein kurzes Blitzlicht durchgeführt: Was haben Sie heute gelernt? Für wie wahrscheinlich halten Sie es (in Prozent), dass Sie die nächste Arbeitseinheit so durchführen werden, wie geplant?

5.6.2.3 Besondere Hinweise zur Durchführung der Sitzung B2

Eine häufig genannte Schwierigkeit besteht darin, dass es den Pt/Tn nicht gelingt, ihre geplanten Pausen wie geplant zu beenden. Hier kann vorgeschlagen werden, darauf zu achten, wie auf dem Arbeitsblatt vorgesehen, nicht nur den Beginn, sondern auch die Länge der Pausen zu planen. Zum Ende der Pause kann zusätzlich noch ein Signal gesetzt werden (z. B. Wecker), wenn die Festlegung der Länge der Pause alleine nicht ausreicht. In der Pause selbst sollten genau wie beim Ritual Tätigkeiten mit natürlichem Ende bevorzugt werden (z. B. zur Toilette gehen, sich etwas zu trinken holen, kurz aufstehen und sich etwas bewegen etc.). Wenig geeignet sind hier wieder Tätigkeiten, mit denen die Pt/Tn erfahrungsgemäß leicht die Pausen überziehen (fernsehen, telefonieren, etc.).

Im Einzelsetting. Wenn in dieser Sitzung offensichtlich wird, dass mehrere Schwierigkeiten nebeneinander bestehen, lohnt es sich unter Umständen, in der Einzeltherapie die vierte Sitzung auf zwei oder drei Sitzungen auszudehnen, um noch eingehender Schwierigkeiten und mögliche hilfreiche Modifikationen der Planung der Arbeitseinheiten zu besprechen.

Anmerkung zum weiteren Vorgehen:

An dieser Stelle gibt es zwei Möglichkeiten für das weitere Vorgehen: Entweder kann an dieser Stelle direkt die Intervention C „Arbeitszeitrestriktion und Bedingungsmanagement" angeschlossen werden, oder es kann die Intervention gegen Prokrastination mit der im Folgenden beschriebenen Abschlusssitzung beendet werden. Die Durchführung des Moduls C ganz oder in Teilen würde voraussetzen, dass noch genügend Zeit bis zur Prüfung (oder dem Ende der Abgabefrist der zu schreibenden Arbeit) vorhanden ist, sodass eine Restriktion der Arbeitszeit noch durchführbar ist, ohne dass zu viel Druck auf den Pt/Tn entsteht. Erfahrungsgemäß sollte diese Zeit *mindestens* vier Wochen betragen. Sind diese Voraussetzungen gegeben und wird Modul C im Anschluss durchgeführt, kann die Gesamtintervention am Ende mit der unter C beschriebenen Abschlusssitzung beendet werden.

5.6.3 Abschlusssitzung für die Module A, B oder für die Kombination A und B

Sitzungsziele
– Besprechung von Erfahrungen mit den gelernten Methoden aus der vergangenen Woche – Resümee: Was waren die wichtigsten Erfahrungen aus der Gruppe/Therapie? – Ausblick auf weitere Schritte und Ziele
Sitzungsablauf
Gruppensetting (90 Min.): – Begrüßung (ca. 5 Min.) – Aktueller Stand: Erfahrungen mit den Methoden in der letzten Woche (ca. 30 Min.) – Ausblick (ca. 35 Min.) – Selbsthilfeliteratur (ca. 5 Min.) – Feedback und Abschluss (ca. 15 Min.) *Einzelsetting (50 Min.):* – Begrüßung (ca. 5 Min.) – Aktueller Stand: Erfahrungen mit den Methoden in der letzten Woche (ca. 15 Min.) – Ausblick (ca. 20 Min.) – Abschluss (ca. 10 Min.)
Material
Kopien für Tn bzw. Pt: – Pro Tn eine Kopie von Arbeitsblatt 10: Ausblick (vgl. CD-ROM) – Pro Tn eine Kopie von Arbeitsblatt 11: Selbsthilfeliteratur (vgl. CD-ROM) – Pro Tn eine Kopiervorlage des Arbeitstagebuchs für den weiteren Gebrauch (vgl. CD-ROM) – Ggf. Bücher als Literaturtipps auslegen *Flipcharts:* 1. Überblick: Aktueller Stand: Erfahrungen mit den Methoden in der letzten Woche, Gruppenarbeit: Ausblick, Selbsthilfeliteratur, Feedback und Abschluss 2. Welche Erfahrungen haben Sie in der letzten Woche mit den Methoden zum „Pünktlich Beginnen“ und „Realistisch Planen“ gemacht? • Was hat gut funktioniert, was hat nicht so gut funktioniert? • Wie häufig haben Sie sich im Arbeitstagebuch eingetragen? • Wie lang haben Sie den Arbeitsbeginn im Durchschnitt aufgeschoben? • Wie viel Prozent dessen, was Sie inhaltlich für die Arbeitseinheiten geplant hatten, haben Sie in der letzten Woche durchschnittlich geschafft?

5.6.3.1 Therapeutisches Vorgehen in der Abschlusssitzung für Modul A und B im Gruppensetting

Begrüßung (Th A)

Die Sitzung beginnt mit einem Überblick über die Sitzung am Flipchart: *Erfahrungsrunde, Ausblick, Selbsthilfeliteratur, Feedback und Abschluss.*

Aktueller Stand: Erfahrungen mit den Methoden in der letzten Woche (Th A)

Die Erfahrungen mit der Durchführung der Methoden in der letzten Woche werden besprochen:

- Welche Erfahrungen haben Sie in der letzten Woche mit den Methoden zum „Pünktlich Beginnen“ und „Realistisch Planen“ gemacht?
- Was hat gut funktioniert, was hat nicht so gut funktioniert?

- Wie häufig haben Sie sich im Arbeitstagebuch eingetragen?
- Wie lang haben Sie den Arbeitsbeginn im Durchschnitt aufgeschoben?
- Wie viel Prozent dessen, was Sie inhaltlich für die Arbeitseinheiten geplant hatten, haben Sie in der letzten Woche durchschnittlich geschafft?

Ausblick (Th B)

Die Gruppe wird in Zweiergruppen (je nach Gruppengröße Zweier- und Dreiergruppen) geteilt. Die Tn sollen sich anhand der folgenden Leitfragen über ihre Perspektive austauschen:

- Was sind meine nächsten Ziele?
- Was sind meine nächsten Schritte?
- Was kann mir dabei helfen?
- Was sind meine zwei wichtigsten Erfahrungen aus dem Training?
- Woran will ich festhalten?

Diese Fragen stehen auf dem Arbeitsblatt 10 „Ausblick“ (vgl. Abbildung 16 und Vorlage auf der CD-ROM), das jeder Tn am Ende des Gesprächs ausfüllen soll und mit nach Hause nehmen kann.

„Bei der Kleingruppenarbeit soll es darum gehen, was Sie in der Gruppe erreicht haben und wie es weitergehen wird. Bitte tun Sie sich in Zweiergruppen *(je nach Gruppengröße Zweier- und Dreiergruppen)* zusammen und tauschen Sie sich über die Leitfragen am Flipchart aus *(... vorlesen).* Danach kann jeder die Ergebnisse auf dem Arbeitsblatt festhalten, das ich jetzt an Sie austeile. Dafür haben Sie insgesamt 15 Minuten Zeit. Anschließend kann jeder im Plenum sein wichtigstes Ergebnis vorstellen.“

Die wichtigsten Ergebnisse werden im Plenum vorgestellt. An dieser Stelle haben die Tn Gelegenheit, noch offene Fragen mit den Th zu klären.

Selbsthilfeliteratur (Th A)

Austeilen der Literaturliste (vgl. Arbeitsblatt 11 auf der CD-ROM) mit Selbsthilfeliteratur über Prokrastination und darüber hinausgehende Problemstellungen, die bei Arbeitsstörungen eine Rolle spielen können, und ggf. kurze Vorstellung der einzelnen Bücher.

Arbeitsblatt 10

Ausblick

1. Was sind (arbeitstechnisch, nicht inhaltlich) Ihre nächsten Ziele?

2. Was sind (arbeitstechnisch, nicht inhaltlich) Ihre nächsten Schritte?

3. Was kann Ihnen dabei helfen?

4. Was sind die zwei wichtigsten Erfahrungen, die Sie hier gemacht haben?

5. Woran wollen Sie festhalten?

Abbildung 16: Arbeitsblatt 10 – Ausblick

Feedback und Abschluss (Th A)

Am Ende wird ein kurzes Blitzlicht durchgeführt: *Was hat Ihnen gut gefallen? Was hat Ihnen nicht so gut gefallen? Was nehmen Sie mit?*

Die Sitzung endet mit der Verabschiedung der Tn.

5.6.3.2 Therapeutisches Vorgehen in der Abschlusssitzung für Modul A und B im Einzelsetting

Begrüßung

Die Sitzung beginnt mit einem Überblick über die Sitzung: *Erfahrungen mit den Methoden „Realistisch Planen“ und „Pünktlich Beginnen“ in der letzten Woche, Ausblick, Abschluss.*

Aktueller Stand: Erfahrungen in der letzten Woche

Es erfolgt ein Erfahrungsaustausch über die Anwendung der Methoden in der letzten Woche:

- Welche Erfahrungen haben Sie in der letzten Woche mit den Methoden zum „Pünktlich Beginnen“ und „Realistisch Planen“ gemacht?
- Was hat gut funktioniert, was hat nicht so gut funktioniert?
- Wie gelang das Arbeiten an sich?

Ausblick

Anhand der folgenden Leitfragen findet eine Diskussion statt:

- Was sind meine nächsten Ziele?
- Was sind meine nächsten Schritte?
- Was kann mir dabei helfen?
- Was sind meine zwei wichtigsten Erfahrungen aus der Therapie?
- Woran will ich festhalten?

Diese Fragen stehen auf dem Arbeitsblatt 10 „Ausblick“ (vgl. CD-ROM), welches der Th und der Pt während des Gesprächs gemeinsam ausfüllen.

> „Beim Ausblick soll es darum gehen, wie es weitergeht. Das werden wir anhand der Leitfragen auf diesem Arbeitsblatt besprechen. Dabei werden wir die Ergebnisse auf dem Arbeitsblatt festhalten und Sie können es später mit nach Hause nehmen.“

Abschluss

Die Sitzung endet mit der Verabschiedung des Pt.

5.7 Intervention C – „Arbeitszeitrestriktion und Bedingungsmanagement"

Das Prinzip der Arbeitszeitrestriktion

Das Prinzip dieses Behandlungsmoduls liegt in der Reduktion des Aufschiebeverhaltens durch restriktive Zeitbudgetierung. Durch Zeitbeschränkung wird die motivationale Situation gewissermaßen verkehrt: An die Stelle von „eigentlich immer arbeiten *müssen*" tritt nun das Prinzip „arbeiten *dürfen*". Die Tn verpflichten sich in der ersten Sitzung, ihre Arbeitszeit auf Arbeitszeitfenster zu begrenzen, die auf Basis ihrer tatsächlichen Arbeitszeit in der letzten Woche ermittelt wurden und diese nur in Abhängigkeit von ihrer tatsächlichen Arbeitseffizienz zu verändern. Außerhalb dieser individuellen „Arbeitszeitfenster" ist das Arbeiten an der betreffenden Aufgabe strikt untersagt. Arbeitszeitrestriktion bedeutet praktisch: Die Pt/Tn dürfen nur zu bestimmten Zeiten und nur für eine begrenzte Dauer arbeiten. Erst nach einer Erhöhung ihrer Arbeitseffizienz, d.h. durch eine möglichst gute Ausnutzung der zuvor geplanten Arbeitszeiten, können sie sich zusätzliche Arbeitszeit „verdienen".

Die durch die Restriktion erhöhte Motivation zur Nutzung der Arbeitszeit soll zur effizienteren Nutzung der zur Verfügung stehenden, nunmehr knappen Arbeitszeit führen, sodass bei gleichzeitiger Unterbindung von Prokrastination systematisch und zügig effizient genutzte Arbeitszeit aufgebaut werden kann. Die Arbeitseffizienz wird durch den Anteil der tatsächlichen Arbeitszeit innerhalb der geplanten Arbeitszeit operationalisiert (Formel s.u.). Mit diesem Wert können im Verlauf die immer neu zu wählenden Zeitfenster angemessen bestimmt werden. Durch die strenge Beschränkung auf zuvor definierte Zeitfenster wird Prokrastination außerhalb dieser Zeit unmöglich gemacht. Ein erwünschter Effekt dieser Intervention ist, dass sie eine klare Unterscheidung zwischen Arbeitszeit und Freizeit begünstigt, was für die Betroffenen sehr entlastend sein kann.

Ableitung des Behandlungsprinzips

Menschen, die aufschieben, haben Probleme mit dem Zeitmanagement:

- *Eveningness:* Prokrastinierer bevorzugen für ihre Aktivitäten den Nachmittag und den Abend gegenüber dem Morgen (Díaz-Morales & Ferrari, 2008); sie erledigen also auch ihre Aufgaben relativ spät am Tag.
- *Unterschätzung der benötigten Zeit:* Typisch für Prokrastinierer ist ein entsprechend ungünstiges, unrealistisches Zeitmanagement.
- Prokrastinierer geben häufig an, sich immer wieder selbst auf spätere mögliche Zeitpunkte zu vertrösten und durch den so entstehenden permanenten Arbeitsdruck keine unbeschwerte Freizeit mehr erleben zu können.

Knappheit erhöht den Wert eines Gutes:

- *„Hard-to-get-Phänomen":* Experimente belegen, dass die wahrgenommene Knappheit eines Gutes seine subjektive Attraktivität erhöht: dieser Effekt konnte mehrfach gezeigt werden, zum Beispiel bei der Verknappung von bestimmten Stiften, Snacks oder Schlüsselanhängern (Mittone & Savadori, 2009) oder bei einer angedrohten Mensaschließung (West, 1975).
- *Die Erzeugung von Reaktanz:* Nach der Reaktanztheorie führt eine Einschränkung der Wahlmöglichkeiten dazu, dass die Betroffenen versuchen, ihre bedrohte Freiheit zu verteidigen und möglichst wieder herzustellen. Diese Motivation macht sich die hier vorgestellte Intervention zu Nutze.
- *Klinische Belege für die Wirksamkeit von Restriktionsmethoden:* Ein Beispiel für die klinische Anwendung des Restriktionsprinzips ist die Methode der Schlafrestriktion nach Müller und Paterok (2010), die zur Behandlung der nichtorganischen Insomnie erfolgreich verwendet wird.

Prokrastinierende haben spezifische Defizite der Selbstregulation: Ihr Verhalten lässt sich mit den Konzepten der Längskonkurrenz und der Querkonkurrenz (vgl. Kapitel 2) als verringerter Widerstand gegenüber konkurrierenden Angeboten an aktuellen Alternativtätigkeiten und an späteren Gelegenheiten für die anstehende Aufgabe plausibel darstellen. Zur Verringerung von Längskonkurrenz muss ein geplanter Zeitpunkt für den Beginn gegenüber späteren anderen möglichen Zeitpunkten salient gemacht werden. Dies geschieht auch im Modul „Pünktlich Beginnen". Wenn zusätzlich auch noch spätere Zeitpunkte des Tages für die betreffende Tätigkeit regelrecht ausgeschlossen werden, so wie bei der Arbeitszeitrestriktion, wird die Längskonkurrenz noch stärker unterbunden. Weitere Ausführungen zum theoretischen Hintergrund des Interventionsmoduls finden sich bei Engberding, Höcker, Nieroba und Rist (2011).

Der Fokus dieses Moduls

Im Fokus dieses Moduls steht die Methode der Arbeitszeitrestriktion. Diese steht als Hauptbestandteil des Moduls über den gesamten Zeitraum von sechs Wochen im Vordergrund. Auch in den Sitzungen drei und vier der Intervention bleibt die Umsetzung der Arbeitszeitrestriktion – vor allem die Berechnung und Anpassung der Zeitfenster (d. h. der systematische Aufbau effizient genutzter Arbeitszeit) – zentraler Bestandteil. Da die Teilnehmer aufgrund zunehmender Routine dabei immer weniger Unterstützung und Zeit benötigen, wird in der dritten und vierten Sitzung die verbleibende Zeit für kurze psychoedukative Elemente zum Bedingungsmanagement genutzt. Hier werden Themen wie „Gestaltung und Auswahl des Arbeitsplatzes", „Umgang mit Störungen" und „Selbstbelohnung" behandelt. In der fünften Sitzung zur Abschlussauswertung und Rückfallprophylaxe werden die Inhalte des Trainings zusammengefasst und die Fortschritte der Teilnehmer ausgewertet. Vorbeugend wird besprochen, wie sie diese aufrechterhalten und sich davor schützen können, in alte Muster zurückzufallen.

Das Vorgehen bei der Arbeitszeitrestriktion

Die Arbeitszeit wird auf zwei feste Zeiteinheiten pro Tag, sogenannte Arbeits- oder Lernzeitfenster begrenzt. Ein Arbeitszeitfenster ist sowohl über die Dauer als auch über den festgelegten Anfangs- und Endzeitpunkt definiert. Den Anfangszeitpunkt eines Zeitfensters kann der Teilnehmer selbst festsetzen. Die Dauer der Arbeitszeitfenster hängt von der Arbeitseffizienz der vorausgegangenen Woche ab (vgl. Arbeitsblatt 12 auf der CD-ROM). Sie wird in jeder Trainingssitzung für die kommende Woche mit folgender Formel neu berechnet. Die minimale Größe eines Zeitfensters beträgt 20 Minuten, auch wenn ein Teilnehmer in der vergangenen Woche noch gar nicht gearbeitet hat. Eine Erhöhung der Arbeitzeit ist zu zwei verschiedenen Zeitpunkten möglich:

1. In jeder Trainingssitzung kann der Tn/Pt seine Arbeitszeit in Absprache mit den Trainern/seinem Therapeuten erhöhen:
   - Liegt die Arbeitseffizienz zwischen 51 % und 75 %, darf der Tn/Pt seine Arbeitszeit pro Tag in der kommenden Woche um 25 % des bisherigen täglichen Arbeitszeitfensters erhöhen.
   - Bei einer Arbeitseffizienz von 76 % bis maximal 100 % kann der Tn/Pt die Arbeitszeit pro Tag um 50 % steigern.
   - Liegt die Arbeitseffizienz unter 51 %, wird die bisherige Arbeitszeit beibehalten.

$$\text{Arbeits-effizienz} = \frac{\text{tatsächliche Arbeitszeit innerhalb der Arbeitszeitfenster in Minuten} \times 100}{\text{Dauer der geplanten Arbeitszeitfenster in Minuten}}$$

Ein Rechenbeispiel: Wenn Ihr Patient seine Arbeitszeitfenster auf 9.00 bis 10.00 Uhr und 11.00 bis 12.00 Uhr festgelegt hatte und tatsächlich nur von 9.30 bis 10.00 Uhr und 11.00 bis 12.00 Uhr gearbeitet hat, berechnet sich die Arbeitseffizienz wie folgt:

$$\text{Arbeits-effizienz} = \frac{\text{90 Minuten (= tatsächliche Arbeitszeit innerhalb der Arbeitszeitfenster in Minuten)} \times 100}{\text{120 Minuten (= Dauer der geplanten Arbeitszeitfenster in Minuten)}} = 75\,\%$$

Wenn Ihr Patient beispielsweise eine solche Arbeitseffizienz von 75% für die gesamte Woche erreicht (hier wird ein Durchschnittswert gebildet, siehe Arbeitsblatt 14 „Anleitung zur Berechnung der Arbeitszeitfenster II" im Anhang bzw. auf der CD-ROM), wäre in der Sitzung eine Erhöhung der Dauer seiner Arbeitszeitfenster um 25% der bisherigen Zeit für die folgende Woche möglich.

2. Darüber hinaus kann der Tn/Pt seine Arbeitszeit individuell von jedem Tag auf den nächsten um 20 Minuten steigern, sofern er am vergangenen Tag eine Arbeitseffizienz von 100 % erreicht hatw, d. h. an diesem Tag das Arbeiten weder aufgeschoben noch zu lange unterbrochen hat. Die Teilnehmer können sich natürlich jederzeit auch gegen eine Erhöhung der Arbeitsdauer entscheiden.

Zusammenfassung: Möglichkeiten zur Erhöhung der Dauer der Arbeitszeitfenster – in aller Kürze

1. *Erhöhung der Arbeitszeitfenster in den wöchentlichen Sitzungen:*
   51 % bis 75 % Arbeitseffizienz → Erhöhung um 25% möglich
   76 % bis 100 % Arbeitseffizienz → Erhöhung um 50% möglich
2. *Erhöhung der Arbeitszeitfenster von einem Tag auf den nächsten:*
   Bei 100% Arbeitseffizienz → Erhöhung um 20 Minuten pro Tag möglich

Dem Tn/Pt wird vorgegeben, seine tägliche Gesamtarbeitszeit auf zwei Arbeitszeitfenster zu verteilen. Das soll ihn dabei unterstützen, kleine, umsetzbare Unterziele zu fokussieren. Die beiden Fenster sollen nicht direkt hintereinander liegen, um ihm eine zweite Chance zu geben, wenn die erste Einheit nicht wie geplant geschafft wurde. Daher sollen mindestens 20 Minuten zwischen den Arbeitszeitfenstern liegen.

Die Methode der Arbeitszeitrestriktion dient der Veränderung der motivationalen Dynamik. Hier steht im Vordergrund, dass sich die Dauer eines Arbeitszeitfensters an einer für den Betroffenen realistischen Zeitspanne orientiert. Die Erfahrung, das eigene Arbeitsziel erreichen zu können, erhöht die Motivation, kommende Arbeitseinheiten pünktlich zu beginnen. Die Erfahrung, eine Arbeitseinheit abschließen zu „müssen“, d. h. darüber hinaus nicht mehr arbeiten bzw. lernen zu „dürfen“, steigert den Anreiz zum pünktlichen Beginn der nächsten Arbeitseinheit und führt damit zur Reduktion des Aufschiebeverhaltens.

Des Weiteren geht mit der Restriktion eine psychische Entlastung der Tn/Pt einher. Die Betroffenen leiden unter der Belastung auch in arbeitsfreien Zeiten, die ihnen zur Erholung zur Verfügung stehen, da sie diese nicht als solche genießen können. Die Begrenzung der Arbeitszeit erlaubt es dem Tn/Pt, die Zeit außerhalb der Arbeitszeitfenster aktiv zur Erholung zu nutzen.

5.7.1 Intervention C – Sitzung C1

Wichtig:

Voraussetzung für die manualgerechte Durchführung des Moduls C ist, dass zuvor eine Woche Selbstbeobachtung stattgefunden hat. Die Tn/Pt werden gebeten, eine Woche vor der ersten Sitzung das Arbeitstagebuch (vgl. Vorlage auf der CD-ROM) täglich auszufüllen und zur ersten Sitzung mitzubringen. Auf dieser Grundlage werden in der ersten Sitzung die Zeitfenster bestimmt, in denen gearbeitet werden darf.

Sitzungsziele

- Bestimmung der Problemstellung
- Einführung in die Methode der Arbeitszeitrestriktion und Festlegung eigener Arbeitszeitfenster

Sitzungsablauf

Gruppensetting (90 Min.):
- Begrüßung und Vorstellung (ca. 15 Min.)
- Austausch: Problemstellung (ca. 20 Min.)
- Vorstellung der Methode der Arbeitszeitrestriktion (ca. 20 Min.)
- Berechnung der Zeitfenster für die kommende Woche (ca. 15 Min.)
- Ausfüllen des Wochenplans (ca. 15 Min.)
- Zielformulierung und Abschluss (ca. 5 Min.)

Einzelsetting (50 Min.):
- Begrüßung, Sitzungsplan vorstellen (ca. 5 Min.)
- Problemstellung (ca. 10 Min.)
- Erläuterung des (verstärkenden) Einflusses von Quer- und Längskonkurrenzen auf das individuelle Aufschiebeverhalten (ca. 5 Min.)
- Vorstellung der Methode der Arbeitszeitrestriktion (ca. 10 Min.)
- Berechnung der Arbeitszeitfenster für die kommende Woche (ca. 5 Min.)
- Ausfüllen des Wochenplans (ca. 10 Min.)
- Zielformulierung und Abschluss (ca. 5 Min.)

Material

Pro Tn/Pt eine Mappe mit Kopien für Tn bzw. Pt:
- Termine und Kontakte
- Pro Tn ein Ausdruck der Präsentation Sitzung C1: Prinzip der Arbeitszeitrestriktion (vgl. CD-ROM)
- Pro Tn eine Kopie von Arbeitsblatt 1: Problemstellung (vgl. CD-ROM)
- Pro Tn eine Kopie von Arbeitsblatt 12: Anleitung zur Berechnung der Arbeitszeitfenster 1 (inkl. Umrechnungstabelle „Stunden in Minuten", vgl. CD-ROM)
- Pro Tn eine Kopie von Arbeitsblatt 13: Wochenplan (vgl. CD-ROM)
- Pro Tn eine Kopie von Arbeitsblatt 15: Sitzungsübersicht: Fortschritte (vgl. CD-ROM)
- Pro Tn je 7 Kopien des Arbeitstagebuchs (vgl. CD-ROM, Version für Modul C)

Flipchart:
- Sitzungsüberblick

Sonstiges:
- Taschenrechner
- Stifte
- Karteikarten

Nur für die Durchführung im Gruppensetting:
- Präsentation Sitzung C1 Prinzip der Arbeitszeitrestriktion als Power-Point-Präsentation oder Folienpräsentation (pdf-Vorlage vgl. CD-ROM)
- Kreppband für Namensschilder
- Metaplankarten und Pinnwandzubehör

5.7.1.1 Therapeutisches Vorgehen im Gruppensetting – Sitzung C1

Begrüßung und Vorstellung (Th A + B)

> **Anmerkung:**
> Dieser Teil entfällt für den Fall, dass zuvor bereits ein anderes Modul durchgeführt wurde.

Die Th begrüßen die Tn und stellen sich mit Namen vor. Sie wiederholen die Ziele und Rahmenbedingungen des Trainings und teilen den Tn Mappen aus, in die die Tn alle Materialien und Notizen heften können, um diese auch nach Abschluss des Trainings noch einmal nachlesen zu können. Dort sollen auch die täglichen Arbeitstagebucheinträge eingeheftet und zu jeder Sitzung mitgebracht werden. In den Mappen befinden sich ein Informationsblatt mit den Terminen der Trainingssitzungen und ein Ausdruck der Präsentation (Sitzung C1), die den Tn später vorgestellt wird. Ein Th gibt den Tn einen Überblick über die Inhalte der ersten Sitzung, die auf dem Flipchart notiert sind. Danach startet die Gruppe mit einer Vorstellungsrunde.

Austausch: Problemstellung (Th A)

> **Anmerkung:**
> Falls im Vorfeld bereits ein anderes Modul durchgeführt wurde, kann dieser Schritt entfallen.

Die Th führen das Arbeitsblatt 1 „Problemstellung“ (vgl. CD-ROM) ein. Sie können dabei auf das Vorgespräch verweisen, in dem die Tn schon von ihren individuellen Arbeitsschwierigkeiten berichtet haben:

> „Im Vorgespräch haben Sie einzeln schon etwas über Ihre Arbeitsschwierigkeiten berichtet. Nun haben Sie Gelegenheit, sich gegenseitig in der Gruppe darüber auszutauschen. Sie werden dabei erfahren, dass Sie mit Ihren Arbeitsschwierigkeiten nicht alleine sind. Gleichzeitig werden Sie merken, dass die konkreten Schwierigkeiten sich bei jedem in der Gruppe etwas anders zeigen. Die Zusammenfassung kann Ihnen helfen, die eigenen Hindernisse für das Arbeiten zu identifizieren und konkrete Trainingsziele zu formulieren.“

Die Th verteilen das Arbeitsblatt 1 „Problemstellung“ mit der Vorgabe, sich fünf Minuten Zeit zu nehmen, um die vorgegebenen Fragen schriftlich zu beantworten. Danach werden die Ergebnisse in der Gruppe zusammengetragen. Th A übernimmt die Rolle des Moderators, Th B notiert die genannten Aspekte auf Metaplankarten und befestigt sie – nach den Fragen des Arbeitsblattes inhaltlich geordnet – an der Pinnwand. Jeder Tn wird gebeten, kurz (!) die eigenen Überlegungen zu den drei Fragen mitzuteilen. Die Th motivieren die Tn, Fragen aneinander zu richten und sich auf die Angaben der anderen zu beziehen. Für die Besprechung des Arbeitsblattes sollten ca. drei Minuten pro Person veranschlagt werden.

Vorstellung der Methode der Arbeitszeitrestriktion (Th B)

In diesem Teil der Sitzung wird den Tn anhand der Präsentation (Präsentation Sitzung C1, vgl. CD-ROM) das Prinzip der Arbeitszeitrestriktion vermittelt. Das Ziel der Präsentation besteht auch darin, die „compliance“ der Tn für die Methode der Arbeitszeitrestriktion zu gewinnen. Um sich der Methode anzunähern, laden die Th zu einem Gedankenexperiment ein:

> „Stellen Sie sich vor, Sie sind mitten in einer Arbeitsphase für eine anstehende Prüfung. Sie haben inzwischen festgestellt, dass Sie zu Hause bzw. in Ihrer WG unmöglich arbeiten können. Ständig lassen Sie sich ablenken, es klingelt das Telefon, irgendjemand möchte etwas Dringendes mit Ihnen besprechen. Also fassen Sie einen Entschluss: ‚Ab morgen gehe ich zum Arbeiten in die Bibliothek! Ab da wird alles anders!‘
>
> Am nächsten Morgen sind Sie entschlossen und bereit, mit neuem Elan loszulegen. Sie stehen pünktlich um 10.00 Uhr vor der Eingangstür der Bibliothek. Da entdecken Sie das Schild mit der Nachricht ‚Wegen eines Betriebsausfluges heute geschlossen‘. Welches Gefühl löst das bei Ihnen aus? … Kennen Sie eine solche Situation?“

Die Reaktionen der Tn auf das Dilemma werden diskutiert. Die ausgelösten Gefühle können interindividuell sehr unterschiedlich sein (von Erleichterung bis Ärger). Die Th übertragen das Beispiel auf die genannten Arbeitsschwierigkeiten und auf die Methode der Arbeitszeitrestriktion.

„Sie ärgern sich plötzlich über den Mangel an Arbeitsmöglichkeiten, obwohl Sie dieser Arbeit sonst möglichst weit aus dem Weg gehen! Sie gestatten sich aber auch die Freizeit ganz eindeutig und Sie sind erleichtert, wenn Arbeiten nun mal einfach nicht geht.

Auch bei der Methode der Arbeitszeitrestriktion wird das Arbeiten begrenzt, aber nicht durch äußere Umstände, sondern durch die selbst auferlegten Zeitstrukturen."

Die Th erläutern, dass mit dieser Methode ein Perspektivenwechsel angestrebt wird. Die Person in dem besprochenen Bespiel entwickelt aufgrund des Sachverhalts, dass sie jetzt nicht arbeiten kann, obwohl sie „gerade jetzt" arbeiten möchte, einen erhöhten Drang, sich der Aufgabe zu widmen. Im Idealfall sollen die Tn im Verlauf des Trainings aufgrund der Arbeitszeitrestriktion unter dem Druck der anstehenden Aufgabe das Gefühl des „Arbeiten Dürfens" anstelle des „Arbeiten Müssens" erfahren und so die Kostbarkeit der knapp bemessenen Zeit schätzen lernen.

Nach der Diskussion wird den Tn die Umsetzung der Arbeitszeitrestriktion erklärt (vgl. Präsentation Sitzung C1, vgl. CD-ROM): die Beschränkung des Arbeitens auf zwei Arbeitszeitfenster, deren Bestimmung in der ersten Sitzung zunächst auf Basis der in der vorangegangenen Woche protokollierten Arbeitszeiten und ab der zweiten Sitzung durch die Arbeitseffizienz, sowie die Möglichkeit der täglichen Erhöhung um 20 Minuten unter der Voraussetzung, dass 100 % Arbeitseffizienz erreicht wurden. Zusätzlich wird den Tn erläutert, wie sie bestimmte Pausenlängen in ihre Arbeitseinheiten integrieren und ihren Biorhythmus bei der Festlegung ihrer Arbeitszeitfenster berücksichtigen können.

Berechnung der Arbeitszeitfenster für die kommende Woche (Th A)

Nach der Präsentation wird die Methode der Arbeitszeitrestriktion zum ersten Mal gemeinsam umgesetzt. Hierfür wird das Arbeitsblatt 12 „Anleitung zur Berechnung der Arbeitszeitfenster 1" (vgl. Abbildung 17 und Vorlage auf der CD-ROM) an jeden Tn verteilt. Dieses Arbeitsblatt wird auf der Grundlage der Einträge in das Arbeitstagebuch ausgefüllt, die die Tn zur ersten Sitzung mitgebracht haben. Die zum Arbeitsblatt gehörende Tabelle zur Umrechnung der Stunden in Minuten findet sich ebenfalls auf der CD-ROM. Diese Tabelle sollten sich die Tn für die weiteren Sitzungen in ihren Ordner heften.

In der ersten Sitzung findet die Berechnung auf Basis der protokollierten Arbeitszeiten der vergangenen Woche statt. Die Tn füllen das Formular aus, indem sie ihre Protokolle und evtl. weitere notierte Arbeitseinheiten auf einem separaten Blatt vor sich liegen haben. Taschenrechner und Stifte werden von den Th Bereitgestellt. Während die Tn das Formular bearbeiten, sollten die Th für Fragen zur Verfügung stehen.

Ausfüllen des Wochenplans (Th B)

Nachdem jeder Tn die Dauer seiner beiden Arbeitseinheiten für die kommende Woche festgelegt hat, werden die Arbeitszeitfenster in den „Wochenplan" (vgl. Arbeitsblatt 13 auf der CD-ROM) integriert. Die Wochenpläne werden in der Gruppe verteilt, und es bleiben den Tn 10 Minuten, um ihre Arbeitseinheiten einzutragen.

Dazu notiert der Tn die für ihn festen Termine, wie z. B. Seminare oder sonstige Arbeitszeiten, innerhalb derer nicht am aufgeschobenen Projekt gearbeitet werden kann. Anschließend definiert er seine Arbeitseinheiten für die kommende Woche. Pro Arbeitstag muss er im Sinne der Arbeitszeitrestriktion zwei Arbeitszeitfenster festlegen. Hier sollte auch auf die Festlegung sinnvoller Pausenzeiten geachtet werden. Freie Arbeitstage werden als solche kenntlich gemacht. Die Th sollten von jedem Tn erfragen, ob und wann er arbeitsfreie Tage einplant (empfohlen werden mindestens ein, besser zwei arbeitsfreie Tage!). Die arbeitsfreien Tage werden zusammen mit der neu berechneten Dauer der Arbeitseinheiten für die nächste Woche in die „Sitzungsübersicht: Fortschritte" (vgl. Abbildung 18 und Arbeitsblatt 15 auf der CD-ROM) eingetragen. Diese dient einerseits der Verbindlichkeit der Planung und andererseits später zur Rückmeldung der Fortschritte an die Tn.

Arbeitsblatt 12 Seite 1

Anleitung zur Berechnung der Arbeitszeitfenster I														
Was war meine durchschnittliche tatsächliche Arbeitszeit in der vergangenen Woche?														
Datum:														Summe
Arbeitseinheit	I	II	I	II	I	II	I	II	I	II	I	II	I	II	
Tatsächliche Arbeitszeit (in Minuten)															

Tatsächliche durchschnittliche Arbeitszeit pro Arbeitstag

Summe tatsächliche Arbeitszeit / Anzahl Arbeitstage = ____ / ____ = ____ Minuten pro Arbeitstag

Wie möchte ich meine Arbeitszeit in der kommenden Woche auf den Tag aufteilen?

1. Arbeitseinheit ____________ Minuten
2. Arbeitseinheit ____________ Minuten

Abbildung 17: Arbeitsblatt 12 – Anleitung zur Berechnung der Arbeitszeitfenster I

Zielformulierung und Abschluss (Th A)

Zum Abschluss der ersten Sitzung wird an jeden Tn eine Karteikarte ausgeteilt. Auf dieser Karteikarte notiert jeder ein wichtiges, konkret und positiv formuliertes Ziel für die kommende Woche. Die Th können an die Besprechung der Arbeitsschwierigkeiten zu Beginn der Sitzung erinnern, während der einige Ziele herausgearbeitet wurden. Die Ziele sollen nicht in der Gruppe vorgelesen werden, sondern dienen lediglich dazu, die Informationen und Vorsätze der heutigen Sitzung für den Einzelnen zu bündeln. Die Tn werden darüber informiert, dass sie weiterhin täglich ihr Arbeitsverhalten protokollieren sollen, unabhängig davon, ob sie geplant hatten, zu arbeiten oder nicht.

Die Th verabschieden sich von der Gruppe, verweisen auf den nächsten Termin und auf die Wichtigkeit der täglichen Eintragungen im Arbeitstagebuch, bekunden ihr Interesse an den dann zu berichtenden Erfahrungen und wünschen viel Erfolg fur die kommende Woche.

5.7.1.2 Therapeutisches Vorgehen im Einzelsetting – Sitzung C1

Begrüßung und Tagesordnung

Der Th begrüßt den Pt. Er stellt die Ziele der Sitzung vor und gibt ihm einen Überblick über die Inhalte der ersten Sitzung, die stichpunktartig auf einem DIN A4-Blatt oder dem Flipchart notiert sind. Die geplante Tagesordnung stimmt er kurz mit den Interessen und Erwartungen des Pt ab. Dann übergibt er dem Pt die Arbeitsmappe und erklärt ihm, dass er künftig die Therapiematerialien und -notizen in diese Mappe heften soll, um alle zugehörigen Unterlagen in den Sitzungen und zu Hause bei Bedarf parat zu haben und auch nach Abschluss des Trainings davon profitieren zu können. In der Mappe befindet sich bereits ein Informationsblatt zum Eintrag der restlichen vier Sitzungstermine und zu den Kontaktdaten des Th. Des Weiteren enthält er einen Ausdruck der Präsentation zur Arbeitszeitrestriktion (vgl. Präsentation Sitzung C1, vgl. CD-ROM), die ihm später vorgestellt wird.

Arbeitsblatt 15

Sitzungsübersicht: Fortschritte				
Teilnehmer/Patienten-Code:				
Sitzung	**Dauer des 1. Arbeitszeitfensters** in der nächsten Woche	**Dauer des 2. Arbeitszeitfensters** in der nächsten Woche	**Arbeitsfreie Tage** in der nächsten Woche	**Arbeitseffizienz** in der vergangenen Woche
1				
2				
3				
4				
5				

Abbildung 18: Arbeitsblatt 15 – Sitzungsübersicht: Fortschritte

Problemstellung

Anmerkung:

Falls im Vorfeld bereits ein anderes Modul durchgeführt wurde, kann dieser Schritt entfallen.

Die Arbeitsschwierigkeiten des Pt werden anhand der Vorgaben des Arbeitsblattes 1 „Problemstellung" (vgl. CD-ROM) besprochen und unter drei Aspekten zu einer Problemstellung zusammengefasst.

„Die Zusammenfassung soll Ihnen helfen, die eigenen Hindernisse für das Arbeiten zu identifizieren und konkrete Arbeitsziele zu formulieren. Denn der erste Schritt, um das Aufschieben zu überwinden, besteht darin, sich die eigenen Schwierigkeiten bewusst zu machen."

Erläuterung des (verstärkenden) Einflusses von Längs- und Querkonkurrenzen auf das individuelle Aufschiebeverhalten

Anmerkung:

Dieser Schritt kann bei den Pt verkürzt werden, denen bereits im Modul A die Konzepte der Längs- und Querkonkurrenz erläutert wurden.

An dieser Stelle wird dem Pt der (verstärkende) Einfluss von Längs- und Querkonkurrenzen auf das individuelle Aufschiebeverhalten erläutert:

„Es gibt zwei Mechanismen, die das Aufschieben begünstigen, indem sie Ihnen das Handeln nach einer ursprünglich gefassten Intention erschweren: Längskonkurrenz und Querkonkurrenz. Querkonkurrenz bezeichnet die Konkurrenz verschiedener Handlungsabsichten zu einem Zeitpunkt (z. B. Arbeiten und Einkaufen gehen). Längskonkurrenz meint die Konkurrenz verschiedener Zeitpunkte für die Durchführung einer Handlung. Stehen für eine Handlung mehrere Zeitpunkte zur Verfügung (z. B. der ganze Tag/alle Uhrzeiten nach dem Frühstück um 8.30 Uhr), vergrößert dies die Wahrscheinlichkeit, dass die ursprünglich intendierte Tätigkeit (z. B. Arbeiten) aufgeschoben wird. Haben Sie also den Vorsatz, hier und jetzt mit der Arbeit zu beginnen, so konkurrieren damit viele für Sie auch mögliche spätere Gelegenheiten. Dies erleichtert es Ihnen aktuell, alternativen, weniger anstrengenden Tätigkeiten nachzugehen (z. B. Kaffee trinken), die in Querkonkurrenz zur eigentlich auszuführenden wichtigen Tätigkeit stehen. Zur Verringerung von Längskonkurrenz muss ein geplanter Beginn-Zeitpunkt gegenüber anderen möglichen Zeitpunkten besonders wichtig gemacht werden, indem spätere Zeitpunkte am gleichen Tag für diese Tätigkeit regelrecht ausgeschlossen werden. Diesem Prinzip folgt unser Behandlungsansatz, den ich Ihnen gleich erklären werde."

Vorstellung der Methode der Arbeitszeitrestriktion

In diesem Teil der Sitzung wird dem Pt anhand der ausgedruckten Präsentation (vgl. Präsentation Sitzung C1, vgl. CD-ROM) das Prinzip der

Arbeitszeitrestriktion vermittelt. Die zentralen Punkte können zusätzlich zur besseren Übersicht auf dem Flipchart notiert werden. Das Ziel der Präsentation besteht darin, die „compliance“ des Pt für die Methode der Arbeitszeitrestriktion zu gewinnen. Um sich der Methode anzunähern, lädt der Th mit Vorlage der Bibliotheksabbildung aus der Präsentation zu einem Gedankenexperiment ein:

„Stellen Sie sich vor, Sie sind mitten in einer Arbeitsphase für eine anstehende Prüfung. Sie haben inzwischen festgestellt, dass Sie zu Hause bzw. in Ihrer WG unmöglich arbeiten können. Ständig lassen Sie sich ablenken, es klingelt das Telefon, irgendjemand möchte etwas Dringendes mit Ihnen besprechen. Also fassen Sie einen Entschluss: ‚Ab morgen gehe ich zum Arbeiten in die Bibliothek! Ab da wird alles anders!‘

Am nächsten Morgen sind Sie entschlossen und bereit, mit neuem Elan loszulegen. Sie stehen pünktlich um 10.00 Uhr vor der Eingangstür der Bibliothek. Da entdecken Sie das Schild mit der Nachricht ‚Wegen eines Betriebsausfluges heute geschlossen‘. Welches Gefühl löst das bei Ihnen aus? ... Kennen Sie eine solche Situation?“

Die Reaktionen des Pt auf das Dilemma werden gesammelt und diskutiert. Die ausgelösten Gefühle können interindividuell sehr unterschiedlich sein (von Erleichterung bis Ärger). Der Th überträgt das Beispiel auf das individuelle Störungsmodell und auf die Methode der Arbeitszeitrestriktion:

„Wenn man Betroffenen dieses Gedankenexperiment schildert, so zeigen sich meistens zwei verschiedene Reaktionen: Sie ärgern sich plötzlich über den Mangel an Arbeitsmöglichkeiten, obwohl sie dieser Arbeit sonst möglichst weit aus dem Weg gehen oder sie gestatten sich aber auch die Freizeit eindeutig und ohne Schuldgefühle, wenn Arbeiten nun mal einfach nicht geht. Auch bei der Methode der Arbeitszeitrestriktion wird das Arbeiten begrenzt, aber nicht durch äußere Umstände, sondern durch selbst auferlegte Zeitstrukturen.“

Der Th erläutert, dass mit dieser Methode ein Perspektivenwechsel angestrebt wird. Die Person in dem besprochenen Bespiel entwickelt aufgrund des Sachverhalts, jetzt nicht arbeiten zu können, obwohl sie „gerade jetzt“ arbeiten möchte, einen erhöhten Drang, sich der Aufgabe zu widmen. Im Idealfall soll der Pt im Verlauf des Trainings aufgrund der Arbeitszeitrestriktion unter dem Druck der anstehenden Aufgabe das Gefühl des „Arbeiten Dürfens“ anstelle des „Arbeiten Müssens“ erfahren und so die Kostbarkeit der knapp bemessenen Zeit schätzen lernen.

Nach der Diskussion wird dem Pt die Umsetzung der Arbeitszeitrestriktion erklärt (vgl. Präsentation Sitzung C1, vgl. CD-ROM): Die Beschränkung des Arbeitens auf zwei Arbeitszeitfenster, deren Bestimmung in der ersten Sitzung zunächst auf Basis der in der vorangegangenen Woche protokollierten Arbeitszeiten und ab der zweiten Sitzung durch die Arbeitseffizienz und die Möglichkeit der täglichen Erhöhung um 20 Minuten, unter der Voraussetzung, dass 100 % Arbeitseffizienz erreicht wurden. Zusätzlich wird dem Pt erläutert, wie er bestimmte Pausenlängen in seine Arbeitseinheiten integrieren kann.

Berechnung der Arbeitszeitfenster für die kommende Woche

Nach der Erläuterung der Methode wird die Arbeitszeitrestriktion zum ersten Mal gemeinsam umgesetzt. Hierfür werden das Arbeitsblatt 12 „Anleitung zur Berechnung der Arbeitszeitfenster 1“ (vgl. CD-ROM) und die Arbeitstagebucheinträge aus der vergangenen Woche genutzt. Zusätzlich erhält der Pt die Tabelle zur Umrechnung der Stunden in Minuten. Diese kann er sich für die weiteren Sitzungen in seinen Ordner heften.

In der ersten Sitzung findet die Berechnung auf Basis der protokollierten Arbeitszeiten der vergangenen Woche statt. Der Pt füllt das Arbeitsblatt aus, während er seine Arbeitstagebucheinträge aus der letzten Woche vor sich liegen hat. Gegebenenfalls benötigt er Taschenrechner und Stifte, die vom Th bereitgestellt werden. Während der Pt das Formular selbstständig bearbeitet, steht der Th für Fragen zur Verfügung.

Ausfüllen des Wochenplans

Nachdem der Pt die Dauer seiner beiden Arbeitseinheiten für die kommende Woche festgelegt hat, werden die Arbeitszeitfenster in den „Wochenplan" (vgl. Arbeitsblatt 13 auf der CD-ROM) integriert, indem sie an passender Stelle eingetragen werden. Dazu notiert der Pt die für ihn festen Termine, wie z. B. Seminare oder sonstige Arbeitszeiten, innerhalb derer er nicht an seinem aufgeschobenen Projekt arbeiten kann. Anschließend definiert er seine Arbeitseinheiten für die kommende Woche. Pro Arbeitstag muss er im Sinne der Zeitrestriktion zwei Arbeitszeitfenster festlegen. Auch auf eine Festlegung sinnvoller Pausenzeiten wird geachtet. Freie Arbeitstage werden als solche kenntlich gemacht. Es wird dem Pt empfohlen, mindestens ein bis zwei arbeitsfreie Tage pro Woche (z. B. das Wochenende) einzuplanen. Der Th sollte in jedem Fall erfragen, ob und wann der Pt arbeitsfreie Tage einplant. Diese werden zusammen mit der Dauer der neu berechneten Arbeitszeitfenster für die kommende Woche in die „Sitzungsübersicht: Fortschritte" (vgl. Arbeitsblatt 15 auf der CD-ROM) eingetragen. Dies dient einerseits der Verbindlichkeit der Planung und andererseits später zur Rückmeldung über die Fortschritte an den Pt.

Zielformulierung und Abschluss

Zum Abschluss der ersten Sitzung überreicht der Th dem Pt eine Karteikarte. Auf dieser notiert der Pt ein wichtiges, konkret und positiv formuliertes Ziel für die kommende Woche. Der Th kann an die Besprechung der Arbeitsschwierigkeiten zu Beginn der Sitzung erinnern, während derer einige Ziele herausgearbeitet wurden. Das Ziel soll die persönlichen Resultate und Vorsätze der heutigen Sitzung noch einmal widerspiegeln.

Der Pt wird darüber informiert, dass er sein Arbeitsverhalten weiterhin jeden Tag im Arbeitstagebuch protokollieren soll, unabhängig davon, ob er geplant hat zu arbeiten oder nicht. Der Th verabschiedet sich vom Pt mit dem Hinweis auf den nächsten Termin und auf die Wichtigkeit der täglichen Eintragungen im Arbeitstagebuch. Er bekundet sein Interesse an den dann zu berichtenden Erfahrungen und wünscht dem Pt viel Erfolg für die Umsetzung der Methode in der kommenden Woche.

5.7.1.3 Besondere Hinweise zur Durchführung der Sitzung C1

Erstellung der Wochenpläne. Um die Wahrscheinlichkeit zu erhöhen, dass die Betroffenen wirklich zum geplanten Termin mit dem Arbeiten beginnen, ist die Festlegung realistischer Beginn-Zeitpunkte für die Arbeitszeitfenster wichtig. Ungünstig ist es, den Beginn einer Arbeitseinheit sehr früh morgens nach dem Frühstück oder unmittelbar nach Beendigung einer anderen Tätigkeit einzuplanen, beispielsweise direkt nachdem jemand von der Arbeit nach Hause kommt und daher leicht in Versuchung kommen kann, „eben noch kurz" eine Kleinigkeit zu essen, zu trinken etc. Es ist also unbedingt genügend „Pufferzeit" einzuplanen. Häufig bemerken Pt/Tn, dass sie es gar nicht gewohnt sind, ihre Woche im Voraus zu planen, oder dass sie trotz Ankündigung ihren Terminplaner nicht in die Sitzung mitgebracht haben. In diesem Fall sollten sie gebeten werden, den Wochenplan so bald wie möglich – am besten auch hierfür einen festen Zeitpunkt vereinbaren – zu Hause auszufüllen und noch am gleichen Tag per E-Mail zu schicken.

Zwei Arbeitszeitfenster = zwei Chancen. Häufig fragen Pt/Tn, warum es notwendig sei, die erlaubte Arbeitszeit auf zwei Arbeitszeitfenster aufzuteilen. Der Grund liegt darin, dass zwei Gelegenheiten am Tag zwei distinkte, aber auch klar begrenzte Chancen bedeuten. Hat der Pt/Tn es einmal nicht geschafft, in der ersten Einheit zu arbeiten, so hat er am gleichen Tag immer noch eine zweite Chance. Die Arbeitszeitfenster sollen daher auch nicht zu nah hintereinander liegen (20 Minuten Abstand zwischen den Arbeitszeitfenstern sollte mindestens eingehalten werden).

Einwand: „Ich bin doch gekommen, weil ich mehr arbeiten will, warum soll ich mich jetzt beschränken?" Die Methode der Arbeitszeitrestriktion soll zu einer Veränderung der motivationalen Dynamik führen. Realistisch gesehen geht kaum etwas an tatsächlicher Arbeitszeit verloren, da sich die Dauer der erlaubten Arbeitszeitfenster an einer für den Betroffenen realistischen Zeitspanne orientiert (an der durchschnittlichen Arbeitsdauer pro Tag laut der Tagebucheinträge der vergangenen Woche). Eingeschränkt wird lediglich die Option auf Mehrarbeit über die Zeit hinaus, was aber zu einem erhöhten Wert der vorhandenen Arbeitszeit führt. Erfahrungsgemäß führt die Arbeitszeitrestriktion zu einem systematischen und zügigen Aufbau effektiv genutzter Arbeitszeit.

„Warum soll ich am Ende des Arbeitszeitfensters aufhören zu arbeiten, wenn ich gerade so gut dabei bin und gerne noch weiter arbeiten würde?"

Für das Funktionieren dieser Methode ist es unerlässlich, die Tn/Pt ernsthaft und glaubwürdig darauf zu verpflichten, nur die Dauer der definierten Arbeitszeitfenster zu nutzen und nicht darüber hinaus zu arbeiten. Psychische Entlastung kann nur dann stattfinden, wenn die Tn/Pt das Arbeiten außerhalb der Arbeitszeitfenster ausschließen und dadurch wieder lernen, Arbeit und Freizeit voneinander zu unterscheiden. Die neue Erfahrung, eine Arbeitseinheit abschließen zu müssen, obwohl man noch arbeiten möchte, steigert den Anreiz zum pünktlichen Beginn der nächsten Arbeitseinheit und führt darüber zu einer Verringerung des Aufschiebeverhaltens.

Arbeitsfreie Tage. Es wird den Tn/Pt empfohlen, mindestens ein bis zwei arbeitsfreie Tage pro Woche (z. B. am Wochenende) einzuplanen.

5.7.2 *Intervention C – Sitzung C2*

Sitzungsziele
– Auswertung der Umsetzung der Methode der Arbeitszeitrestriktion: Erfolge und Schwierigkeiten – Sicherheit in der Berechnung der Arbeitseffizienz und der Arbeitszeitfenster erlangen
Sitzungsablauf
Gruppensetting (90 Min.): – Begrüßung und Sitzungsüberblick (ca. 5 Min.) – Erfahrungsaustausch: Auswertung des Vorgehens in der vergangenen Woche (ca. 40 Min.) – Gemeinsame Umsetzung der Methode der Arbeitszeitrestriktion (ca. 30 Min.) • Berechnung der individuellen Arbeitseffizienz • Festlegen neuer Arbeitszeitfenster für die kommende Woche – Ausfüllen des Wochenplans (ca. 10 Min.) – Zielformulierung und Abschluss (ca. 5 Min.) *Einzelsetting (50 Min.):* – Begrüßung und Sitzungsüberblick (ca. 5 Min.) – Auswertung des Vorgehens in der vergangenen Woche (ca. 15 Min.) – Berechnung der Arbeitseffizienz (ca. 15 Min.) – Bestimmung der Arbeitszeitfenster für die kommende Woche – Ausfüllen des Wochenplans (ca. 10 Min.) – Abschluss (ca. 5 Min.)
Material
Materialien zum Austeilen an die Tn: – Pro Tn eine Kopie des Arbeitsblattes 14: Anleitung zur Berechnung des Arbeitszeitfensters 2 (vgl. CD-ROM) – Pro Tn eine Kopie des Arbeitsblattes 13: Wochenplan (vgl. CD-ROM) – Pro Tn für diese Woche je 7 Kopien des Arbeitstagebuchs (vgl. CD-ROM – Version für Modul C) *Flipcharts:* – Sitzungsüberblick – Strukturierte Fragen für den Erfahrungsaustausch (s. u.) *Sonstiges:* – Arbeitsblatt 15 „Sitzungsübersicht: Fortschritte“ der Tn/des Pt – Taschenrechner – Stifte – Karteikarten

5.7.2.1 Therapeutisches Vorgehen im Gruppensetting – Sitzung C2

Begrüßung und Sitzungsüberblick (Th A)

Die Th begrüßen die Tn. Zunächst wird ein Überblick über die Sitzung gegeben, wobei auf den Übersichtsplan auf dem Flipchart verwiesen wird.

Erfahrungsaustausch: Auswertung des Vorgehens in der vergangenen Woche (Th B)

Einen Schwerpunkt der Sitzung bildet die Auswertung des Vorgehens in der vergangenen Woche in der Gruppe, die sich besonders auf Erfolge und Schwierigkeiten bei der Umsetzung der Arbeitszeitrestriktion und der Protokollierung bezieht. Es empfiehlt sich, die Auswertung anhand konkreter Fragen zu leiten.

Die Tn sollen anhand folgender Leitfragen, die auf dem Flipchart notiert sind, über die vergangene Woche berichten:

- Wie sind Sie mit der Arbeitsprotokollierung zurechtgekommen?
- Wie wirkte sich die Festlegung der Arbeitszeitfenster auf den Beginn und die Durchführung der Arbeitseinheit aus? Haben Sie die Zeitgrenzen eingehalten?
- Waren Ihre Arbeitszeitfenster passend hinsichtlich Dauer und Zeitgrenzen?
- Wie realistisch waren Ihre Arbeitsziele für diese Zeit?
- Wie hat sich die Strukturierung durch den Wochenplan ausgewirkt?
- Wie zufrieden sind Sie mit der Einhaltung Ihrer Planung? Was ist Ihnen gut gelungen, was war förderlich? Wo gab es Probleme? Was möchten Sie verbessern?

Die Tn werden angeleitet, nacheinander ihre Erfahrungen zu schildern. Die Tn sollten darauf achten, den Regeln zur Selbsteinschätzung zu folgen und erst zu benennen, was gut geklappt hat, bevor sie über Misserfolge und negative Aspekte berichten. Misserfolge werden zügig daraufhin ausgewertet, was die Tn machen können, um beim nächsten Mal die Strategien wie besprochen anzuwenden. Die Tn werden für die tägliche Protokollierung und ggf. für die Einhaltung der Arbeitszeitfenster verstärkt. Die Th sollten die Tn außerdem wiederholt dazu ermutigen, sich konstruktiv zu beteiligen und auch für andere Tn mit zu überlegen, wie mit den genannten Schwierigkeiten umgegangen werden könnte.

Gemeinsame Umsetzung der Methode der Arbeitszeitrestriktion: Berechnung der Arbeitseffizienz und Ableitung der Arbeitszeitfenster (Th A)

Zum ersten Mal berechnen die Tn ihre Arbeitseffizienz. In diesem Schritt können die Tn überprüfen, inwiefern sich ihre subjektiven Einschätzungen mit ihrem im Arbeitstagebuch verhaltensnah erfassten Arbeitsverhalten decken. Hierfür werden die Protokolle des Arbeitstagebuchs aus der vergangenen Woche zugrunde gelegt und die Berechnungsformulare „Anleitung zur Berechnung des Arbeitszeitfensters 2“ (vgl. Arbeitsblatt 14 auf der CD-ROM) verteilt. Taschenrechner und Stifte werden von den Th zur Verfügung gestellt. Die Th wiederholen das Vorgehen bei der Berechnung der Arbeitseffizienz der vergangenen Woche und bei der Festlegung der neuen Arbeitszeitfenster auf Basis der Arbeitseffizienz. Die Tn können sich anschließend auf ihr Formular konzentrieren und der dort aufgeführten Anleitung folgen, während die Th für Fragen bereitstehen. Nachdem die Arbeitseinheiten für die nächste Woche berechnet worden sind, teilen die Tn der Gruppe ihre Arbeitseffizienz der vergangenen Woche und die Dauer ihrer neu berechneten Arbeitszeitfenster für die nächste Woche mit. Diese werden von den Th in der „Sitzungsübersicht: Fortschritte“ (vgl. Arbeitsblatt 15 auf der CD-ROM) festgehalten, damit die Arbeitsfortschritte im Verlauf des gesamten Trainings für jeden Tn auf einen Blick sichtbar gemacht werden können.

Ausfüllen des Wochenplans (Th B)

Nachdem die Dauer der neuen Arbeitseinheiten feststeht, können diese nun in den neuen Wochenplan (vgl. Arbeitsblatt 13 auf der CD-ROM) integriert und eingetragen werden.

Die arbeitsfreien Tage der Tn werden von den Th in der Sitzungsübersicht notiert.

Zielformulierung und Abschluss (Th A)

Die Tn erhalten wie in der ersten Sitzung eine Karteikarte, auf der sie konkret und positiv als Ziel formulieren, worauf sie in der nächsten Woche besonders achten wollen.

Die Th geben einen Ausblick auf die Inhalte der kommenden Sitzung. Sie verabschieden sich und verweisen auf den nächsten Termin und auf die Wichtigkeit der täglichen Eintragungen im Arbeitstagebuch.

5.7.2.2 Therapeutisches Vorgehen im Einzelsetting – Sitzung C2

Begrüßung und Sitzungsüberblick

Der Th begrüßt den Pt und gibt einen Überblick über die Sitzung. Dabei ist es hilfreich, auf einen Übersichtsplan auf dem Flipchart zu verweisen.

Auswertung des Vorgehens in der vergangenen Woche

Einen Schwerpunkt der Sitzung bildet die Auswertung der Erfahrungen mit der Umsetzung der Arbeitszeitrestriktion im Hinblick auf Erfolge und

Schwierigkeiten. Es empfiehlt sich hier konkrete Fragen durchzugehen, die auch auf dem Flipchart notiert sind:

- Wie sind Sie mit der Arbeitsprotokollierung zurechtgekommen?
- Wie wirkte sich die Festlegung der Arbeitszeitfenster auf den Beginn und die Durchführung der Arbeitseinheit aus? Haben Sie die Zeitgrenzen eingehalten?
- Waren Ihre Arbeitszeitfenster passend hinsichtlich Dauer und Zeitgrenzen?
- Wie realistisch waren Ihre Arbeitsziele für diese Zeit?
- Wie hat sich die Strukturierung durch den Wochenplan ausgewirkt?
- Wie zufrieden sind Sie mit der Einhaltung Ihrer Vorsätze? Was ist Ihnen gut gelungen, was war förderlich? Wo gab es Probleme? Was möchten Sie verbessern?

Hierbei sollte der Th darauf achten, den Pt seine Erfahrungen verhaltensnah und konkret schildern zu lassen und ihm zu helfen, den Regeln zur Selbsteinschätzung zu folgen, d.h. zuerst zu benennen, was gut geklappt hat, bevor er über Misserfolge und negative Aspekte berichtet. Der Pt sollte vor allem für die tägliche Protokollierung und für die Einhaltung des vereinbarten Vorgehens verstärkt werden. Misserfolge werden zügig daraufhin ausgewertet, was der Pt tun kann, damit er in der kommenden Woche die besprochenen Strategien noch besser umsetzen kann. Der Th sollte den Pt anregen, selbstständig und kreativ zu überlegen, wie er mit den genannten Schwierigkeiten umgehen kann.

Berechnung der Arbeitseffizienz und Bestimmung der Arbeitszeitfenster für die kommende Woche

Zum ersten Mal berechnet der Pt seine Arbeitseffizienz. In diesem Schritt kann er überprüfen, inwiefern sich seine subjektiven Einschätzungen mit seinem im Arbeitstagebuch erfassten Arbeitsverhalten decken. Hierfür werden die Arbeitstagebucheinträge aus der vergangenen Woche zugrunde gelegt und für die Berechnung der Arbeitseffizienz wird das Berechnungsformular „Anleitung zur Berechnung der Arbeitszeitfenster 2“ (vgl. Arbeitsblatt 14 auf der CD-ROM) verwendet. Dafür sollten Taschenrechner und Stift bereit liegen. Der Th wiederholt das Vorgehen bei der Berechnung der Arbeitseffizienz der vergangenen Woche und bei der Festlegung der neuen Arbeitszeitfenster auf Basis der Arbeitseffizienz. Der Pt kann sich anschließend auf das Formular konzentrieren und der dort aufgeführten Anleitung folgen. Währenddessen steht der Th für Fragen bereit, achtet aber auf selbstständige Bearbeitung der Aufgabe. Nachdem die Arbeitszeitfenster für die nächste Woche berechnet wurden, werden die Arbeitseffizienz aus der vergangenen Woche und die Dauer der neu berechneten Arbeitszeitfenster für die kommende Woche in der „Sitzungsübersicht: Fortschritte“ (vgl. Arbeitsblatt 15 auf der CD-ROM) festgehalten, damit die Arbeitsfortschritte im Verlauf der gesamten Therapie für den Pt jederzeit auf einen Blick sichtbar gemacht werden können.

Ausfüllen des Wochenplans

Nachdem die Dauer der neuen Arbeitseinheiten feststeht, werden diese nun in den neuen Wochenplan (vgl. Arbeitsblatt 13 auf der CD-ROM) integriert und eingetragen. Geplante arbeitsfreie Tage werden vom Th ebenfalls in der „Sitzungsübersicht: Fortschritte“ (vgl. Arbeitsblatt 15 auf der CD-ROM) notiert.

Abschluss

Der Pt erhält wie in der ersten Sitzung eine Karteikarte, auf der er konkret und positiv als Ziel formuliert, worauf er in der nächsten Woche besonders achten will.

Der Th gibt einen kurzen Ausblick auf die Inhalte der kommenden Sitzung und verweist beim Verabschieden auf den nächsten Termin und auf die Wichtigkeit der täglichen Eintragungen im Arbeitstagebuch.

5.7.2.3 Besondere Hinweise zur Durchführung der Sitzung C2

Genaue Definition der Arbeitszeitfenster. In Sitzung C2 kommt häufig in der Auswertung des Vorgehens in der vergangenen Woche die Frage auf, wie genau die Arbeitszeitfenster eingehalten werden müssen. Wichtig ist es hierbei, ernsthaft zu versichern, dass sie ganz genau eingehalten werden sollen, da bei 5 Minuten aufschieben bereits dieselben Mechanismen greifen wie bei einer halben Stunde, weil unklare Definitionen eine Erlaubnis für Prokrastination beinhalten können („das ist ja eigentlich gar kein richtiges Aufschieben …“, „auf 10 Minuten kommt es nicht an …“). Bei einer drei Minuten zu spät begonnenen Arbeitseinheit kann man sich selbst keine Arbeitseffizienz von 100 % bescheinigen. Ebenso wird natürlich keinerlei Zeitüberziehung bei der Berechnung der Arbeitseffizienz angerechnet, da sie gar nicht vorkommen darf.

Verstärkung kleiner Fortschritte. An dieser Stelle sei noch einmal darauf hingewiesen, dass es in der Arbeit mit den Betroffenen wichtig ist, auch vermeintlich kleine Fortschritte wertzuschätzen und entsprechend zu verstärken. Eine Stunde pro Arbeitstag in der Woche zu arbeiten, mag zunächst nicht viel erscheinen, im Vergleich zu beispielsweise einer Arbeitszeit von 20 Minuten in der Vorwoche ist dies eine Steigerung um 200 %!

Im Einzelsetting. Wenn in dieser Sitzung offensichtlich wird, dass mehrere Schwierigkeiten nebeneinander bestehen, lohnt es sich unter Umständen in der Einzeltherapie, die zweite Sitzung auf zwei oder drei Sitzungen auszudehnen, um Schwierigkeiten und mögliche hilfreiche Änderungen des Vorgehens eingehender zu besprechen.

5.7.3 *Intervention C – Sitzung C3*

Sitzungsziele
– Weiterführung der Arbeitszeitrestriktion – Die Funktion von Selbstbelohnung für die Selbstmotivierung nachvollziehen
Sitzungsablauf
Gruppensetting (90 Min.): – Begrüßung und Sitzungsüberblick (ca. 5 Min.) – Auswertung der Erfahrungen mit der Methode in der vergangenen Woche (ca. 30 Min.) – Berechnung der Arbeitseffizienz und der neuen Arbeitszeitfenster (ca. 20 Min.) – Bedingungsmanagement Teil 1: Selbstbelohnung (ca. 20 Min.) – Ausfüllen des Wochenplans (ca. 10 Min.) – Abschluss (ca. 5 Min.) *Einzelsetting (50 Min.):* – Begrüßung und Sitzungsüberblick (ca. 5 Min.) – Auswertung der Erfahrungen mit der Methode in der vergangenen Woche (ca. 10 Min.) – Berechnung der Arbeitseffizienz und der neuen Arbeitszeitfenster (ca. 10 Min.) – Bedingungsmanagement Teil 1: Selbstbelohnung (ca. 10 Min.) – Ausfüllen des Wochenplans (ca. 10 Min.) – Abschluss (ca. 5 Min.)
Material
Kopien zum Austeilen an die Tn: – Pro Tn eine Kopie des Arbeitsblattes 14: Anleitung zur Berechnung des Arbeitszeitfensters 2 (vgl. CD-ROM) – Pro Tn eine Kopie des Arbeitsblattes 13: Wochenplan (vgl. CD-ROM) – Pro Tn eine Kopie des Arbeitsblattes 16: Fragen zur Selbstbelohnung (vgl. CD-ROM) – Pro Tn für diese Woche je 7 Kopien des Arbeitstagebuchs (vgl. CD-ROM – Version für Modul C) – Pro Tn ein Ausdruck der Präsentation Sitzung C3 Bedingungsmanagement Teil 1 (vgl. CD-ROM) *Flipchart:* – Sitzungsüberblick *Sonstiges:* – Arbeitsblatt 15 „Sitzungsübersicht: Fortschritte" der Tn/des Pt – Taschenrechner – Stifte – Karteikarten *Nur für die Durchführung im Gruppensetting:* – Präsentation Sitzung C3 Bedingungsmanagement Teil 1 (pdf-Vorlage vgl. CD-ROM)

5.7.3.1 Therapeutisches Vorgehen im Gruppensetting – Sitzung C3

Begrüßung und Sitzungsüberblick (Th A)

Die Th begrüßen die Tn zur dritten Sitzung und geben einen Überblick über die Inhalte, die auf dem Flipchart notiert sind. Dabei betonen sie, dass in den nächsten Sitzungen die Anwendung der Arbeitszeitrestriktion weiterhin zentraler Sitzungsinhalt ist, dass jedoch aufgrund zunehmender Vertrautheit mit dieser Methode Zeit für zusätzliche Inhalte bleibt. Es sollen Möglichkeiten des Bedingungsmanagements – d. h. der günstigen Gestaltung der Rahmenbedingungen für rechtzeitiges Anfangen und effizientes Arbeiten – vorgestellt werden. Die Themen sind: Selbstbelohnung, Arbeitsplatzgestaltung und Umgang mit Störungen. Das heutige Thema lautet: Selbstbelohnung.

Auswertung der Erfahrungen mit der Methode in der vergangenen Woche (Th B)

Zu Beginn der dritten Sitzung sprechen die Tn wieder über ihre Erfahrungen in der vergangenen Woche im Hinblick auf die selbstgesetzten Ziele und gegebenenfalls über neu aufgetretene Schwierigkeiten. Sie werden an die bekannten Regeln zur Selbsteinschätzung erinnert und aufgefordert, zuerst zu berichten, was in der letzten Woche gut gelungen ist, und erst anschließend zu reflektieren, wo sie noch Defizite sehen und was sie entsprechend in Zukunft besser machen wollen. Sie sollen sich dabei auf den Vorsatz aus der letzten Woche beziehen, der auf ihrer Karteikarte notiert ist. Die Tn werden für die tägliche Protokollierung und für ihre Fortschritte bei der Einhaltung der Arbeitszeitfenster verstärkt.

Berechnung der Arbeitseffizienz und der neuen Arbeitszeitfenster (Th B)

Die Tn sollten inzwischen eine gewisse Routine im Umgang mit dem Formular „Anleitung zur Berechnung der Arbeitszeitfenster 2" (vgl. Arbeitsblatt 14 auf der CD-ROM) entwickelt haben. Wieder werden Formulare, Taschenrechner und Stifte in der Gruppe verteilt. Die Tn berechnen anhand der Arbeitstagebucheinträge aus der letzten Woche wie gewohnt ihre Arbeitseffizienz und legen die neuen Arbeitszeitfenster fest. Sie teilen ihre Arbeitseffizienz und die Dauer ihrer neuen Zeitfenster der Gruppe mit. Diese Werte werden von den Th wieder in der „Sitzungsübersicht: Fortschritte" (vgl. Arbeitsblatt 15 auf der CD-ROM) festgehalten.

Bedingungsmanagement Teil 1: Selbstbelohnung (Th B)

Zum Einstieg in das Thema „Selbstbelohnung" beantworten die Tn die „Fragen zur Selbstbelohnung" (vgl. Abbildung 19 und Arbeitsblatt 16 auf der CD-ROM). Zu Beginn der inhaltlichen Auseinandersetzung mit der Thematik ist es wichtig, den Tn zu verdeutlichen, warum das Thema Bestandteil des Anti-Prokrastinationstrainings ist.

„In unserem Anti-Prokrastinationstraining sind alle Inhalte auf das Ziel ausgerichtet, sich selbst zum rechtzeitigen Anfangen mit wichtigen Aufgaben zu motivieren. Mit dem Thema „Selbstbelohnung" möchten wir darauf hinweisen, dass Sie sich selbst positive Anreize schaffen können.

Was haben Sie denn bisher für Strategien kennen gelernt, um sich zu motivieren?

... Genau, dazu gehörten z. B.: ... realistische Ziele setzen, um über kleinere Erfolge zu größeren zu kommen, oder sich durch die Arbeitsprotokollierung den eigenen Arbeitserfolg vor Augen führen. Deshalb erfahren Sie jetzt etwas zum Einsatz von Selbstbelohnungen."

Arbeitsblatt 16

Fragen zur Selbstbelohnung[1]

Wir möchten Sie anregen zu reflektieren, ob Sie sich für gewöhnlich nach getaner Arbeit belohnen und wie Ihre Einstellung dazu ist. Bitte versuchen Sie alle Fragen zu beantworten.

1. Kam es in den letzten 4 Wochen vor, dass Sie sich bewusst belohnt haben, wenn Sie ein bestimmtes Arbeitspensum erfüllt haben?

- ☐ Nein, ich habe mich nach dem Arbeiten nicht bewusst belohnt.
- ☐ Ich habe mich zwar nicht nach dem Arbeiten bewusst belohnt, aber nach anderen Erledigungen.
- ☐ Ja, ich habe mich bewusst nach dem Arbeiten belohnt.

2. Wie häufig haben Sie sich in den letzten 4 Wochen nach dem Arbeiten bewusst belohnt?

nie	ganz selten	manchmal	häufig	fast immer
☐	☐	☐	☐	☐

3. Womit haben Sie sich in den letzten vier Wochen für gewöhnlich nach dem Arbeiten belohnt?

____

____

____

____

4. Wie finden Sie es, sich bewusst nach dem Arbeiten zu belohnen?

motivierend	1	2	3	4	demotivierend
sinnvoll	1	2	3	4	sinnlos
unangenehm	1	2	3	4	wohltuend
übertrieben	1	2	3	4	angemessen

[1] © Nieroba (2006) und Wildt (2006)

Abbildung 19: Arbeitsblatt 16 – Fragen zur Selbstbelohnung

Es folgt die Präsentation (vgl. Präsentation Sitzung C3 Bedingungsmanagement Teil 1 auf der CD-ROM), die den Tn Wissen zur Bedeutung und zu Möglichkeiten der Gestaltung von Selbstbelohnungen vermitteln soll. Im Anschluss an diese

Einführung werden die Tn nach ihren bisherigen Erfahrungen mit Selbstbelohnung gefragt.

Die Th eröffnen die Diskussion, indem sie fragen:
- Womit haben Sie sich bisher belohnt?
- Was wären gute Belohnungen für das rechtzeitige Beginnen und Ausführen von Arbeiten für jeden Einzelnen?
- Können Sie sich vorstellen, diese im Alltag praktisch einzusetzen?

Ausfüllen des Wochenplans (Th A)

Die Th verteilen die Wochenpläne (vgl. Arbeitsblatt 13 auf der CD-ROM). Die Tn haben nun die Möglichkeit, zusätzlich zu ihren Arbeitszeitfenstern ihre Entscheidungen bezüglich der Selbstbelohnung in ihren Wochenplan zu integrieren. In der Präsentation sollte deutlich geworden sein, dass die Belohnungen sowohl spontan eingesetzt werden können, wenn sich eine gute Gelegenheit bietet, als auch geplant im Vorhinein:

> „Ein Beispiel für den spontanen Einsatz wäre: Sie bekommen ein spannendes Buch geschenkt. Sie entscheiden sich, nicht sofort mit dem Lesen anzufangen, sondern sich stattdessen nach dem Arbeiten damit zu belohnen.
>
> Ein Beispiel für den geplanten Einsatz wäre: Wenn ich in dieser Woche zweimal 100 % Arbeitseffizienz erreiche, gehe ich am Wochenende ins Kino in Film X; wenn ich sie aber nicht erreiche, fällt das Kino aus und ist auch bis zum Erreichen des Kriteriums in einer neuen Arbeitswoche tabu.“

Letztere sollen in den aktuellen Wochenplan eingetragen werden. Zum Abschluss teilen die Tn den Th ihre arbeitsfreien Tage mit, die der Th in der Sitzungsübersicht (vgl. Arbeitsblatt 15 auf der CD-ROM) notiert.

Abschluss (Th A)

Den Tn werden neue Karteikarten ausgehändigt. Sie haben nun die Gelegenheit, einen konkreten, positiv formulierten Vorsatz zu notieren, auf dessen Umsetzung sie in der nächsten Woche besonders achten möchten. Dieser Vorsatz kann sich auf die Selbstbelohnung beziehen, aber auch andere Aspekte des Arbeitens innerhalb der Zeitrestriktionsmethode aufgreifen.

Die Th verabschieden sich, wünschen den Tn viel Erfolg bei der Verfolgung ihrer Ziele in der nächsten Woche und erinnern an die Wichtigkeit der täglichen Selbstbeobachtung im Arbeitstagebuch.

5.7.3.2 Therapeutisches Vorgehen im Einzelsetting – Sitzung C3

Begrüßung und Sitzungsüberblick

Der Th begrüßt den Pt zur dritten Sitzung und gibt einen Überblick über Ziele und Inhalte der Sitzung, die auf dem Flipchart notiert sind. Dabei betont er, dass in den nächsten Sitzungen die Anwendung der Arbeitszeitrestriktion weiter zentraler Sitzungsinhalt ist, dass jedoch aufgrund zunehmender Vertrautheit mit dieser Methode Zeit für zusätzliche relevante Inhalte zum Thema Selbststeuerung verbleibt. Es sollen v. a. Möglichkeiten des Bedingungsmanagements – d. h. der günstigen Gestaltung der Rahmenbedingungen für rechtzeitiges Anfangen und effizientes Arbeiten – behandelt werden. Die vorgesehenen Themen sind: Selbstbelohnung, Arbeitsplatzgestaltung und Umgang mit Störungen. Heute soll das Thema „Selbstbelohnung“ behandelt werden. Der Pt wird nach eigenen Wünschen zur Planung dieser und der nächsten Sitzungen befragt und diese werden, wenn möglich, berücksichtigt.

Auswertung der Erfahrungen mit der Methode in der vergangenen Woche

Zu Beginn dieser dritten Sitzung werden wieder die Erfahrungen des Pt in der vergangenen Woche im Hinblick auf Arbeitszeitrestriktion und die vereinbarten Ziele thematisiert. Der Pt wird aufgefordert, zuerst zu berichten, was ihm in der letzten Woche gut gelungen ist, und anschließend erst zu reflektieren, wo evtl. neue Schwierigkeiten aufgetreten sind, wo er noch Defizite sieht und was er entsprechend in Zukunft anders machen will, um noch besser mit der Methode zurecht zu kommen. Er soll sich dabei auch auf den beim letzten Mal auf seiner Karteikarte notierten Vorsatz beziehen. Der Th verstärkt ihn für seine tägliche Protokollierung und für seine persönlichen Fortschritte.

Es ist darauf zu achten, dass das Gespräch zielorientiert und strukturiert verläuft und sich auf die wesentlichen Aspekte der Erfahrungen mit der Methode konzentriert.

Berechnung der Arbeitseffizienz und der neuen Arbeitszeitfenster

Der Pt sollte inzwischen eine gewisse Routine im Umgang mit dem Formular „Anleitung zur Berechnung der Arbeitszeitfenster 2“ (vgl. Arbeitsblatt 14 auf der CD-ROM) entwickelt haben. Er berechnet anhand der Arbeitstagebucheinträge aus der vergangenen Woche wie gewohnt seine Arbeitseffizienz für die letzte Woche und legt die Dauer der neuen Arbeitszeitfenster fest. Diese werden vom Th in der „Sitzungsübersicht: Fortschritte“ (vgl. Arbeitsblatt 15 auf der CD-ROM) festgehalten.

Bedingungsmanagement Teil 1: Selbstbelohnung

Zum Einstieg in das Thema „Selbstbelohnung“ beantwortet der Pt die „Fragen zur Selbstbelohnung“ (vgl. Arbeitsblatt 16 auf der CD-ROM). Zu Beginn der inhaltlichen Auseinandersetzung mit der Thematik ist es wichtig, ihm zu verdeutlichen, warum das Thema Bestandteil des Anti-Prokrastinationstrainings ist.

> „In unserem Anti-Prokrastinationstraining sind alle Inhalte auf das Ziel ausgerichtet, sich selbst zum rechtzeitigen Anfangen mit persönlich wichtigen Aufgaben zu motivieren. Mit dem Thema „Selbstbelohnung“ möchten wir darauf hinweisen, dass Sie sich selbst positive Anreize schaffen können.
>
> Was haben Sie denn bisher für Strategien kennen gelernt, um sich zu motivieren?
>
> ... Genau, dazu gehörten z. B.: ... realistische Ziele setzen, um über kleinere Erfolge zu größeren zu kommen oder sich durch die Arbeitsprotokollierung den eigenen Arbeitserfolg vor Augen führen. Deshalb jetzt etwas zum Einsatz von Selbstbelohnungen.“

Es folgt ein kurzes Informationsgespräch, ggf. mithilfe von ausgedruckten Präsentationsfolien (vgl. Präsentation Sitzung C3 Bedingungsmanagement Teil 1 auf der CD-ROM), das dem Pt neues Wissen zur Bedeutung und zu Möglichkeiten der Gestaltung von Selbstbelohnungen vermitteln soll. Er bekommt für seinen Therapieordner das entsprechende Handout, in dem Selbstbelohnung definiert und ihre Wirksamkeit herausgestellt wird.

In diesem Zusammenhang wird der Pt nach eigenen bisherigen Erfahrungen mit Selbstbelohnung gefragt:

- Womit haben Sie sich bisher belohnt? Welche Effekte hatte dies?
- Was wären gute Belohnungen für das rechtzeitige Beginnen und Ausführen von Arbeiten für Sie?
- Können Sie sich vorstellen, Belohnungen in Ihrem Alltag praktisch einzusetzen?

Ausfüllen des Wochenplans

Der Th legt wieder den Wochenplan (vgl. Arbeitsblatt 13 auf der CD-ROM) vor. Der Pt hat nun die Möglichkeit, zusätzlich zu seinen neuen Arbeitszeitfenstern seine Entscheidungen bezüglich der Selbstbelohnung in den neuen Wochenplan zu integrieren. In der vorhergehenden Information sollte deutlich geworden sein, dass Belohnungen sowohl spontan eingesetzt werden können, wenn sich eine gute Gelegenheit bietet, als auch im Vorhinein geplant:

> „Ein Beispiel für den spontanen Einsatz wäre: Sie bekommen ein spannendes Buch geschenkt. Sie entscheiden sich, nicht sofort mit dem Lesen anzufangen, sondern sich stattdessen nach dem Arbeiten damit zu belohnen.
>
> Ein Beispiel für den geplanten Einsatz wäre: Wenn ich in dieser Woche zweimal 100 % Arbeitseffizienz erreiche, gehe ich am Wochenende ins Kino in Film X; wenn ich sie aber nicht erreiche, fällt das Kino aus und ist auch bis zum Erreichen des Kriteriums in einer neuen Arbeitswoche tabu.“

Die konkreten Belohnungsvorsätze sollen in den aktuellen Wochenplan eingetragen werden. Zum Abschluss teilt der Pt dem Th seine arbeitsfreien Tage mit, die der Th in der Sitzungsübersicht (vgl. Arbeitsblatt 15 auf der CD-ROM) notiert.

Abschluss

Dem Pt wird eine neue Karteikarte ausgehändigt. Er hat nun die Gelegenheit, einen konkreten, positiv formulierten Vorsatz zu notieren, auf dessen Umsetzung er in der nächsten Woche besonders achten möchte. Dieser Vorsatz kann sich auf die Selbstbelohnung beziehen, aber auch andere Aspekte des Arbeitens innerhalb der Zeitrestriktionsmethode aufgreifen.

Der Th erinnert den Pt an die Wichtigkeit der täglichen Selbstbeobachtung im Arbeitstagebuch, verabschiedet sich und wünscht dem Pt viel Erfolg bei der Verfolgung seiner Ziele in der nächsten Woche.

5.7.3.3 Besondere Hinweise zur Durchführung der Sitzung C3

Skepsis bezüglich der Selbstverstärkung. Gezielter, v. a. materieller Verstärkereinsatz stößt bei erwachsenen Tn, die den Anspruch „reiner, intrinsischer Motivation“ an sich stellen, oft auf Skepsis. Diese Form der Selbststeuerung sei künstlich oder primitiv oder bei wichtigen Aufgaben unnötig. Die Th sollten die Tn/Pt ermuntern, diese Form der Anerkennung für die eigenen Leistungen zumindest für eine bestimmte Zeit auszuprobieren und damit auch den Anreiz der Arbeit zu erhöhen. Es kann noch erwähnt werden, dass Belohnungen nicht unbedingt immer materieller Art sein müssen, sondern auch aus einem ernst gemeinten Selbstlob bestehen können. Dieses lässt sich auch nach kleineren Zwischenzielen aussprechen und fördert neben dem Erfolgserleben die Fähigkeit, die eigene Arbeitsmotivation durch positive Selbstinstruktionen und -statements zu steuern.

5.7.4 Intervention C – Sitzung C4

Sitzungsziele

- Weiterführung der Arbeitszeitrestriktion
- Bedingungsmanagement Teil 2: Arbeitsplatzgestaltung und Umgang mit Störungen
- Ableitung von Veränderungszielen für die Gestaltung der eigenen Arbeitsumgebung und den Umgang mit Störungen

Sitzungsablauf

Gruppensetting (90 Min.):
- Begrüßung und Sitzungsüberblick (ca. 5 Min.)
- Auswertung der Erfahrungen mit der Methode in der vergangenen Woche (ca. 35 Min.)
- Berechnung der Arbeitseffizienz und der neuen Arbeitszeitfenster (ca. 10 Min.)
- Ausfüllen des Wochenplans (ca. 10 Min.)
- Bedingungsmanagement Teil 2: (ca. 25 Min.)
  Arbeitsplatzgestaltung und Umgang mit Störungen
- Abschluss (ca. 5 Min.)

Einzelsetting (50 Min.):
- Begrüßung und Sitzungsüberblick (ca. 5 Min.)
- Auswertung der Erfahrungen mit der Methode in der vergangenen Woche (ca. 10 Min.)
- Berechnung der Arbeitseffizienz und der neuen Arbeitszeitfenster (ca. 10 Min.)
- Ausfüllen des Wochenplans (ca. 5 Min.)
- Bedingungsmanagement Teil 2: (ca. 15 Min.)
  Arbeitsplatzgestaltung und Umgang mit Störungen
- Abschluss (ca. 5 Min.)

Material

Kopien zum Austeilen an die Tn:
- Pro Tn eine Kopie des Arbeitsblattes 14: Anleitung zur Berechnung der Arbeitszeitfenster 2 (vgl. CD-ROM)
- Pro Tn eine Kopie des Arbeitsblattes 13: Wochenplan (vgl. CD-ROM)
- Pro Tn eine Kopie des Arbeitsblattes 17: Arbeitsplatzcheckliste (vgl. CD-ROM)
- Pro Tn für diese Woche je 7 Kopien des Arbeitstagebuchs (vgl. CD-ROM – Version für Modul C)
- Pro Tn ein Ausdruck der Präsentation Sitzung C4 Bedingungsmanagement Teil 2 (vgl. CD-ROM)

Flipchart:
- Sitzungsüberblick

Sonstiges:
- Arbeitsblatt 15 „Sitzungsübersicht: Fortschritte“ der Tn/des Pt
- Taschenrechner
- Stifte
- Karteikarten

Nur für die Durchführung im Gruppensetting:
- Präsentation Sitzung C4 Bedingungsmanagement Teil 2 als Power-Point-Präsentation oder Folienpräsentation (pdf-Vorlage vgl. CD-ROM)

5.7.4.1 Therapeutisches Vorgehen im Gruppensetting – Sitzung C4

Begrüßung und Sitzungsüberblick (Th A)

Die Th begrüßen die Tn zur vierten Sitzung und geben einen Überblick über die Sitzungsinhalte, die auf dem Flipchart notiert sind. Dabei wiederholen sie, dass auch in dieser Sitzung die Erhöhung der Routine bei der Anwendung der Zeitrestriktion zentraler Sitzungsinhalt ist, dass jedoch ebenso wie in Sitzung 3 aufgrund zunehmender Vertrautheit mit dieser Methode Zeit für zusätzliche förderliche Strategien zur Überwindung von Prokrastination verbleibt. Nach dem Thema „Selbstbelohnung" vom letzten Mal sollen heute Möglichkeiten des Bedingungsmanagements bei der Arbeitsplatzgestaltung und beim Umgang mit Störungen behandelt werden.

Auswertung der Erfahrungen mit der Methode in der vergangenen Woche (Th B)

Zu Beginn der vierten Sitzung sprechen die Tn über ihre Erfahrungen mit der Arbeitszeitrestriktionsmethode in der vergangenen Woche, über Fortschritte und über gegebenenfalls neu aufgetretene Schwierigkeiten im Hinblick auf die selbstgesetzten Ziele. Sie werden an die bekannten Regeln zur Selbsteinschätzung erinnert, indem sie wieder aufgefordert werden, zuerst zu berichten, was in der letzten Woche gut gelungen ist, und erst anschließend zu berichten, wo sie noch Defizite sehen und was sie entsprechend in Zukunft noch besser machen wollen. Sie sollen sich dabei auf den auf ihrer Karteikarte notierten Vorsatz beziehen. Die Tn werden für die tägliche Protokollierung und für ihre Fortschritte bei der Einhaltung der Arbeitszeitfenster verstärkt.

Es ist darauf zu achten, dass dieser Erfahrungsaustausch knapp gehalten wird und die zur Verfügung stehende Zeit nicht übersteigt.

Berechnung der Arbeitseffizienz und der neuen Arbeitszeitfenster (Th A)

Bevor der neue Themenblock eingeleitet wird, berechnen die Tn ihre Arbeitseffizienz und legen die Arbeitszeitfenster für die kommende Woche fest. Hierfür werden wie gewohnt die Tagebucheinträge aus der vergangenen Woche zugrunde gelegt und die Arbeitseffizienz wird nach der „Anleitung zur Berechnung der Arbeitszeitfenster 2" (vgl. Arbeitsblatt 14 auf der CD-ROM) errechnet, wofür Taschenrechner und genügend Stifte ausgeteilt werden. Die Tn haben für gewöhnlich bis zur vierten Sitzung Routine in der zügigen Berechnung ihrer Arbeitseffizienz und der neuen Arbeitszeitfenster entwickelt. Danach notieren die Th die Effizienz und die Dauer der neuen Zeitfenster in der Sitzungsübersicht (vgl. Arbeitsblatt 15 auf der CD-ROM), wobei den Tn die aktuellen Arbeitsfortschritte im Verlauf der bisherigen Sitzungen konkret genannt und entsprechend wertgeschätzt werden.

Ausfüllen des Wochenplans (Th A)

Die Tn integrieren die ermittelten Zeitfenster in die Planung der kommenden Woche. Die arbeitsfreien Tage der Tn werden von den Th ebenfalls in der „Sitzungsübersicht: Fortschritte" (vgl. Arbeitsblatt 15 auf der CD-ROM) festgehalten.

Arbeitsplatzgestaltung und Umgang mit Störungen (Th B)

Im Folgenden geht es nun um den zweiten Teil des Themas Bedingungsmanagement. Um den Themenblock „Arbeitsplatzgestaltung und Umgang mit Störungen" einzuleiten, füllen die Tn die vier ersten Spalten der Arbeitsplatzcheckliste (vgl. Abbildung 20 und Arbeitsblatt 17 auf der CD-ROM) aus.

Im Anschluss stellen die Th die Präsentation (vgl. Präsentation Sitzung C4 Bedingungsmanagement Teil 2 auf der CD-ROM) vor, in der der Schwerpunkt auf der positiven Gestaltung des Arbeitsplatzes und dem Umgang mit Störungen liegt. Die Tn erhalten die Präsentation auch als Ausdruck. Um das Wissen und die Erfahrungen der Tn zu integrieren, ist es wichtig, diese durch Fragen aktiv mit einzubeziehen:

> „Sie haben erwähnt, dass Sie sich manchmal beim Arbeiten einfach nicht konzentrieren können. Woran liegt das? Welche Störungen erleben Sie beim Arbeiten? …
>
> Sie haben eine Menge möglicher Störungen genannt. Wir wollen diese einmal in Störungen von außen und Störungen von innen einteilen."

Die Präsentation schließt mit einer Aufzählung von möglichen Maßnahmen zum Umgang mit den genannten Störungen. Auch an dieser Stelle sollen die Ideen der Tn erfragt und aufgenommen werden.

Arbeitsblatt 17

Arbeitsplatzcheckliste[1]						
	ja	meist	selten	nie	ändern	erledigt
Fester Arbeitsplatz						
Tisch hoch und groß genug						
Ausreichend Licht vorhanden						
Geeigneter Stuhl						
Schreibzeug griffbereit						
Arbeitsmaterialien in der Nähe – Bücher – ggf. PC – Hefte – Lexika						
Arbeitsutensilien griffbereit – Schere – Klebstoff – Locher – Lineal – Schmierzettel						
Papierkorb vorhanden						
Pinnwand in der Nähe						
Gemütliche Atmosphäre						
Kalender vorhanden						
Andere Gegenstände in der Nähe – Spiele – Bücher, Comics, Zeitschriften, – Computerspiele – Fernseher, Radio – Gameboy – Handy						
Störungen vorhanden – Andere Personen – Lärm						

1 © Nieroba (2006) und Wildt (2006)

Abbildung 20: Arbeitsblatt 17 – Arbeitsplatzcheckliste

Im Anschluss werden die Tn gefragt, ob sie konkrete problematische Aspekte ihrer eigenen Arbeitsumgebung identifiziert haben, die sie in der nächsten Zeit verändern möchten. Sie können diese in die vorletzte Spalte der „Arbeitsplatzcheckliste" eintragen (grau unterlegt). Die Tn sollten hier insbesondere für ihre Ideen und Veränderungsbereitschaft gelobt werden.

Abschluss (Th A)

Die Tn können ihre Ideen bündeln, indem sie ein konkretes, positiv formuliertes Ziel auf ihre neue Karteikarte schreiben. Das Ziel kann den neuen Themenblock dieser Sitzung betreffen oder andere wichtige Anliegen für die nächste Woche zur Überwindung von Prokrastination im Arbeitsverhalten aufgreifen.

Die Th geben einen kurzen Ausblick auf die nächste Sitzung. Sie betonen die Relevanz der Anwesenheit v. a. in der letzten Sitzung, da bei diesem letzten Treffen zusätzlich zu den üblichen Auswertungen und Planungen noch einmal die zentralen Inhalte des Trainings zusammengefasst sowie die Besonderheiten und Fortschritte der Tn im Gesamtprozess reflektiert werden. Es sollen auch Überlegungen angestellt werden, wie die Tn es schaffen können, die neu gelernten Strategien auch in der Zeit nach dem Training selbstständig umzusetzen. Außerdem wird es ein weiteres Mal die Möglichkeit geben, anstehende Fragen zu klären.

Die Th verabschieden sich und wünschen den Tn viel Erfolg bei der Verfolgung ihrer Ziele in der nächsten Woche.

5.7.4.2 Therapeutisches Vorgehen im Einzelsetting – Sitzung C4

Begrüßung und Sitzungsüberblick

Der Th begrüßt den Pt zur vierten Sitzung und gibt einen Überblick über Ziele und Inhalte der Sitzung, die auf dem Flipchart notiert sind. Dabei betont er, dass auch heute die Anwendung der Arbeitszeitrestriktion weiter zentraler Sitzungsinhalt ist, dass jedoch aufgrund zunehmender Vertrautheit mit dieser Methode ebenso wie in Sitzung 3 Zeit für zusätzliche relevante Inhalte verbleibt. Es sollen daher weitere Möglichkeiten des Bedingungsmanagements – d. h. der günstigen Gestaltung der Rahmenbedingungen für rechtzeitiges Anfangen und effizientes Arbeiten – behandelt werden. Die vorgesehenen Themen sind dieses Mal Arbeitsplatzgestaltung und Umgang mit Störungen. Der Pt wird nach eigenen Wünschen zur Planung dieser Sitzung befragt und diese werden – wie evtl. auch bereits in der letzten Sitzung genannte Wünsche – wenn möglich berücksichtigt.

Auswertung der Erfahrungen mit der Methode in der vergangenen Woche

Zu Beginn dieser vierten Sitzung werden wieder die Erfahrungen des Pt in der vergangenen Woche im Hinblick auf Arbeitszeitrestriktion und die vereinbarten Ziele besprochen. Der Pt wird aufgefordert, zuerst zu berichten, was ihm in der letzten Woche gut gelungen ist, und erst anschließend zu schildern, wo evtl. neue Schwierigkeiten aufgetreten sind und was er in Zukunft anders machen will, um die Methode noch besser umsetzen zu können. Er soll sich dabei auch auf den beim letzten Mal auf seiner Karteikarte notierten Vorsatz beziehen. Der Th verstärkt ihn für seine tägliche

Protokollierung und für seine persönlichen Fortschritte.

Es ist darauf zu achten, dass das Gespräch zielorientiert und strukturiert verläuft und sich auf die wesentlichen Aspekte der Erfahrungen mit der Methode konzentriert.

Berechnung der Arbeitseffizienz und der neuen Arbeitszeitfenster

Bevor das neue Thema eingeleitet wird, berechnet der Pt wie in den Sitzungen zuvor anhand der Tagebucheinträge der letzten Woche seine Arbeitseffizienz und legt die Dauer der neuen Arbeitszeitfenster für die kommende Woche mithilfe der „Anleitung zur Berechnung der Arbeitszeitfenster 2" (vgl. Arbeitsblatt 14 auf der CD-ROM) fest. Die Arbeitseffizienz und die neuen Arbeitszeitfenster werden vom Th in der „Sitzungsübersicht: Fortschritte" (vgl. Arbeitsblatt 15 auf der CD-ROM) festgehalten, wobei dem Pt die aktuellen Arbeitsfortschritte im Verlauf der bisherigen Sitzungen konkret genannt und entsprechend wertgeschätzt werden.

Ausfüllen des Wochenplans

Der Pt integriert die ermittelten Zeitfenster in die Planung der kommenden Woche. Arbeitsfreie Tage werden vom Th in der Sitzungsübersicht (vgl. Arbeitsblatt 15 auf der CD-ROM) festgehalten.

Arbeitsplatzgestaltung und Umgang mit Störungen

Im Folgenden wird nun der zweite Teil des Themas Bedingungsmanagement behandelt. Um den Themenblock „Arbeitsplatzgestaltung und Umgang mit Störungen" einzuleiten, füllt der Pt die vier ersten Spalten der Arbeitsplatzcheckliste aus (vgl. Arbeitsblatt 17 auf der CD-ROM). Im Anschluss stellt der Th anhand ausgedruckter Folien den zweiten Teil der Präsentation zum Bedingungsmanagement (vgl. Präsentation Sitzung C4 Bedingungsmanagement Teil 2 auf der CD-ROM) vor, bei dem der inhaltliche Schwerpunkt auf der positiven Gestaltung des Arbeitsplatzes und dem Umgang mit Störungen liegt. Der Pt erhält die Präsentation als Handout für seinen Therapieordner. Der Th bezieht den Pt aktiv mit seinem Wissen und seinen Erfahrungen in das Gespräch mit ein, indem er anknüpfend an die Arbeitsplatzcheckliste Fragen zur persönlichen Arbeitsumgebung stellt.

Im nächsten Schritt werden Störungen betrachtet und analysiert:

> „Sie haben erwähnt, dass Sie sich manchmal beim Arbeiten nicht konzentrieren können. Woran liegt das? Welche Störungen erleben Sie beim Arbeiten?
>
> ... Sie haben eine Menge möglicher Störungen genannt. Wir wollen diese einmal in Störungen von außen und Störungen von innen einteilen."

Der inhaltliche Teil schließt mit Maßnahmen zum Umgang mit den genannten Störungen. Auch hier sollen die Ideen des Pt erfasst und aufgenommen werden.

Zur Ableitung praktischer Konsequenzen wird der Pt gefragt, ob er konkrete Aspekte seiner Arbeitsumgebung identifiziert hat, die er in der nächsten Zeit verändern möchte. Er kann diese in die vorletzte Spalte der „Arbeitsplatzcheckliste" eintragen (grau hinterlegt). Der Th verstärkt ihn an dieser Stelle besonders für seine Ideen und seine Veränderungsbereitschaft.

Abschluss

Dem Pt wird eine neue Karteikarte ausgehändigt. Er hat nun die Gelegenheit, einen konkreten, positiv formulierten Vorsatz zu notieren, auf dessen Umsetzung er in der nächsten Woche besonders achten möchte. Dieser Vorsatz kann sich auf die Arbeitsplatzgestaltung bzw. auf den Umgang mit Störungen beziehen, aber auch andere Aspekte des Arbeitens innerhalb der Zeitrestriktionsmethode aufgreifen.

Der Th gibt einen kurzen Ausblick auf die nächste Sitzung. Er betont die Relevanz dieser Sitzung, in der zusätzlich zu den üblichen Auswertungen und Planungen die zentralen Inhalte der Therapie noch einmal zusammengefasst sowie die Besonderheiten und Fortschritte des Pt im bisherigen Prozess reflektiert werden sollen. Weiter soll überlegt werden, wie der Pt es schaffen kann, die neu gelernten Strategien auch in der Zeit nach der Therapie selbstständig umzusetzen.

Der Th verabschiedet sich und wünscht dem Pt viel Erfolg bei der Verfolgung seiner Ziele in der nächsten Woche.

5.7.4.3 Besondere Hinweise zur Durchführung der Sitzung C4

Arbeitsplatzgestaltung und Umgang mit Störungen. Bei der Besprechung der Arbeitsplatzgestaltung soll zum einen grundlegendes Wissen zur Gestaltung des Arbeitsplatzes vermittelt werden. Zum anderen sollen die Tn dazu angeregt werden, die Wahl ihres Arbeitsplatzes grundsätzlich zu prüfen und ggf. auch einen Wechsel in Betracht zu ziehen. Zu diesem Zweck werden die Vor- und Nachteile verschiedener Arbeitsplätze (zu Hause, in der Bibliothek, etc.) diskutiert. Der Arbeitsplatzwechsel kann über das Ausschalten bekannter Störquellen und Ablenkungsmöglichkeiten die Tn/Pt dabei unterstützen, ihre Arbeitseinheiten wie geplant auszuführen. Dies bietet sich vor allem bei Tn/Pt an, die sich in ihrer gewohnten Umgebung nicht eigenständig gegen alternative Tätigkeiten abschirmen können, oder die immer wieder aufgrund externer Störungen die Arbeit unterbrechen und nicht wieder anfangen.

5.7.5 Intervention C – Sitzung C5: Abschlusssitzung für Modul C oder Kombinationen mit C (AC, BC oder ABC)

Sitzungsziele

- Weiterführung der Methode der Arbeitszeitrestriktion
- Rückblick auf die bisherigen Arbeitsfortschritte mit dem Zeitrestriktionsprogramm
- Besprechung von Möglichkeiten der selbstständigen Weiterführung und der Rückfallprophylaxe nach Abschluss der Sitzungen
- Evaluation und wechselseitige Rückmeldung

Sitzungsablauf

Gruppensetting (90 Min.):
- Begrüßung und Sitzungsüberblick (ca. 5 Min.)
- Auswertung des Vorgehens in der vergangenen Woche (ca. 20 Min.)
- Berechnung der Arbeitseffizienz und der neuen Arbeitszeitfenster (ca. 10 Min.)
- Auswertung und Zusammenfassung der Erfahrungen (ca. 15 Min.)
- Arbeitsfortschritte aufrecht erhalten und ausbauen (ca. 25 Min.)
- Rückmeldung der Tn (ca. 10 Min.)
- Abschluss und Verabschiedung (ca. 5 Min.)

Einzelsetting (50 Min.):
- Begrüßung und Sitzungsüberblick (ca. 5 Min.)
- Auswertung des Vorgehens in der vergangenen Woche (ca. 10 Min.)
- Berechnung der Arbeitseffizienz und der neuen Arbeitszeitfenster (ca. 5 Min.)
- Auswertung und Zusammenfassung der Erfahrungen (ca. 10 Min.)
- Arbeitsfortschritte aufrecht erhalten und ausbauen (ca. 10 Min.)
- Rückmeldung des Pt zum Gesamtprozess (ca. 5 Min.)
- Abschluss und Verabschiedung (ca. 5 Min.)

Material

Kopien zum Austeilen an die Tn:
- Pro Tn jeweils eine Kopie des Arbeitsblattes 14: Anleitung zur Berechnung der Arbeitszeitfenster 2 sowie eine weitere Kopie als Vorlage für den weiteren Gebrauch (vgl. CD-ROM)
- Pro Tn jeweils eine Kopie des Arbeitsblattes 13: Wochenplan sowie eine weitere Kopie als Vorlage für den weiteren Gebrauch (vgl. CD-ROM)
- Pro Tn jeweils eine Vorlage des Arbeitstagebuchs als Kopiervorlage für den weiteren Gebrauch (vgl. CD-ROM – Version für Modul C)

Flipcharts:
- Sitzungsüberblick
- Zusammenfassung der Inhalte des Trainings

Sonstiges:
- Arbeitsblatt 15 „Sitzungsübersicht: Fortschritte“ der Tn/des Pt
- Taschenrechner
- Stifte
- Karteikarten

Nur für die Durchführung in der Gruppe:
- Zusammenfassung der Sitzungsübersichten für die Feedbackrunde: Wenn vor Sitzungsbeginn alle Angaben vorliegen, erfolgt für das Gruppenfeedback eine Berechnung des Mittelwerts der Arbeitseffizienz und Arbeitsdauer für die Gesamtgruppe (Vergleich der Arbeitseffizienzen von Sitzung 2 und Sitzung 5).

5.7.5.1 Therapeutisches Vorgehen im Gruppensetting – Sitzung C5

Begrüßung und Sitzungsüberblick (Th A)

Die Th begrüßen die Tn zur Abschlusssitzung. Sie geben einen Überblick über die Sitzungsinhalte und betonen die Bedeutung des Treffens für die Auswertung der Erfahrungen und die Aufrechterhaltung der Arbeitsfortschritte der Tn.

Auswertung des Vorgehens in der vergangenen Woche (Th A)

In diesem Abschnitt sprechen die Tn über ihre Erfahrungen mit der Arbeitszeitrestriktionsmethode in der vergangenen Woche, über Fortschritte und gegebenenfalls über neu aufgetretene Schwierigkeiten im Hinblick auf die selbstgesetzten Ziele. Dabei sollten sie wieder die bekannten Regeln berücksichtigen. Die Tn werden besonders für die tägliche Protokollierung und für ihre Fortschritte bei der Einhaltung der Arbeitszeitfenster verstärkt und dazu angeregt, Konsequenzen für die kommende Woche abzuleiten und die an ihrem Arbeitsplatz vorgenommenen Veränderungen in der letzten Spalte der Arbeitsplatzcheckliste, die sie in der vergangenen Sitzung ausgefüllt haben, als erledigt abzuhaken.

Berechnung der Arbeitseffizienz und der neuen Arbeitszeitfenster (Th B)

Zum letzten Mal berechnen die Tn in der Gruppe ihre Arbeitseffizienz und die Dauer der Arbeitszeitfenster für die kommende Woche. Noch einmal werden die Tagebucheinträge aus der vergangenen Woche, die Formulare „Anleitung zur Berechnung der Arbeitszeitfenster 2“ (vgl. Arbeitsblatt 14 auf der CD-ROM), die Taschenrechner und genügend Stifte ausgeteilt. Danach notieren die Th Effizienz und Dauer der neuen Zeitfenster in der „Sitzungsübersicht: Fortschritte“ (vgl. Arbeitsblatt 15 auf der CD-ROM). Die Tn teilen der Gruppe die Effizienzangaben und die Dauer der neuen Arbeitszeitfenster sowie ihre arbeitsfreien Tage mit. Th A berechnet in dieser Zeit die durchschnittliche Arbeitseffizienz der Gruppe zum Zeitpunkt der 5. Sitzung, damit diese den Tn bei der Auswertung der Erfahrungen zurückgemeldet werden kann.

Die Tn bekommen jeweils eine Kopiervorlage des Formulars „Anleitung zur Berechnung der Arbeitszeitfenster 2“ (vgl. Arbeitsblatt 14 auf der CD-ROM), des Arbeitstagebuchs (vgl. CD-ROM – Version Modul C) und des Wochenplans (vgl. Arbeitsblatt 13 auf der CD-ROM) ausgehändigt. So können sie die Materialien auch in Zukunft nutzen.

Auswertung und Zusammenfassung der Erfahrungen (Th A)

Die Th leiten dazu über, die Erfahrungen mit dem Anti-Prokrastinationstraining im Hinblick auf persönliche Fortschritte auszuwerten. Vorbereitend haben sie die wichtigsten Ziele des Trainings auf Flipchart notiert und lesen diese als Einstieg vor:

„Wir haben im Training erarbeitet …
- Wie Sie Ihre Arbeit in Form von Arbeitszeitfenstern konkret planen.
- Wie Sie den geplanten Arbeitsbeginn und das geplante Arbeitsende einhalten.
- Wie Sie Arbeitseffizienz und Arbeitsdauer maximieren und das Aufschieben reduzieren.
- Wie Sie dadurch Arbeits- und Freizeit klar voneinander unterscheiden.
- Wie Sie sich selbst belohnen können.
- Wie Sie Ihre Arbeitsumgebung angemessen gestalten und Störungen vermeiden.“

Abschlussfrage:

„Welche Erfahrung war für Sie besonders wichtig, sodass Sie diese in Form eines Signalsatzes auf einer Karteikarte festhalten möchten?“ *(„Signalsatz“ bitte auf Karteikarte notieren!)*

Die Tn sollen die genannten Punkte noch einmal reflektieren und ggf. ergänzen. Die Antwort auf die abschließende Frage sollen sie auf einer Karteikarte möglichst in einem prägnanten Satz – einem sogenannten „Signalsatz“ – notieren.

Die Th geben im Anschluss anhand ihrer Zusammenfassung der Sitzungsübersichten (vgl. Arbeitsblatt 15 auf der CD-ROM) den Tn Rückmeldung über die Entwicklung der Arbeitseffizienz der Gruppe (Vergleich der Arbeitseffizienzen von Sitzung 2 und Sitzung 5) und die individuelle Entwicklung ihrer Arbeitszeiteffizienz und Arbeitsdauer über den gesamten Trainingszeitraum. Sie schließen das Feedback jeweils mit der Frage ab, welche Erfahrung der betreffende Tn für sich als die wichtigste festhält und welchen „Signalsatz" er aufgeschrieben hat.

Arbeitsfortschritte aufrechterhalten und ausbauen (Th B)

Um die Fortführung der Arbeitszeitrestriktion als Anti-Prokrastinationsstrategie zu erleichtern, werden die Tn nach erwarteten Schwierigkeiten hinsichtlich der Aufrechterhaltung ihrer Fortschritte gefragt. Die Th sollten diese Sorgen ernst nehmen und die Tn ermutigen, nach praktischen Möglichkeiten zur Aufrechterhaltung von Erfolgen und zum Umgang mit möglichen Rückfällen zu suchen.

> „Wir möchten heute darüber sprechen, wie Sie Ihre Erfolge auch nach Abschluss der Gruppensitzungen aufrechterhalten können. Genauso wie es zu Beginn schwierig war, diese Veränderungen einzuleiten, kann es auch anstrengend sein, diese längerfristig beizubehalten. Was meinen Sie, ist wichtig, um neue (oder auch alte!) Schwierigkeiten und Hindernisse zu überwinden und die Veränderungen aufrechtzuerhalten?"

Die Ideen werden gesammelt und auf dem Flipchart notiert. Bei der Diskussion zu Strategien zur Aufrechterhaltung der Veränderungen sollten die Th folgende Schritte betonen:

- *Strategien beibehalten und diese regelmäßig überprüfen*
  Die besten Methoden nützen nichts, wenn sie nicht angewendet werden. Die Tn müssen auch in Zukunft mit ihrer Prokrastinationstendenz – dem sogenannten „inneren Schweinehund" – rechnen, vor allem wenn für sie die jetzt endende soziale Kontrolle durch die Gruppe ein zusätzlich wichtiger Faktor für ihren Fortschritt war. Die Tn sollten also ihren Umgang mit wichtigen langfristigen Aufgaben regelmäßig überprüfen, um erste Nachlässigkeiten schnell zu entdecken und umgehend darauf zu reagieren. Günstig sind an dieser Stelle klare Gelegenheitsvorsätze (z. B. „Morgen um 10.00 Uhr setze ich mich an meinen Schreibtisch und werde eine Stunde arbeiten")!
- *Schnell handeln, sobald Schwierigkeiten auftreten*
  Die Tn sollten sofort handeln, wenn sie merken, dass sie wichtige Aufgaben wieder aufschieben und mit ihrem Arbeitsverhalten unzufrieden werden. Wichtig ist es in einem solchen Fall, nicht in ein „Alles-oder-nichts-Denken" zu verfallen und nach dem Prinzip „jetzt ist es auch egal" die Arbeit völlig zu vermeiden. Vielmehr ist es dann hilfreich, die Methoden in den Materialien noch einmal nachzulesen und nach den gelernten Regeln umzusetzen. Zur Unterstützung kann es motivieren, sich mit Arbeitspartnern zu bestimmten Arbeitsschritten zu verabreden und auszutauschen oder konkrete, befristete Zielvereinbarungen zu treffen.
- *Auch die Beibehaltung der Fortschritte als Erfolg sehen und belohnen*
  Die Beibehaltung der Fortschritte ist gerade bei langfristigen Arbeitsprojekten mit entsprechendem Belohnungsaufschub eine Leistung, die viel persönliche Energie erfordert und besondere Anerkennung verdient. Deshalb ist es für die Stärkung der Motivation angemessen, sich für die Weiterführung der eigenen Bemühungen nach einzelnen Etappen immer wieder selbst zu loben und eigene Belohnungen einzusetzen.
- *Beratungsangebote nutzen*
  Die Th verweisen auf unterstützende Angebote in Stadt oder Region und nennen auf dem Flipchart Institutionen oder Internetadressen, an die sich die Tn wenden können. Viele Studienberatungsstellen bieten beispielsweise regelmäßig Trainings zu den Themen „Prüfungsangst" und „Arbeitstechniken" an.

Rückmeldung der (Th A)

Die Tn werden nun gebeten, den Th Feedback zum Training zu geben. Die Th heben dabei hervor, dass die Qualität der Trainings durch die Anregungen und Rückmeldungen der Tn ständig verbessert wird, sodass alle Gruppen davon profitieren.

Abschluss (Th B)

Die Th bedanken sich für die Rückmeldungen. Sie wünschen den Tn viel Erfolg bei der zukünftigen eigenständigen Anwendung der gelernten Strategien und verabschieden sich.

5.7.5.2 Therapeutisches Vorgehen im Einzelsetting – Sitzung C5

Begrüßung und Sitzungsüberblick

Der Th begrüßt den Pt zur letzten Sitzung. Er gibt einen Überblick über die Sitzungsinhalte und betont die Bedeutung der Sitzung für die Auswertung der Erfahrungen und die Aufrechterhaltung der Arbeitsfortschritte.

Auswertung des Vorgehens in der vergangenen Woche

In diesem Abschnitt besprechen Th und Pt die Erfahrungen mit der Arbeitszeitrestriktionsmethode in der vergangenen Woche, Fortschritte und gegebenenfalls neu aufgetretene Schwierigkeiten im Hinblick auf die selbstgesetzten Ziele. Dabei werden wieder die bekannten Regeln berücksichtigt. Der Pt wird besonders für die tägliche Protokollierung und für seine Fortschritte bei der Einhaltung der Arbeitszeitfenster verstärkt und angeregt, Konsequenzen für die kommende Woche abzuleiten.

Berechnung der Arbeitseffizienz und der neuen Arbeitszeitfenste

Zum letzten Mal berechnet der Pt seine Arbeitseffizienz und die Dauer der Arbeitszeitfenster für die kommende Woche. Noch einmal wird auf Grundlage der Selbstbeobachtung im Arbeitstagebuch nach dem Arbeitsblatt „Anleitung zur Berechnung der Arbeitszeitfenster 2“ (vgl. Arbeitsblatt 14 auf der CD-ROM) die Arbeitseffizienz berechnet und die Dauer der Arbeitszeitfenster für die kommende Woche berechnet. Der Th notiert Effizienz und Dauer der neuen Arbeitszeitfenster sowie die arbeitsfreien Tage in der nächsten Woche in der „Sitzungsübersicht: Fortschritte“ (vgl. Arbeitsblatt 15 auf der CD-ROM).

Auswertung und Zusammenfassung der Erfahrungen

Der Th leitet dazu über, die Erfahrungen mit dem Anti-Prokrastinationstraining im Hinblick auf persönliche Fortschritte auszuwerten. Vorbereitend hat er die wichtigsten Ziele des Trainings auf dem Flipchart oder auf einem DIN A3-Bogen notiert und liest diese als Einstieg vor:

„Wir haben erarbeitet …

- Wie Sie Ihre Arbeit in Form von Arbeitszeitfenstern konkret planen.
- Wie Sie den geplanten Arbeitsbeginn und das geplante Arbeitsende einhalten.
- Wie Sie Arbeitseffizienz und Arbeitsdauer maximieren und das Aufschieben reduzieren.
- Wie Sie dadurch Arbeits- und Freizeit klar voneinander unterscheiden.
- Wie Sie sich selbst belohnen können. *(hier evtl. Arbeitsblatt 16: Fragen zur Selbstbelohnung einbeziehen)*
- Wie Sie Ihre Arbeitsumgebung angemessen gestalten und Störungen vermeiden. *(hier evtl. die letzte Spalte des Arbeitsblattes 17: Arbeitsplatzcheckliste einbeziehen)*

Abschlussfrage:

Welche Erfahrung war für Sie besonders wichtig, sodass Sie diese in Form eines Signalsatzes auf einer Karteikarte festhalten möchten? *(„Signalsatz“ bitte auf Karteikarte notieren!)*

Der Pt soll die genannten Punkte für sich noch einmal reflektieren und ggf. ergänzen. Die Antwort auf die abschließende Frage soll er auf einer Karteikarte möglichst in einem prägnanten Satz – einem sogenannten „Signalsatz“ – notieren.

Der Th gibt im Anschluss anhand seiner Zusammenfassung in der Sitzungsübersicht dem Pt eine Rückmeldung über die individuelle Entwicklung seiner Arbeitszeiteffizienz und Arbeitsdauer über den gesamten Trainingszeitraum. Er ermutigt ihn genau so weiterzumachen und schließt das Feedback mit dem Hinweis auf den aufgeschriebenen „Signalsatz“ ab.

Arbeitsfortschritte aufrechterhalten und ausbauen

Der Pt bekommt für seine selbstständige Weiterarbeit mit der Arbeitszeitrestriktionsmethode jeweils eine eigene Kopiervorlage des Formulars „Anleitung zur Berechnung der Arbeitszeitfenster 2“ (vgl. Arbeitsblatt 14 auf der CD-ROM), der Arbeitstagebuchs (vgl. CD-ROM – Version Modul C) und des Wochenplans (vgl. Arbeitsblatt 13 auf der CD-ROM) ausgehändigt. So kann er die Materialien auch in Zukunft nutzen.

Um die Fortführung der Arbeitszeitrestriktion als Anti-Prokrastinationsstrategie zu erleichtern, wird der Pt nach erwarteten Schwierigkeiten hinsichtlich der Aufrechterhaltung seiner Fortschritte befragt. Der Th sollte diese Sorgen ernst nehmen und den Pt ermutigen, nach praktischen Möglichkeiten zur Aufrechterhaltung von Erfolgen und zum Umgang mit möglichen Rückfällen zu suchen.

„Ich möchte mit Ihnen darüber sprechen, wie Sie Ihre Erfolge auch nach Abschluss der Anti-Prokrastinationssitzungen aufrechterhalten können. Genauso wie es zu Beginn schwierig war, die Veränderungen einzuleiten, kann es auch anstrengend sein, diese längerfristig beizubehalten. Was meinen Sie, ist wichtig, um neue (oder auch alte!) Schwierigkeiten und Hindernisse zu überwinden und die Veränderungen aufrecht zu erhalten?"

Die Ideen des Pt werden gesammelt und notiert. Bei der Diskussion zu Strategien zur Aufrechterhaltung der Veränderungen soll der Th folgende Schritte betonen:

- *Strategien beibehalten und diese regelmäßig überprüfen*
  Die besten Methoden nützen nichts, wenn sie nicht angewendet werden. Der Pt muss auch in Zukunft mit seiner Prokrastinationstendenz – dem sogenannten „inneren Schweinehund" – rechnen, vor allem wenn für ihn die jetzt endende soziale Kontrolle durch den Th ein wichtiger Faktor für seinen Fortschritt war. Der Pt sollte also seinen Umgang mit wichtigen langfristigen Aufgaben regelmäßig überprüfen, um erste Nachlässigkeiten schnell zu entdecken und umgehend darauf zu reagieren. Günstig sind an dieser Stelle klare Gelegenheitsvorsätze (z. B. „Morgen um 10.00 Uhr setze ich mich an meinen Schreibtisch und werde eine Stunde arbeiten")!
- *Schnell handeln, sobald Schwierigkeiten auftreten*
  Der Pt sollte sofort handeln, wenn er merkt, dass er wichtige Aufgaben wieder aufschiebt und mit seinem Arbeitsverhalten unzufrieden wird. Wichtig ist es in einem solchen Fall, nicht in ein „Alles-oder-nichts-Denken" zu verfallen und nach dem Prinzip „jetzt ist es auch egal" die Arbeit völlig zu vermeiden. Vielmehr ist es dann hilfreich, die Methoden in den Materialien noch einmal nachzulesen und nach den gelernten Regeln umzusetzen. Zur Unterstützung kann es motivieren, sich mit Arbeitspartnern zu bestimmten Arbeitsschritten zu verabreden und auszutauschen oder konkrete, befristete Zielvereinbarungen zu treffen.
- *Auch die Beibehaltung der Fortschritte als Erfolg sehen und sich dafür belohnen*
  Die Beibehaltung der Fortschritte ist gerade bei langfristigen Arbeitsprojekten mit entsprechendem Belohnungsaufschub eine Leistung, die viel persönliche Energie erfordert und besondere Anerkennung verdient. Deshalb ist es für die Stärkung der Motivation angemessen, sich für die Weiterführung der eigenen Bemühungen nach einzelnen Etappen immer wieder selbst zu loben und eigene Belohnungen einzusetzen.
- *Beratungsangebote nutzen*
  Der Th verweist auf unterstützende Angebote in Stadt oder Region und nennt auf dem Flipchart Institutionen oder Internetadressen, an die sich der Pt wenden kann. Viele Studienberatungsstellen bieten beispielsweise regelmäßig Trainings zu den Themen „Prüfungsangst" und „Arbeitstechniken" an.

Rückmeldung des Pt zum Gesamtprozess

Der Pt wird nun gebeten, Feedback zu den Trainingssitzungen zu geben. Der Th hebt dabei hervor, dass die Qualität der Therapie durch die Anregungen und Rückmeldungen der Pt ständig verbessert wird.

Abschluss

Der Th bedankt sich für die Rückmeldung und verstärkt den Pt für seine engagierte Mitarbeit. Er wünscht ihm viel Erfolg bei der zukünftigen eigenständigen Anwendung der gelernten Strategien und verabschiedet sich.

5.8 Umgang mit Besonderheiten und schwierigen Therapiesituationen

Umgang mit Reaktanz/Ablehnung, die besprochenen Methoden auszuprobieren

Im Umgang mit Reaktanz auf Seiten der Patienten[7] kann es hilfreich sein, zunächst zu klären, was der Patient in der vergangenen Woche (von dem, was vereinbart wurde) genau gemacht hat und ob er überhaupt etwas anders gemacht hat, als vor der Therapie (falls nicht, sollte dies expliziert werden). Auf keinen Fall sollte selbstverständlich davon ausgegangen werden, dass alles, wie besprochen, durchgeführt wurde. Im Fall von Reaktanz gilt es, Verständnis zu zeigen und gleichzeitig anzusprechen, dass es ohne Verhaltensänderung nicht zu einer Verbesserung kommen kann (wären die bisher angewandten Strategien hinreichend hilfreich, würde die Problematik nicht bestehen und der Patient hätte sich nicht um Hilfe bemüht). Eine mögliche Reaktion des Th könnte folgende sein:

> „Ich kann mir gut vorstellen, dass es für Sie zunächst befremdlich ist, anders zu arbeiten als vorher. Sie haben jahrelang so gearbeitet und das zu verändern ist schwierig. Aber offensichtlich sind Sie mit Ihren bisherigen Strategien nicht weiter gekommen (sonst hätten Sie sich nicht um Hilfe bemüht). Vielleicht hilft es Ihnen, wenn Sie versuchen, die Strategien, die wir hier erarbeiten, als zeitlich begrenztes Experiment zu betrachten und auszuprobieren. So haben Sie die Möglichkeit, neue Erfahrungen zu sammeln und können am Ende der Therapie entscheiden, was Sie davon in Ihren Arbeitsalltag übernehmen möchten. ... Was meinen Sie?"

Self-handicapping – Prokrastination als Selbstwertschutz und Narzissmus und Prokrastination

Viele Betroffene verwenden Prokrastination als selbstwertschützende Strategie. Daher ist es nicht verwunderlich, dass sich nicht selten auch narzisstische Patienten – für die der Schutz des eigenen Selbstwertes per definitionem eine große Rolle spielt – wegen Prokrastination als primärem Anliegen in Behandlung begeben.

Die besondere Herausforderung bei der Behandlung narzisstischer Prokrastinierer besteht darin, dass diese neben ihrem negativen Selbstkonzept ein funktionales, überhöht positives Selbstkonzept aufgebaut haben, dass sich häufig auf Leistungen im Arbeitsbereich bezieht. Dieses positive Selbstkonzept kann nur dadurch aufrechterhalten werden, dass die Patienten Strategien entwickeln, um es gegen schemainkongruente Information zu schützen. Personen mit hohen Ansprüchen und gleichzeitug vorliegender geringer Selbstwirksamkeitserwartung oder mit Versagensangst, sowie insbesondere narzisstische Personen neigen daher zur Vermeidung von Situationen, in denen sie diagnostisch ergiebige Informationen über ihre Fähigkeiten bekommen. Zu diesen Situationen gehören besonders bewertbare Leistungen, z. B. Präsentationen, Prüfungen oder etwa wissenschaftliche Arbeiten. Die Gültigkeit solcher Informationen (Feedback über die eigenen Fähigkeiten, Noten, etc.) kann durch Self-handicapping-Strategien (Prokrastination, am Abend vor der Prüfung viel Alkohol trinken, sich extrem schlecht vorbereiten, etc.) verringert werden (vgl. Kapitel 1). Durch die kognitive Konstruktion „Wenn ich nur früher begonnen hätte, wäre ich viel besser gewesen" ist an dieser Stelle kein Rückschluss auf die tatsächlichen Fähigkeiten möglich. Für den Fall, dass sie trotzdem eine gute Leistung erbringen, führt die Kognition „Sogar obwohl ich zu spät angefangen habe, habe ich eine gute Leistung erbracht, das bedeutet, dass ich ..." sogar zu einer kurzfristigen Selbstwerterhöhung. Wenn die Patienten zusätzlich zum „Arbeiten auf den letzten Drücker", dem sogenannten „last minute rush" neigen, bei dem unter großem Druck die letzten Nächte bis zur Prüfung durchgearbeitet werden, kommt es zu einer Lernerfahrung, die Prokrastination noch zusätzlich begünstigt. Obwohl der Patient viel zu spät begonnen hat, hat er trotzdem noch eine passable oder sogar gute Leistung zustande gebracht, wodurch es zu einer weiteren Selbstwerterhöhung kommt. „Gefährlich" für das ggf. überhöhte Selbstkonzept und die damit verbundenen hohen Ansprüche (bzw. im Falle narzisstischer Patienten verbundene Erwartung, besser als alle anderen sein zu müssen, wenn das Selbstbild als „Überflieger" aufrechterhalten werden soll) wird es, wenn sich jemand maximal

7 In diesem Abschnitt wird aus Gründen der Lesbarkeit über „Patienten" und „Therapie" gesprochen. Alle genannten Hinweise beziehen sich jedoch ebenso auch auf Teilnehmer in Coachings oder im Gruppensetting.

angestrengt hat und „trotzdem“ nur eine mittelmäßige Note erhält. Daher hat Prokrastination gerade für Patienten mit narzisstischer Persönlichkeitsstruktur oder -störung eine extreme Funktionalität als selbstwertschützende Strategie, die expliziert werden sollte. Dies sollte jedoch im Falle narzisstischer Patienten erst geschehen, wenn eine tragfähige therapeutische Beziehung aufgebaut wurde. Vor diesem Hintergrund ist noch besser verständlich, dass es gerade für narzisstische Patienten eine große Überwindung ist, Prokrastination aufzugeben oder zu lernen, damit umzugehen. Dies sollte in der Behandlung unbedingt Berücksichtigung finden.

Anstrengungsbereitschaft

Es kann vorkommen, dass Patienten mit dem Ziel kommen, nach der Therapie „ohne Anstrengung“ arbeiten zu können, oder die Vorstellung haben, dass alles ganz leicht sein wird, wenn sie zur Therapie gehen und von einem Experten nur den richtigen Rat bekommen. Sicherlich wird das Arbeiten leichter, wenn die Patienten eine Routine entwickelt haben regelmäßig zu arbeiten. Sie sind durch ihre Fortschritte motiviert und ihre Selbstwirksamkeit wächst, aber *ohne* Anstrengung (d. h. ohne Selbststeuerung) werden sie auch weiterhin nicht pünktlich beginnen und das Arbeiten wie geplant durchhalten können. Es ist wichtig, diese Vorstellung zu korrigieren, da die Patienten den Eindruck gewinnen könnten, dass gerade ihnen die erarbeiteten Methoden nicht helfen („Es wird einfach nicht besser, es ist immer noch so anstrengend. Bei mir funktioniert die Methode nicht.“) – diesen Frust sollten Sie ihnen von vorneherein ersparen.

Perfektionismus

Perfektionistische Prokrastinierer neigen dazu, Dinge aufzuschieben, weil sie befürchten, Aufgaben nicht gut genug zu erfüllen. Dies ist besonders ein Nachteil beim Schreiben wichtiger Arbeiten/Artikel/Aufsätze/Abschlussarbeiten, etc. Prokrastinationsfördernde Kognitionen sind hier häufig:

- „Ich muss in der richtigen Stimmung sein, um gut schreiben zu können“
- „Ich muss erst alles einmal gelesen haben, um einen Überblick zu haben, vorher kann ich gar nicht mit dem Schreiben anzufangen.“
- „Wenn ich alles weiß, wird es ganz einfach sein, und ich kann die Arbeit dann schnell 'runterschreiben'.“
- „Ich muss einen Satz im Kopf vollständig vorformuliert haben, ehe ich ihn hinschreibe.“
- „Der Anfang muss besonders gut sein!“
- „Ich kann nicht weiterschreiben, wenn ich den Text vorher noch nicht perfekt ausgefeilt habe.“

Es kann vorkommen, dass aufgrund von Perfektionismus fast fertige wissenschaftliche Arbeiten nicht fertig gestellt oder sogar bereits fertig gestellte Arbeiten nicht abgeben werden. Oft verstricken sich diese Patienten in Kleinigkeiten, wie z. B. eine Definition eines bestimmten Fremdwortes, über das sie über Stunden in verschiedenen Büchern nachlesen, um herauszufinden, wo es besonders gut und fundiert definiert ist. Hier kann es hilfreich sein, einige Grundsätze zu erarbeiten:

- Man kann sich aktiv der passenden Stimmung annähern, zum Beispiel durch Anfangen mit dem kleinsten denkbaren Schritt.
- Sie müssen nicht immer alles perfekt durchdacht haben, bevor Sie beginnen, verbessern können Sie es immer noch („Erst die Pflicht, dann die Kür – keine Energieverschwendung auf Nebenschauplätzen!“).
- Ein realistischer Zeitplan für die gesamte Arbeit zeigt, was bereits heute zu tun ist.
- Bei der Erstellung schriftlicher Arbeiten: Einteilung in mehrere Schritte, um die Hemmschwelle zu senken, überhaupt mit der Arbeit zu beginnen:
  - Anfangen mit Sammlung grober Stichpunkte – wenn auch das schwerfällt, statt mit dem PC erst mal handschriftlich notieren, z. B. mit Bleistift auf „Schmierpapier“ schreiben,
  - diese grobe Stoffsammlung ordnen, verfeinern, immer noch stichwortartig,
  - nach und nach Stichworte ausformulieren zu einer ersten Rohfassung,
  - Optimierung der Rohfassung zu einem „vertretbaren“ Text,
  - Korrekturlesen und Erstellung der Endfassung.
- Wenn Sie nicht wissen, wo Sie am besten anfangen sollen, fangen sie irgendwo an. An einer Sache überhaupt zu arbeiten, ist immer effektiver, als gar nicht an ihr zu arbeiten (egal an welcher Stelle Sie beginnen).
- Es ist hinderlich, für die erste Fassung schon den Anspruch zu erheben, dass der Text den eigenen (ggf. überhöhten) Ansprüchen genügen soll. Die Botschaft sollte sein: „Aus einem schlechten Text einen guten zu machen, ist immer einfacher, als aus nichts einen guten Text zu machen, deshalb scheuen Sie sich nicht, mit schlechten Texten zu beginnen!“.

„Nur noch 5 Minuten, um halb/voll/ viertel nach ... fange ich an. Wirklich."

Wenn der Beginnzeitpunkt erst mal verstrichen ist, haben viele Pt die Kognition „... jetzt kommt es auf die 10 Minuten auch nicht mehr an". Das kann typischerweise dazu führen, dass sich der Arbeitsbeginn immer wieder bis zur nächsten „geraden Zeit" (vorzugsweise auf die nächste volle oder halbe Stunde) verschiebt. Es ist sinnvoll, an dieser Stelle erneut zu betonen, dass Aufschieben den gleichen Prozessen unterliegt, unabhängig davon, ob 3 Stunden oder 10 Minuten aufschoben wird. Deshalb versuchen wir in der Therapie ganz genau zu sein und auf die Minute pünktlich zu beginnen. Die Patienten können dies als Experiment sehen: Was sie in der Therapie tun, soll anders sein, als das, was sie vorher gemacht haben. Sie müssen nach der Therapie nicht alles genauso weiter machen, aber in der Therapie sollen sie ausprobieren, wie es funktioniert (siehe auch „Reaktanz").

„Eveningness" – Arbeiten in den Abend oder sogar in die Nacht verschieben

Bei manchen Patienten besteht ein hartnäckiges Problem darin, dass sie das Arbeiten oder Lernen immer wieder in den Abend verschieben und weniger wichtige Dinge in der Zeit vorher erledigen. Hier bietet es sich an, ein relativ „starkes" Ritual zu verwenden, z. B. sich anrufen zu lassen, um die soziale Responsivität zu nutzen, oder sich einen Wecker zu stellen, auch wenn dies kurzfristig als unangenehm empfunden wird. Sehr hilfreich kann es in diesem Fall auch sein, wenn sich der Betroffene einer Arbeitsgruppe anschließt, mit der feste verpflichtende Termine – möglichst auch an einem nicht privaten Arbeitsort – vereinbart werden. Um die Längskonkurrenz zu vermindern (Konkurrenz zwischen verschiedenen Zeitpunkten: „Warum sollte ich unbedingt jetzt anfangen, wenn ich genauso gut um 14.00 Uhr oder 17.00 Uhr anfangen könnte?"; vgl. Kapitel 5.5.1), kann es nützlich sein, das Arbeiten zu späteren Zeitpunkten unmöglich zu machen, z. B. durch die Nutzung der Arbeitsrestriktionsmethode (vgl. Kapitel 5.7) oder indem Verabredungen oder andere wichtige Tätigkeiten, die ihrerseits nicht gut verschoben werden können, auf den Abend gelegt werden.

Weitere Hinweise zu spezifischen Problemen finden Sie auch in unserem Ratgeber für Betroffene und Angehörige (Höcker, Engberding & Rist, 2017).

5.9 Abschließende Empfehlung

Allen Nutzern dieses Manuals – privaten wie professionellen – empfehlen wir abschließend, sich bei der Anwendung der beschriebenen Methoden wirklich auf jeweils nur einen Aspekt zu konzentrieren, das heißt sich zu beschränken. Unter dem Druck lange aufgeschobener Arbeiten liegt die Versuchung nah, vieles auf einmal ausprobieren zu wollen, um den eigenen „Leistungsrückstand" oder den von Patienten möglichst schnell aufzuheben. Ziel ist jedoch der Abbau der Prokrastination und der Aufbau einer neuen Verhaltensgewohnheit des aktiven und rechtzeitigen Herangehens an wichtige Aufgaben.

Analog zum Sport gilt hier das verhaltenstherapeutische Ur-Prinzip: Ein vernünftiges Training nach langer Pause beginnt man nicht mit Höchstleistungen, sondern baut Schritt für Schritt auf, legt die Latte immer ein Stückchen höher. In einem solchen gezielten und planvollen Verhaltensaufbau – dauernd begleitet durch konkrete Selbstbeobachtung, Evaluation, Feedback und Korrektur – sehen wir die Stärke dieses Anti-Prokrastinationstrainings.

Literatur

Achtziger, A. & Gollwitzer, P. (2010). Motivation und Volition im Handlungsverlauf. In J. Heckhausen & H. Heckhausen (Hrsg.), *Motivation und Handeln* (S. 309–336). Berlin: Springer.

Ainslie, G. (1975). Specious reward: A behavioral theory of impulsiveness and impulse control. *Psychological Bulletin, 82,* 463–494. http://doi.org/10.1037/h0076860

Ainslie, G. (2005). Précis of breakdown of will. *Behavioral and Brain Sciences, 28,* 635–673. http://doi.org/10.1017/S0140525X05000117

Aitken, M. (1982). *A personality profile of the college student procrastinator*. Unpublished manuscript, University of Pittsburgh.

Amthauer, R., Brocke, B., Liepmann, D. & Beauducel, A. (2007). *Intelligenz-Struktur-Test 2000* (I-S-T 2000 R, 2., erw. und überarb. Aufl.). Göttingen: Hogrefe.

Bandalo, A. (2008). *Ein Bibliotraining bei studentischen Arbeitsstörungen.* Unveröffentlichte Diplomarbeit, Westfälische Wilhelms-Universität Münster.

Bartling, G., Echelmeyer, L. & Engberding, M. (2008). *Problemanalyse im therapeutischen Prozess*. Stuttgart: Kohlhammer.

Beck, L. (2008). *Evaluation eines Gruppentrainings gegen Prokrastination*. Unveröffentlichte Diplomarbeit, Westfälische Wilhelms-Universität Münster.

Beißner, J. (2004). *Ein Trainingsmodul für Pünktlichkeit bei studentischen Arbeitsstörungen.* Unveröffentlichte Diplomarbeit, Westfälische Wilhelms-Universität Münster.

Blunt, A.K. & Pychyl, T.A. (2000). Task aversiveness and procrastination: A multi-dimensional approach to task aversiveness across stages of personal projects. *Personality and Individual Differences, 28,* 153–167. http://doi.org/10.1016/S0191-8869(99)00091-4

Boice, R. (1989). Procrastination, busyness and bingeing. *Behavior Research and Therapy, 27,* 605–611. http://doi.org/10.1016/0005-7967(89)90144-7

Brickenkamp, R., Schmidt-Atzert, L. & Liepmann, D. (2010). *Test d2 – Revision. Aufmerksamkeits- und Konzentrationstest*. Göttingen: Hogrefe.

Chu, A.H.C. & Choi, J.N. (2005). Rethinking procrastination: Positive effects of „active" procrastination behavior on attitudes and performance. *The Journal of Social Psychology, 145,* 245–264. http://doi.org/10.3200/SOCP.145.3.245-264

Cook, P.F. (2000). Effects of counselors' etiology attributions on college students' procrastination. *Journal of Counseling Psychology, 47,* 352–361. http://doi.org/10.1037/0022-0167.47.3.352

Deters, B. (2006). *Prokrastination bei Studierenden – Zusammenhänge mit Depressivität und ADHS im Erwachsenenalter.* Unveröffentlichte Diplomarbeit, Westfälische Wilhelms-Universität Münster.

DeWitte, S. & Schouwenburg, H.C. (2002). Procrastination, temptations, and incentives: The struggle between the present and the future in procrastinators and the punctual. *European Journal of Personality, 16,* 469–489. http://doi.org/10.1002/per.461

Díaz-Morales, J., Ferrari, J.R. & Cohen, J.R. (2008). Indecision and avoidant procrastination. The role of morningness – eveningness and time perspective in chronic delay lifestyles. *The Journal of General Psychology, 135,* 228–240. http://doi.org/10.3200/GENP.135.3.228-240

Ellis, A. (1962). *Reason and emotion in psychotherapy*. New York: Carol Publishing.

Engberding, M., Höcker, A., Nieroba, S. & Rist, F. (2011). Arbeitszeitrestriktion als Methode in der Behandlung von Prokrastination. *Verhaltenstherapie, 21,* 255–261. http://doi.org/10.1159/000333392

Ferrari, J.R., Johnson, J.J. & McCown, W.C. (1995). *Procrastination and task avoidance: Theory, research, and treatment*. New York: Plenum Press. http://doi.org/10.1007/978-1-4899-0227-6

Ferrari, J.R., O'Callaghan, J. & Newbegin, I. (2005). Prevalence of procrastination in the United States, United Kingdom, and Australia: Arousal and avoidance delays among adults. *North American Journal of Psychology, 7,* 1–6.

Ferrari, J.R. & Patel, T. (2004). Social comparisons by procrastinators: Rating peers with similar or dissimilar delay tendencies. *Personality and Individual Differences, 37,* 1493–1501. http://doi.org/10.1016/j.paid.2004.02.006

Ferrari, J.R. & Pychyl, T. (Eds.). (2000). Procrastination: Current issues and new directions. *Journal of Social Behavior and Personality, 15* (5).

Ferrari, J.R. & Tice, D. (2000). Procrastination as a self-handicap for men and women: a task avoidance strategy in a laboratory setting. *Journal of Research in Personality, 34,* 73–83. http://doi.org/10.1006/jrpe.1999.2261

Frings, E.-M. (2008). *Kategoriale Erfassung von Prokrastination*. Unveröffentlichte Diplomarbeit, Westfälische Wilhelms-Universität Münster.

Gollwitzer, P.M. (1991). *Abwägen und Planen. Bewusstseinslagen in verschiedenen Handlungsphasen.* Göttingen: Hogrefe.

Gollwitzer, P.M. & Brandstätter, V. (1997). Implementation intentions and effective goal pursuit. *Journal of Personality and Social Psychology, 73,* 186–199. http://doi.org/10.1037/0022-3514.73.1.186

Heckhausen, H. (1989). *Motivation und Handeln*. Berlin: Springer. http://doi.org/10.1007/978-3-662-08870-8

Heckhausen, J. & Heckhausen, H. (Hrsg.). (2010). *Motivation und Handeln* (4., überarb. Aufl.). Heidelberg: Springer. http://doi.org/10.1007/978-3-642-12693-2

Heckhausen, H. & Gollwitzer, P.M. (1987). Thought contents and cognitive functioning in motivational versus volitional states of mind. *Motivation and Emotion, 11,* 101–120. http://doi.org/10.1007/BF00992338

Helmke, A. & Schrader, F.-W. (2000). Procrastination im Studium – Erscheinungsformen und motivationale Bedingungen. In U. Schiefele & K.P. Wild (Hrsg.), *Interesse und Lernmotivation. Untersuchungen zu Entwicklung, Förderung und Wirkung* (S. 207–225). Münster: Waxmann.

Höcker, A. (2010). *Effektive Behandlung von Prokrastination: Evaluation verschiedener Behandlungsmethoden.* Dissertation, Westfälische Wilhelms-Universität Münster.

Höcker, A., Engberding, M., Beißner, J. & Rist, F. (2008). Evaluation einer kognitiv-verhaltenstherapeutischen Intervention zur Reduktion von Prokrastination. *Verhaltenstherapie, 18,* 223–229. http://doi.org/10.1159/000167857

Höcker, A., Engberding, M., Beißner, J. & Rist, F. (2009). Reduktion von Prokrastination: Module zum pünktlichen Beginnen und realistischen Planen. *Verhaltenstherapie, 19,* 28–32. http://doi.org/10.1159/000202339

Höcker, A., Engberding, M. & Rist, F. (2017). *Heute fange ich wirklich an! Prokrastination und Aufschieben überwinden – ein Ratgeber.* Göttingen: Hogrefe. http://doi.org/10.1026/02706-000

Höcker, A., Haferkamp, R., Engberding, M. & Rist, F. (2012). Wirksamkeit von Arbeitszeitrestriktion in der Prokrastinationsbehandlung. *Verhaltenstherapie, 22,* 9–16. http://doi.org/10.1159/000334970

Hodapp, V., Rohrmann, S. & Ringeisen, T. (2011). *Prüfungsangstfragebogen (PAF).* Göttingen: Hogrefe.

Hohage, R. (2011). *Analytisch orientierte Psychotherapie in der Praxis. Behandlungsplanung, Kassenanträge, Supervision* (5., vollständig überarb. und erw. Aufl.). Stuttgart: Schattauer.

Hullegie, M. (2010). *Stabilität von Interventionseffekten bei der Behandlung von Prokrastination.* Unveröffentlichte Diplomarbeit, Westfälische Wilhelms-Universität Münster.

Jaensch, B. (2007). *Die Wirksamkeit des Self-Monitorings im Vergleich mit zwei Trainingsmodulen bei akademischer Prokrastination.* Unveröffentlichte Diplomarbeit, Westfälische Wilhelms-Universität Münster.

Joerin Fux, S., Stoll, F., Bergmann, C. & Eder, F. (2002). *Explorix – Das Werkzeug zur Berufswahl und Laufbahnplanung.* Bern: Huber.

Kaluza, G. (1996). *Gelassen und sicher im Stress. Psychologisches Programm zur Gesundheitsförderung* (2. Aufl.). Heidelberg: Springer. http://doi.org/10.1007/978-3-662-11819-1

König, C. & Kleinmann, M. (2004). Business before pleasure: No strategy for procrastinators? *Personality and Individual Differences, 37,* 1045–1057.

Kreuzpointner, L., Lukesch, H. & Horn, W. (2013). *Leistungsprüfsystem 2 (LPS-2).* Göttingen: Hogrefe.

Krumm, K. (2007). *Vergleich der Wirksamkeit zweier Trainingsmodule zur Verringerung von Prokrastination.* Unveröffentlichte Diplomarbeit, Westfälische Wilhelms-Universität Münster.

Krumm, K., Patzelt, J., Spieker, C., Frank, I., Engberding, M., Höcker, A. & Rist, F. (2011, Juli). *Switching to the bachelor and master format in the German university system – Does it affect procrastination?* Poster presented at the 7th Biennial Conference on Procrastination, Amsterdam.

Kuhl, J. (2001). *Motivation und Persönlichkeit. Interaktionen psychischer Systeme.* Göttingen: Hogrefe.

Kuhl, J. & Beckmann, J. (Eds.). (1994). *Volition and Personality. Action- versus State Orientation.* Göttingen: Hogrefe.

Kuhl, J. & Goschke, T. (1994). A theory of action control: Mental subsystems, modes of control, and volitional conflict-resolution strategies. In J. Kuhl & J. Beckmann (Eds.), *Volition and personality: Action versus state orientation* (pp. 93–124). Göttingen/Toronto: Hogrefe.

Kuhl, J. & Helle, P. (1986). Motivational and volitional determinants of depression: The degenerated-intention hypothesis. *Journal of Abnormal Psychology, 95,* 247–251. http://doi.org/10.1037/0021-843X.95.3.247

Maier-Riehle, B. & Zwingmann, C. (2000). Effektstärkevarianten beim Eingruppen-Prä-Post-Design: Eine kritische Betrachtung. *Rehabilitation, 39,* 189–199. http://doi.org/10.1055/s-2000-12042

Menke, D. (2006). *Zum Training von Pünktlichkeit bei studentischen Arbeitsstörungen.* Unveröffentlichte Diplomarbeit, Westfälische Wilhelms-Universität.

Milgram, N., Mey-Tal, G. & Levison, Y. (1998). Procrastination, generalized or specific, in college students and their parents. *Personality and Individual Differences, 25,* 297–316. http://doi.org/10.1016/S0191-8869(98)00044-0

Mittone, L. & Savadori, L. (2009). The scarcity bias. *Applied Psychology: An International Review, 58,* 453–468. http://doi.org/10.1111/j.1464-0597.2009.00401.x

Müller, D. (2009). *Wie zufrieden sind Prokrastinatoren mit verschiedenen Behandlungsangeboten?* Unveröffentlichte Diplomarbeit, Westfälische Wilhelms-Universität Münster.

Müller, T. & Paterok, B. (2010). *Schlaftraining: Ein Therapiemanual zur Behandlung von Schlafstörungen* (2. Aufl.). Göttingen: Hogrefe.

Mulry, G., Fleming, R. & Gottschalk, A.C. (1994). Psychological reactance and brief treatment of academic procrastination. *Journal of College Student Psychotherapy, 9,* 41–56. http://doi.org/10.1300/J035v09n01_04

Nieroba, S. (2006). *Strukturierter und effizienter Umgang mit Zeit in einem Antiprokrastinationstraining.* Unveröffentlichte Diplomarbeit, Westfälische Wilhelms-Universität Münster.

Opitz, I. (2004). *Arbeitsstörungen bei Studierenden – Aufschieben, Versagens- und Bewertungsangst.* Unveröffentlichte Diplomarbeit, Westfälische Wilhelms-Universität Münster.

Oswald, W. D. & Roth, E. (2016). *Der Zahlen-Verbindungs-Test (ZVT)* (3., überarb. und neu normierte Aufl.). Göttingen: Hogrefe.

Patzelt, J. (2004). *Arbeitsstörungen bei Studierenden – Aufschieben, Perfektionismus und Alltagsfehler.* Unveröffentlichte Diplomarbeit, Westfälische Wilhelms-Universität Münster.

Patzelt, J. & Opitz, I. (2005a). Deutsche Version der Aitken Procrastination Scale (APS-d). In A. Glöckner-Rist (Hrsg.), *ZUMA-Informationssystem. Elektronisches Handbuch sozialwissenschaftlicher Erhebungsinstrumente. Version 8.00.* Mannheim: Zentrum für Umfragen, Methoden und Analysen.

Patzelt, J. & Opitz, I. (2005b). Deutsche Version des Academic Procrastination State Inventory (APSI-d). In A. Glöckner-Rist (Hrsg.), *ZUMA-Informationssystem. Elektronisches Handbuch sozialwissenschaftlicher Erhebungsinstrumente. Version 8.00.* Mannheim: Zentrum für Umfragen, Methoden und Analysen.

Pychyl, T. A. & Binder, K. (2004). A Project-Analytic Perspective on Academic Procrastination and Intervention. In H. C. Schouwenburg, C. H. Lay, T. A. Pychyl & J. R. Ferrari (Eds.), *Counseling the procrastinator in academic settings* (pp. 91–105). Washington D. C.: American Psychological Association. http://doi.org/10.1037/10808-011

Pychyl, T. A., Lee, J. M.,Thibodeau, R. & Blunt, A. (2000). Five days of emotion: An experience sampling study of undergraduate student procrastination. *Journal of Social Behavior and Personality, 15,* 239–254.

Retz-Junginger, P., Retz, W., Blocher, D., Weijers, H.-G., Trott, G.-E., Wender, P. H. & Rösler, M. (2002). Wender Utah Rating Scale (WURS-k). Die deutsche Kurzform zur retrospektiven Erfassung des hyperkinetischen Syndroms bei Erwachsenen. *Nervenarzt, 73,* 830–838.

Retz-Junginger, P., Sobanski, E., Alm, B., Retz, W. & Rösler, M. (2008). Alters- und geschlechtsspezifische Besonderheiten der Aufmerksamkeitsdefizit-/Hyperaktivitätsstörung. *Nervenarzt, 79,* 809–819. http://doi.org/10.1007/s00115-008-2509-z

Rist, F. & Dirksmeier, C. (2001). Leistungsdiagnostik bei psychischen Störungen. In R.-D. Stieglitz, U. Baumann & H. J. Freyberger (Hrsg.), *Psychodiagnostik in Klinischer Psychologie, Psychiatrie, Psychotherapie* (S. 145–158). Stuttgart: Georg Thieme Verlag.

Rist, F., Engberding, M., Patzelt, J. & Beißner, J. (2006). Aber morgen fange ich richtig an! Prokrastination als verbreitete Arbeitsstörung. *Personalführung, 6,* 64–78.

Rist, F., Pedersen, A., Höcker, A. & Engberding, M. (2011). Pathologisches Aufschieben und die Aufmerksamkeitsdefizit-/Hyperaktivitätsstörung. *Psychotherapie im Dialog, 12,* 217–220. http://doi.org/10.1055/s-0031-1276879

Rösler, M., Retz, W., Retz-Junginger, P., Thome, J., Supprian, T., Nissen, T. et al. (2004). Instrumente zur Diagnostik der Aufmerksamkeitsdefizit-/Hyperaktivitätsstörung (ADHS) im Erwachsenenalter: Selbstbeurteilungsskala (ADHS-SB) und Diagnose Checkliste (ADHS-DC). *Nervenarzt, 75,* 888–895.

Rösler, M., Retz-Junginger, P., Retz, W. & Stieglitz, R.-D. (2008). *Homburger ADHS-Skalen für Erwachsene. Untersuchungsverfahren zur syndromalen und kategorialen Diagnostik der Aufmerksamkeitsdefizit-/Hyperaktivitätsstörung (ADHS) im Erwachsenenalter.* Göttingen: Hogrefe.

Rossa, S. (2008). *Die Effekte von Selbstbeobachtung auf Prokrastination.* Unveröffentlichte Diplomarbeit, Westfälische Wilhelms-Universität Münster.

Rückert, H.-W. (2014). *Schluss mit dem ewigen Aufschieben. Wie Sie umsetzen, was Sie sich vornehmen* (8., erweit. Aufl.). Frankfurt am Main: Campus.

Samberg, N. (2004). *Ein Trainingsmodul zur realistischen Planung bei studentischen Arbeitsstörungen.* Unveröffentlichte Diplomarbeit, Westfälische Wilhelms-Universität Münster.

Schmitz, B. & Wiese, B. S. (2006). New perspectives for the evaluation of training sessions in self-regulated learning: Time-series analyses of diary data. *Contemporary Educational Psychology, 31,* 64–96. http://doi.org/10.1016/j.cedpsych.2005.02.002

Schouwenburg, H. C. (1995). Academic procrastination: Theoretical notions, measurement and research. In J. R. Ferrari, J. L. Johnson & W. G. McCown (Eds.), *Procrastination and task avoidance. Theory, research and treatment* (pp. 71–96). New York: Plenum Press. http://doi.org/10.1007/978-1-4899-0227-6_4

Schouwenburg, H. C., Lay, C. H., Pychyl, T. A. & Ferrari, J. R. (Eds.). (2004). *Counseling the procrastinator in academic settings.* Washington D. C.: American Psychological Association. http://doi.org/10.1037/10808-000

Silver, M. (1974). Procrastination. *Centerpoint, 1,* 49–54.

Solomon, L. J. & Rothblum, E. D. (1984). Academic procrastination: Frequency and cognitive-behavioral correlates. *Journal of Counseling Psychology, 31,* 503–509. http://doi.org/10.1037/0022-0167.31.4.503

Stangier, U., Heidenreich, T., Berardi, A., Golbs, U. & Hoyer, J. (1999). Die Erfassung sozialer Phobie durch die Social Interaction Scale (SIAS) und die Social Phobia Scale (SPS). *Zeitschrift für Klinische Psychologie, 28,* 28–36. http://doi.org/10.1026//0084-5345.28.1.28

Steel, P. (2007). The nature of procrastination. *Psychological Bulletin, 133,* 65–94. http://doi.org/10.1037/0033-2909.133.1.65

Steel, P. (2010). Arousal, avoidant and decisional procrastinators: Do they exist? *Personality and Individual Differences, 48,* 926–934.

Tuckman, B. (2005). Relations of academic procrastination, rationalizations, and performance in a web course with deadlines. *Psychological Reports, 96,* 1015–1021.

Urdan, T. & Midgley, C. (2001). Academic self-handicapping: What we know, what more is to learn. *Educational Psychology Review, 13,* 115–138. http://doi.org/10.1023/A:1009061303214

Van Eerde, W. (2003). Procrastination at work and time management training. *The Journal of Psychology, 137,* 421–434. http://doi.org/10.1080/00223980309600625

Van Essen, T., van den Heuvel, S. & Ossebaard, M. (2004). A student course on self-management for procrastination. In H. C. Schouwenburg, C. H. Lay, T. A. Pychyl & J. R. Ferrari (Eds.), *Counseling the procrastinator in academic settings* (pp. 59–73). Washington D.C.: American Psychological Association.

Van Horebeek, W., Michielsen, S., Neyskens, A. & Depreeuw, E. (2004). A cognitive-behavioral approach in group treatment of procrastinators in an academic setting. In H. C. Schouwenburg, C. H. Lay, T. A. Pychyl & J. R. Ferrari (Eds.), *Counseling the procrastinator in academic settings* (pp. 105–118). Washington D. C.: American Psychological Association. http://doi.org/10.1037/10808-008

Webber, J., Scheuermann, B., McCall, C. & Coleman, M. (1993). Research on self-monitoring as a behaviour management technique in special education classrooms: A descriptive review. *Remedial and Special Education, 14,* 38–56. http://doi.org/10.1177/074193259301400206

Weiß, R. H. (2006). *Grundintelligenztest Skala 2 – Revision (CFT 20-R) mit Wortschatz und Zahlenfolgetest (WS/ZF-R).* Göttingen: Hogrefe.

West, S. G. (1975). Increasing the attractiveness of college cafeteria food: A reactance theory perspective. *Journal of Applied Psychology, 60,* 656–658. http://doi.org/10.1037/h0077033

Wild, K.-P. & Schiefele, U. (1994). Lernstrategien im Studium: Ergebnisse zur Faktorenstruktur und Reliabilität eines neuen Fragebogens. *Zeitschrift für Differentielle und Diagnostische Psychologie, 15,* 185–200.

Wildt, M. (2006). *Lern- und Aufschiebeverhalten während einer Trainingsintervention bei akademischer Prokrastination.* Unveröffentlichte Diplomarbeit, Westfälische Wilhelms-Universität Münster.

Wolf, J. (2011). *Prokrastination: Ableitung einer Falldefinition.* Unveröffentlichte Diplomarbeit, Westfälische Wilhelms-Universität Münster.

Ziesat, H. A., Rosenthal, T. L. & White, G. M. (1978). Behavioral self-control in treating procrastination of studying. *Psychological Reports, 42,* 59–69. http://doi.org/10.2466/pr0.1978.42.1.59

Zimmerman, B. J. (2000). Attaining self-regulation: A social cognitive perspective. In M. Boekaerts, P. R. Pintrich & M. Zeidner (Eds.), *Handbook of self-regulation* (pp. 13–39). London: Academic Press.

Zimmermann, P. & Fimm, B. (2012). *Testbatterie zur Aufmerksamkeitsprüfung (TAP). Version 2.3.* Herzogenrath: Psytest.

Anhang

Übersicht über die Materialien im Anhang und auf der CD-ROM	
Diagnostik	– APROF-Allgemeiner Prokrastinationsfragebogen – APROF-Auswertungsschablone für den Allgemeinen Prokrastinationsfragebogen – APS-Aitken Procrastination Scale – APSI+-Academic Procrastination State Inventory+ – Arbeitsfragen zur individuellen Prokrastinationsanalyse – DKP-Auswertungshilfe zum Fragebogen zu den Diagnosekriterien für Prokrastination – DKP-Fragebogen zu den Diagnosekriterien für Prokrastination – Explorationsleitfaden zur Differnzialdiagnostik bei Prokrastination – Fragebogen zu Ausbildung und Beruf – Übersicht: Auswertung Prokrastinationsdiagnostik
Tagebücher	– Münsteraner Arbeitstagebuch für 1 Arbeitseinheit pro Tag – Module AB – Münsteraner Arbeitstagebuch für 2 Arbeitseinheiten pro Tag – Modul C
Arbeitsblätter	– Arbeitsblatt 1: Problemstellung – Arbeitsblatt 2: Rubikonmodell – Arbeitsblatt 3: Prokrastinationsfördernde Gedanken und Überzeugungen – Arbeitsblatt 4: Überprüfung von Gedanken und Überzeugungen – Arbeitsblatt 5: Erfahrungen mit den alternativen Gedanken – Arbeitsblatt 6: Schritte zum pünktlichen Beginnen – Arbeitsblatt 7: Standortbestimmung: Pünktlich Beginnen – Arbeitsblatt 8: Experiment zur Ausführungswahrscheinlichkeit einer Handlung – Arbeitsblatt 9: Realistisch Planen – Arbeitsblatt 10: Ausblick – Arbeitsblatt 11: Selbsthilfeliteratur – Arbeitsblatt 12: Anleitung zur Berechnung der Arbeitszeitfenster 1 – Arbeitsblatt 13: Wochenplan – Arbeitsblatt 14: Anleitung zur Berechnung der Arbeitszeitfenster 2 – Arbeitsblatt 15: Sitzungsübersicht: Fortschritte – Arbeitsblatt 16: Fragen zur Selbstbelohnung – Arbeitsblatt 17: Arbeitsplatzcheckliste – Arbeitsblatt 18: Realistische Planung und Bewertung – Alternative zu AB 9
Folienvorlagen (nur auf CD-ROM)	– Folie zu Arbeitsblatt 2: Rubikonmodell – Folie zu Arbeitsblatt 6: Schritte zum pünktlichen Beginnen – Folie zu Arbeitsblatt 8: Experiment zur Ausführungswahrscheinlichkeit einer Handlung – Folie zu Arbeitsblatt 9: Realistisch Planen
Präsentationen (nur auf CD-ROM)	– Präsentation Sitzung C1-Prinzip der Arbeitszeitrestriktion – Präsentation Sitzung C3-Bedingungsmanagement Teil 1: Sich selbst belohnen – Präsentation Sitzung C4-Bedingungsmanagement Teil 2: Arbeitsplatzgestaltung und Umgang mit Störungen

Benötigte Materialien bei der Durchführung der einzelnen Sitzungen im Gruppensetting											
Material	**Diagnostik Vorgespräch**	**Sitzung A1**	**Sitzung A2**	**Sitzung B1**	**Sitzung B2**	**Abschluss-sitzung AB**	**Sitzung C1**	**Sitzung C2**	**Sitzung C3**	**Sitzung C4**	**Abschluss-sitzung C**
Tagebuch für 1 AE – Modul A und B	✓*	✓	✓	✓	✓	✓					
Tagebuch für 2 AE – Modul C	✓*						✓	✓	✓	✓	✓
Arbeitsblatt 1: Problemstellung		✓					✓				
Arbeitsblatt 2: Rubikonmodell		✓									
Arbeitsblatt 6: Schritte zum pünktlichen Beginnen		✓	✓								
Arbeitsblatt 7: Standortbestimmung Pünktlich Beginnen				✓							
Arbeitsblatt 8: Experiment zur Ausführungswahrscheinlichkeit				✓							
Arbeitsblatt 9: Realistisch Planen				✓	✓						
Arbeitsblatt 10: Ausblick						✓					
Arbeitsblatt 11: Selbsthilfeliteratur						✓					
Arbeitsblatt 12: Anleitung zur Berechnung der Arbeitszeitfenster 1							✓				

Benötigte Materialien bei der Durchführung der einzelnen Sitzungen im Gruppensetting											
Material	**Diagnostik Vorgespräch**	**Sitzung A1**	**Sitzung A2**	**Sitzung B1**	**Sitzung B2**	**Abschluss-sitzung AB**	**Sitzung C1**	**Sitzung C2**	**Sitzung C3**	**Sitzung C4**	**Abschluss-sitzung C**
Arbeitsblatt 13: Wochenplan							✓	✓	✓	✓	✓
Arbeitsblatt 14: Anleitung zur Berechnung der Arbeitszeitfenster 2								✓	✓	✓	✓
Arbeitsblatt 15: Sitzungsübersicht: Fortschritte							✓	✓	✓	✓	✓
Arbeitsblatt 16: Fragen zur Selbstbelohnung									✓		
Arbeitsblatt 17: Arbeitsplatzcheckliste										✓	
Folie: Rubikonmodell		✓		✓							
Folie: Pünktlich Beginnen		✓									
Folie: Experiment zur Ausführungswahrscheinlichkeit				✓							
Folie: Realistisch Planen				✓							
Präsentation C1							✓				
Präsentation C3									✓		
Präsentation C4										✓	

Anmerkung: * je nach Modul auswählen

APROF – Allgemeiner Prokrastinationsfragebogen **Seite 1**

APROF – Allgemeiner Prokrastinationsfragebogen[1]

Name: ______________________ Datum: ______________

Die folgenden Fragen beziehen sich auf Schwierigkeiten beim Ausführen persönlich wichtiger Pläne, Aufgaben und Tätigkeiten in der Ausbildung, im Beruf oder im Privatleben. Beantworten Sie jede Frage. Kreuzen Sie die Antwortmöglichkeit an, die allgemein auf Sie zutrifft. Beziehen Sie Ihre Aussage dabei bitte auf das **letzte halbe Jahr**.

	nie	fast nie	selten	manchmal	häufig	fast immer	immer
1. Ich schiebe den Beginn von wichtigen Arbeiten bis zum letzten Moment hinaus.	☐	☐	☐	☐	☐	☐	☐
2. Bevor ich mit einer wichtigen Aufgabe beginne, erledige ich lieber erst eine weniger wichtige Sache.	☐	☐	☐	☐	☐	☐	☐
3. Die Arbeit an wichtigen Aufgaben ist für mich unangenehm.	☐	☐	☐	☐	☐	☐	☐
4. Ich schiebe die Erledigung bestimmter wichtiger Tätigkeiten vor mir her.	☐	☐	☐	☐	☐	☐	☐
5. Sobald ich mit einer wichtigen Aufgabe beginnen will, erscheinen mir andere Tätigkeiten attraktiver.	☐	☐	☐	☐	☐	☐	☐
6. Ich fühle mich unwohl, wenn ich mit wichtigen Tätigkeiten anfangen sollte.	☐	☐	☐	☐	☐	☐	☐
7. Auch wenn ich mir vornehme, mit einer wichtigen Arbeit anzufangen, gelingt es mir nicht.	☐	☐	☐	☐	☐	☐	☐
8. Wenn ich mit einer wichtigen Aufgabe anfangen will, fallen mir andere Tätigkeiten ein.	☐	☐	☐	☐	☐	☐	☐
9. Ich denke nicht gerne an das Erledigen meiner wichtigen Aufgaben.	☐	☐	☐	☐	☐	☐	☐
10. Ich warte mit dem Beginn einer wichtigen Arbeit so lange, dass es mir schwer fällt, sie noch rechtzeitig zu beenden.	☐	☐	☐	☐	☐	☐	☐
11. Wenn ich mit einer wichtigen Tätigkeit beginnen will, scheinen mir andere Tätigkeiten dringlicher.	☐	☐	☐	☐	☐	☐	☐
12. Ich bin bedrückt, wenn ich mit wichtigen Aufgaben anfangen will.	☐	☐	☐	☐	☐	☐	☐
13. Beim Bearbeiten einer wichtigen Aufgabe merke ich, dass ich sie schon viel früher hätte erledigen können.	☐	☐	☐	☐	☐	☐	☐

1 © Rist, Höcker und Engberding, Münster

APROF – Allgemeiner Prokrastinationsfragebogen **Seite 2**

	nie	fast nie	selten	manch-mal	häufig	fast immer	immer
14. Um nicht mit einer wichtigen Arbeit anfangen zu müssen, erledige ich sogar Dinge, die mir sonst lästig wären.	☐	☐	☐	☐	☐	☐	☐
15. Ich versuche, nicht an meine wichtigen Aufgaben zu denken.	☐	☐	☐	☐	☐	☐	☐
16. Ich fange mit einer wichtigen Aufgabe erst an, wenn ich unter Druck gerate.	☐	☐	☐	☐	☐	☐	☐
17. Ich muss mein Unbehagen überwinden, um mit wichtigen Aufgaben anzufangen.	☐	☐	☐	☐	☐	☐	☐
18. Ich schaffe es erst „auf den letzten Drücker", meine wichtigen Aufgaben zu erledigen.	☐	☐	☐	☐	☐	☐	☐

Hinweis: Für die Auswertung können Sie die Auswertungsschablone verwenden.

Auswertung	Prokrastination (PR)	Aufgabenaversivität (AV)	Alternativenpräferenz (AP)
Zwischensumme Seite 1			
Zwischensumme Seite 2			
Gesamtsumme			
Mittelwert	Summe PR/7 =	Summe AV/6 =	Summe AP/5 =

APROF – Auswertungsschablone[1]

APROF Seite 1

PR	1 / 2 / 3 / 4 / 5 / 6 / 7
AP	1 | 2 | 3 | 4 | 5 | 6 | 7
AV	1 – 2 – 3 – 4 – 5 – 6 – 7
PR	1 / 2 / 3 / 4 / 5 / 6 / 7
AP	1 | 2 | 3 | 4 | 5 | 6 | 7
AV	1 – 2 – 3 – 4 – 5 – 6 – 7
PR	1 / 2 / 3 / 4 / 5 / 6 / 7
AP	1 | 2 | 3 | 4 | 5 | 6 | 7
AV	1 – 2 – 3 – 4 – 5 – 6 – 7
PR	1 / 2 / 3 / 4 / 5 / 6 / 7
AP	1 | 2 | 3 | 4 | 5 | 6 | 7
AV	1 – 2 – 3 – 4 – 5 – 6 – 7
PR	1 / 2 / 3 / 4 / 5 / 6 / 7

APROF Seite 2

AP	1 | 2 | 3 | 4 | 5 | 6 | 7
AV	1 – 2 – 3 – 4 – 5 – 6 – 7
PR	1 / 2 / 3 / 4 / 5 / 6 / 7
AV	1 – 2 – 3 – 4 – 5 – 6 – 7
PR	1 / 2 / 3 / 4 / 5 / 6 / 7

Anleitung

1. Kopieren Sie diese Auswertungsschablone auf eine Folie.
2. Legen Sie die Folie mit Hilfe der Eckmarkierungen auf den ausgefüllten Fragebogen.
3. Berechnen Sie die Summenwerte für die jeweilige Skala und notieren Sie diese auf dem Fragebogen:
   PR – Prokrastination
   AV – Aufgabenaversivität
   AP – Alternativenpräferenz

1 © Rist, Höcker und Engberding, Münster

APS – Aitken Procrastination Scale[1]

Name: ______________________________ Datum: ____________________

Geben Sie bitte an, inwieweit jede der folgenden Aussagen für Sie zutrifft. Lesen Sie jede Aussage sorgfältig durch. Es gibt keine richtigen oder falschen Antworten.

	trifft gar nicht zu	trifft eher nicht zu	trifft teilweise zu	trifft überwiegend zu	trifft genau zu
1. Ich zögere den Beginn von Aufgaben bis zur letzten Minute hinaus.	0	1	2	3	4
2. Ich brauche oft sehr lange, um mit einer Sache in Gang zu kommen.	0	1	2	3	4
3. Selbst wenn ich weiß, dass eine Aufgabe unbedingt erledigt werden muss, kann ich mich nur schwer dazu durchringen, gleich damit anzufangen.	0	1	2	3	4
4. Ich zögere den Beginn von Arbeiten so lange hinaus, dass ich nicht rechtzeitig damit fertig werde.	0	1	2	3	4
5. Mit Arbeiten, die unbedingt getan werden müssen, fange ich unverzüglich an.	0	1	2	3	4
6. Ich muss mich oft furchtbar beeilen, um Dinge noch rechtzeitig fertig zu bekommen.	0	1	2	3	4
7. Wenn ein wichtiges Problem anstehen würde, würde ich so schnell wie möglich damit anfangen.	0	1	2	3	4
8. Gäbe es einen Kurs, der mir helfen würde, meine Anlaufschwierigkeiten beim Arbeiten abzubauen, würde ich ihn besuchen.	0	1	2	3	4
9. Ich schiebe Arbeiten nicht auf, wenn ich weiß, dass sie unbedingt erledigt werden müssen.	0	1	2	3	4
10. Ich bin mit meinen Arbeiten oft schon früher fertig als nötig.	0	1	2	3	4
11. Ich erledige meine Aufgaben regelmäßig jeden Tag, damit ich mit meinem Pensum nicht in Verzug gerate.	0	1	2	3	4
12. Wenn eine Prüfung bevorsteht, bin ich oft noch mit anderen Arbeiten beschäftigt, die kurzfristig fertig gestellt werden müssen.	0	1	2	3	4
13. Bei wichtigen Terminen an der Hochschule kalkuliere ich eine reichlich bemessene Zeitreserve ein.	0	1	2	3	4
14. Ich nutze Freistunden zwischen einzelnen Lehrveranstaltungen, um schon einmal mit meinen häuslichen Lernaufgaben in Gang zu kommen.	0	1	2	3	4
15. Wenn ich eine wichtige Verabredung habe, sorge ich dafür, dass die dafür benötigten Sachen am Abend vorher bereitliegen.	0	1	2	3	4
16. Ich achte sorgfältig darauf, ausgeliehene Bücher rechtzeitig zur Bibliothek zurückzubringen.	0	1	2	3	4
17. Zu Verabredungen und Treffen komme ich oft zu spät.	0	1	2	3	4
18. Im Allgemeinen komme ich rechtzeitig zu Lehrveranstaltungen.	0	1	2	3	4
19. Ich neige dazu, die Arbeitsmenge, die ich innerhalb einer bestimmten Zeit bewältigen kann, zu überschätzen.	0	1	2	3	4

1 © Aitken (1982), dt. Version: Helmke und Schrader (2000); Abdruck erfolgt mit Genehmigung der Autoren sowie des Waxmann Verlages

APSI+ – Modifizierte Version des Academic Procrastination State Inventory **Seite 1**

APSI+ – Modifizierte Version des Academic Procrastination State Inventory[1]

Bitte beziehen Sie sich bei den folgenden Fragen auf wichtige Tätigkeiten, die Sie aufschieben (z. B. Lernen für eine Prüfung, Schreiben einer wissenschaftlichen Arbeit; die Erledigung der Steuererklärung, etc.) und begreifen Sie die Ausdrücke „arbeiten" und „Aufgabe" im folgenden Fragebogen in diesem Sinn.

Wie oft sind **in der letzten Woche** die folgenden Verhaltensweisen und Gedanken bei Ihnen aufgetreten?

Sie sind/haben …	niemals	selten	manchmal	meistens	Immer/ständig
1. vorzeitig mit dem Arbeiten aufgehört, um sich mit angenehmeren Dingen zu beschäftigen.	0	1	2	3	4
2. das Arbeiten eine Zeit lang unterbrochen, um andere Dinge zu tun.	0	1	2	3	4
3. sich von der Arbeit ablenken lassen.	0	1	2	3	4
4. die Fertigstellung einer Aufgabe hinausgeschoben.	0	1	2	3	4
5. keine Energie zum Arbeiten gehabt.	0	1	2	3	4
6. sich vorgenommen, zu einem bestimmten Zeitpunkt mit der Aufgabe anzufangen, sind dann aber nicht weitergekommen.	0	1	2	3	4
7. aufgehört zu arbeiten, als es mal nicht so gut lief.	0	1	2	3	4
8. beim Arbeiten Konzentrationsprobleme gehabt.	0	1	2	3	4
9. so viele andere Dinge getan, dass nicht mehr genügend Zeit für die Aufgabe übriggeblieben ist.	0	1	2	3	4
10. auch tatsächlich die Aufgabe bearbeitet, die Sie sich vorgenommen hatten.	0	1	2	3	4
11. gedacht, Sie bräuchten noch nicht gleich mit dem Arbeiten anzufangen, weil noch ausreichend Zeit vorhanden wäre.	0	1	2	3	4
12. beim Arbeiten ins Tagträumen geraten.	0	1	2	3	4
13. mit dem Arbeiten aufgehört, weil Sie sich nicht so gut gefühlt haben.	0	1	2	3	4
14. beim Arbeiten Panikgefühle erlebt.	0	1	2	3	4
15. Angst bekommen, den Anforderungen nicht gerecht werden zu können.	0	1	2	3	4
16. Zweifel an den eigenen Fähigkeiten bekommen	0	1	2	3	4
17. beim Arbeiten eine besondere Anspannung verspürt.	0	1	2	3	4
18. einen regelrechten Hass auf die Aufgabe empfunden.	0	1	2	3	4
19. sich gefragt, wozu Sie eigentlich diese Aufgaben übernehmen, wenn dies so viel Verdruss mit sich bringt.	0	1	2	3	4
20. beim Arbeiten eine Abneigung gegenüber der Sache empfunden.	0	1	2	3	4
21. sich gefragt, ob es überhaupt richtig war, sich mit solchen Tätigkeiten zu befassen bzw. so ein Projekt anzufangen.	0	1	2	3	4
22. die Aufgabe langweilig gefunden.	0	1	2	3	4
23. vergessen, die nötigen Vorbereitungen für das Arbeiten zu treffen.	0	1	2	3	4

1 Beim APSI+ handelt es sich um eine leicht modifizierte Version des APSI. Originalversion: © Schouwenburg (1995), dt. Version: Helmke und Schrader (2000), Abdruck erfolgt mit Genehmigung der Autoren sowie des Waxmann Verlages. Diese Fassung unterscheidet sich von der Originalversion dadurch, dass sie sich auf Arbeit im Allgemeinen (anstatt auf das Lernen für Prüfungen) bezieht und drei Zusatzitems enthält (vgl. Kap. 4.4).

APSI+ – Modifizierte Version des Academic Procrastination State Inventory **Seite 2**

Zusatzfragen APSI+

1. Wie viele Stunden hätten Sie in der letzten Woche insgesamt an Ihrem Projekt arbeiten müssen, um Ihre Ziele zu erreichen?

   _______ Stunden

2. Wie viele Stunden haben Sie in der letzten Woche tatsächlich insgesamt daran gearbeitet?

   _______ Stunden

Wenn Sie weniger Stunden daran gearbeitet haben als Sie wollten:

3. Wie sehr belastet Sie, dass Sie nicht so viel daran gearbeitet haben, wie Sie wollten?

1	2	3	4	5	6	7	8	9	10
gar nicht									extrem stark

Arbeitsfragen zur individuellen Prokrastinationsanalyse

Was/welche Aufgabe schiebe ich …

____

____

____

wie/mit welchen Ersatztätigkeiten …

____

____

____

mit welchen Rechtfertigungen und Ausreden (inneren und äußeren) …

____

____

____

mit welchen Gefühlen und Empfindungen …

____

____

____

wie lange …

____

____

____

mit welchen positiven und negativen Konsequenzen …

____

____

____

… vor mir her?

DKP – Auswertungshilfe **Seite 1**

DKP – Auswertungshilfe[1]

Die grau markierten Antwortalternativen zeigen an, ab wann ein Unterkriterium erfüllt ist. Für die Kombination notwendiger und zusätzlicher Kriterien siehe Kasten 5 in Kapitel 1.10.

Anmerkung: Die Beurteilung des Kriteriums D: „Die Probleme werden nicht besser erklärt durch eine andere Achse-I- oder Achse-II-Störung." muss durch den behandelnden Therapeuten erfolgen und kann nicht auf Grundlage des Fragebogens erfolgen.

A Haben Sie sehr wichtige Tätigkeiten über den passenden Zeitpunkt hinaus aufgeschoben, obwohl Zeit dafür zur Verfügung stand? (z. B. Vorbereitung auf eine Prüfung)

- ☐ überhaupt nicht
- ☐ an einzelnen Tagen
- ☐ an mehr als der Hälfte der Tage
- ☐ beinahe an jedem Tag

B In welchem Ausmaß hat das Aufschieben das Erreichen Ihrer persönlichen Ziele beeinträchtigt?

- ☐ gar nicht
- ☐ wenig
- ☐ mittel
- ☐ stark
- ☐ sehr stark

C1 Denken Sie an solche wichtigen aufgeschobenen Aufgaben: Wie viel der dafür zur Verfügung stehenden Zeit haben Sie mit Aufschieben verbracht?

- ☐ keine Zeit mit Aufschieben verbracht
- ☐ bis zu 25 % mit Aufschieben verbracht
- ☐ bis zu 50 % mit Aufschieben verbracht
- ☐ bis zu 75 % mit Aufschieben verbracht
- ☐ mehr als 75 % mit Aufschieben verbracht

C2 Haben Sie andere, weniger wichtige Tätigkeiten vorgezogen, obwohl Sie eigentlich mit der wichtigen Tätigkeit beginnen wollten?

- ☐ überhaupt nicht
- ☐ an einzelnen Tagen
- ☐ an mehr als der Hälfte der Tage
- ☐ beinahe an jedem Tag

C3 Haben die aufgeschobenen Aufgaben Abneigung und Widerwillen bei Ihnen ausgelöst?

- ☐ nie
- ☐ an einzelnen Tagen
- ☐ an mehr als der Hälfte der Tage
- ☐ beinahe an jedem Tag

1 © Engberding, Höcker und Rist, Münster

DKP – Auswertungshilfe **Seite 2**

C4 Denken Sie an wichtige Vorhaben, die Sie im letzten halben Jahr abschließen wollten. Wie viele dieser Vorhaben haben Sie aufgrund des Aufschiebens nur unter großem Zeitdruck oder gar nicht fertig gestellt?

- ☐ keines unter Zeitdruck (oder gar nicht)
- ☐ bis zu 25 % unter Zeitdruck (oder gar nicht)
- ☐ bis zu 50 % unter Zeitdruck (oder gar nicht)
- ☐ bis zu 75 % unter Zeitdruck (oder gar nicht)
- ☐ mehr als 75 % unter Zeitdruck (oder gar nicht)

C5 Gehen Sie von einem Leistungspotenzial von 100 % aus: Um wie viel Prozent sind Sie aufgrund des Aufschiebens unter ihrem Leistungspotenzial geblieben?

- ☐ keine Einbußen
- ☐ bis zu 25 % Einbußen
- ☐ bis zu 50 % Einbußen
- ☐ bis zu 75 % Einbußen
- ☐ mehr als 75 % Einbußen

Auswertung der letzten beiden Fragen

Bei Vorliegen von insgesamt 5 körperlichen und psychischen Beschwerden (Summe aus beiden Fragen) ist das Kriterium erfüllt.

C 6 Hat das Aufschieben bei Ihnen zu folgenden körperlichen Beschwerden geführt?

Zutreffendes bitte ankreuzen (Mehrfachnennungen möglich):

- ☐ Muskelverspannung
- ☐ Schlafstörungen
- ☐ Herz- bzw. Kreislaufprobleme
- ☐ Magen- bzw. Verdauungsprobleme

Hat das Aufschieben bei Ihnen zu folgenden psychischen Beschwerden geführt?

Zutreffendes bitte ankreuzen (Mehrfachnennungen möglich):

- ☐ Innere Unruhe
- ☐ Druckgefühl
- ☐ Gefühl der Hilflosigkeit
- ☐ Innere Anspannung
- ☐ Angst

Fragebogen zu den Diagnosekriterien für Prokrastination (DKP) **Seite 1**

Fragebogen zu den Diagnosekriterien für Prokrastination (DKP)[1]

Name: ____ Datum: ____________________

Nachfolgend finden Sie verschiedene Fragen zum Aufschieben von wichtigen Tätigkeiten und zu den Auswirkungen des Aufschiebens. Bitte lesen Sie diese aufmerksam durch und entscheiden Sie bei jeder Frage, welche der Antwortmöglichkeiten auf Sie zutrifft.

Alle Fragen beziehen sich auf den Zeitraum der **letzten sechs Monate.**

A Haben Sie sehr wichtige Tätigkeiten über den passenden Zeitpunkt hinaus aufgeschoben, obwohl Zeit dafür zur Verfügung stand? (z. B. Vorbereitung auf eine Prüfung)

- ☐ überhaupt nicht
- ☐ an einzelnen Tagen
- ☐ an mehr als der Hälfte der Tage
- ☐ beinahe an jedem Tag

B In welchem Ausmaß hat das Aufschieben das Erreichen Ihrer persönlichen Ziele beeinträchtigt?

- ☐ gar nicht
- ☐ wenig
- ☐ mittel
- ☐ stark
- ☐ sehr stark

C1 Denken Sie an solche wichtigen aufgeschobenen Aufgaben: Wie viel der dafür zur Verfügung stehenden Zeit haben Sie mit Aufschieben verbracht?

- ☐ keine Zeit mit Aufschieben verbracht
- ☐ bis zu 25 % mit Aufschieben verbracht
- ☐ bis zu 50 % mit Aufschieben verbracht
- ☐ bis zu 75 % mit Aufschieben verbracht
- ☐ mehr als 75 % mit Aufschieben verbracht

C2 Haben Sie andere, weniger wichtige Tätigkeiten vorgezogen, obwohl Sie eigentlich mit der wichtigen Tätigkeit beginnen wollten?

- ☐ überhaupt nicht
- ☐ an einzelnen Tagen
- ☐ an mehr als der Hälfte der Tage
- ☐ beinahe an jedem Tag

1 © Engberding, Höcker und Rist, Münster

Fragebogen zu den Diagnosekriterien für Prokrastination (DKP) **Seite 2**

C3 Haben die aufgeschobenen Aufgaben Abneigung und Widerwillen bei Ihnen ausgelöst?

- ☐ nie
- ☐ an einzelnen Tagen
- ☐ an mehr als der Hälfte der Tage
- ☐ beinahe an jedem Tag

C4 Denken Sie an wichtige Vorhaben, die Sie im letzten halben Jahr abschließen wollten. Wie viele dieser Vorhaben haben Sie aufgrund des Aufschiebens nur unter großem Zeitdruck oder gar nicht fertig gestellt?

- ☐ keines unter Zeitdruck (oder gar nicht)
- ☐ bis zu 25 % unter Zeitdruck (oder gar nicht)
- ☐ bis zu 50 % unter Zeitdruck (oder gar nicht)
- ☐ bis zu 75 % unter Zeitdruck (oder gar nicht)
- ☐ mehr als 75 % unter Zeitdruck (oder gar nicht)

C5 Gehen Sie von einem Leistungspotenzial von 100 % aus: Um wie viel Prozent sind Sie aufgrund des Aufschiebens unter ihrem Leistungspotenzial geblieben?

- ☐ keine Einbußen
- ☐ bis zu 25 % Einbußen
- ☐ bis zu 50 % Einbußen
- ☐ bis zu 75 % Einbußen
- ☐ mehr als 75 % Einbußen

C6 Hat das Aufschieben bei Ihnen zu folgenden körperlichen Beschwerden geführt?

Zutreffendes bitte ankreuzen (Mehrfachnennungen möglich):

- ☐ Muskelverspannung
- ☐ Schlafstörungen
- ☐ Herz- bzw. Kreislaufprobleme
- ☐ Magen- bzw. Verdauungsprobleme

Hat das Aufschieben bei Ihnen zu folgenden psychischen Beschwerden geführt?

Zutreffendes bitte ankreuzen (Mehrfachnennungen möglich):

- ☐ Innere Unruhe
- ☐ Druckgefühl
- ☐ Gefühl der Hilflosigkeit
- ☐ Innere Anspannung
- ☐ Angst

Explorationsleitfaden zur Differenzialdiagnostik bei Prokrastination

Name: ______________________________ Datum: ______________

1. Fällt Ihnen das Verstehen des Lernstoffs bzw. die Bewältigung von Arbeitsaufgaben im Vergleich zu (Studien-)Kollegen eher leicht oder eher schwer? Wie war das in der Schule? (Hinweis auf Minder- oder Hochbegabung?)

____

____

____

2. Wo ordnen Sie sich im Vergleich zu Ihren Mitschülern/Kommilitonen ein? Eher im oberen, im mittleren oder im unteren „Leistungsdrittel"?

____

____

____

3. Kommt es aufgrund zu hoher Anforderungen zu Aufschieben oder Schwierigkeiten in der Prioritätensetzung?

____

____

____

4. Haben Sie Angst davor, nicht genug leisten zu können oder in bestimmten Bereichen zu versagen?

____

____

____

5. Haben Sie Erfahrungen mit Prüfungsangst? (Falls ja, differenzialdiagnostisch prüfen: Gibt es Hinweise auf eine Soziale Phobie, z. B. Angst sich zu blamieren oder für dumm gehalten zu werden oder generell Angst vor anderen zu sprechen oder zu schreiben?)

____

____

____

Explorationsleitfaden zur Differenzialdiagnostik bei Prokrastination **Seite 2**

6. Wie ist die im Tagesdurchschnitt vorherrschende Stimmung? Gibt es gelegentliche Stimmungseinbrüche? (Falls ja, differenzialdiagnostisch prüfen: Gibt es Hinweis auf eine depressive Symptomatik: bestehen Antriebs- oder Interesselosigkeit?)

___

___

___

7. Sind Sie unsicher, ob das, was Sie studieren/beruflich tun, das Passende für Sie ist? Entspricht es Ihren persönlichen Interessen? (Hinweis auf Orientierungs- oder Entscheidungsprobleme?)

___

___

___

8. Haben Sie Schwierigkeiten, das Lernen/Arbeiten zu organisieren oder zu planen? (Kompetenzdefizite im Bereich Arbeitstechniken?)

___

___

___

9. Wie schätzen Sie Ihre Konzentrationsfähigkeit ein? Wenn problematisch: War das schon so, bevor Sie 7 Jahre alt waren (Hinweise auf Unaufmerksamkeit – Teilbereich 1 ADHS)?

___

___

___

10. Würden Sie sagen, dass Sie häufig unbedacht Dinge sagen oder tun, ohne die Folgen zu berücksichtigen? Wenn ja: War das schon so, bevor Sie 7 Jahre alt waren (Hinweise auf Impulsivität – Teilbereich 2 ADHS)?

___

___

___

11. Spüren Sie häufig eine innere Unruhe oder starken Bewegungsdrang? Waren Sie früher z. B. in der Schule „hibbelig“? Falls ja: War das schon so, bevor Sie 7 Jahre alt waren (zusammen mit den beiden vorangegangenen Fragen erster Hinweis auf ADHS)?

___

___

___

Explorationsleitfaden zur Differenzialdiagnostik bei Prokrastination **Seite 3**

12. Bitte schildern Sie mir einen typischen Tag! [**Diese Frage kann ausgelassen werden, wenn zusätzlich der Fragebogen zu Ausbildung und Beruf verwendet wurde!**]

Uhrzeit	Aktivität	Uhrzeit	Aktivität
7 Uhr		19 Uhr	
8 Uhr		20 Uhr	
9 Uhr		21 Uhr	
10 Uhr		22 Uhr	
11 Uhr		23 Uhr	
12 Uhr		24 Uhr	
13 Uhr		1 Uhr	
14 Uhr		2 Uhr	
15 Uhr		3 Uhr	
16 Uhr		4 Uhr	
17 Uhr		5 Uhr	
18 Uhr		6 Uhr	

Fragebogen zu Ausbildung und Beruf[1]

Name: ____________________ Datum: ____________

Indem Sie die folgenden Fragen möglichst vollständig und genau beantworten, ermöglichen Sie eine gründliche Beschäftigung mit Ihrem Anliegen und erleichtern so gleich zu Beginn die Zusammenarbeit.

Es wird Sie interessieren, was mit diesen Informationen geschieht, zumal einige der Fragen sehr persönlicher Natur sind. Alle Unterlagen sind absolut vertraulich. Kein Außenstehender (weder nahe Verwandte oder Ihr Hausarzt noch irgendwelche Institutionen) erhält ohne Ihre schriftliche Erlaubnis Zugang zu diesen Informationen. Wenn Sie eine Frage nicht beantworten wollen, so schreiben Sie einfach: „möchte ich nicht beantworten". Falls Sie mehr Platz zur Beantwortung brauchen, schreiben Sie bitte auf den leeren Rückseiten weiter.

1. Angaben zum schulischen und beruflichen Werdegang

a) Bitte tragen Sie in diese Tabelle die einzelnen Stationen Ihrer schulischen Laufbahn ein. Schulwechsel oder extrem lange Fehlzeiten können Sie unter „Bemerkungen" eintragen.

Grundschule		
Klasse	Bitte schätzen Sie Ihre durchschnittliche Leistung in Form einer Schulnote ein (1 bis 6)	Bemerkungen
1 bis 4		
Weiterführende Schule		
Klasse	Bitte schätzen Sie Ihre durchschnittliche Leistung in Form einer Schulnote ein (1 bis 6)	Bemerkungen
5 bis 7		
9 bis 10		
11 bis 13		

b) Haben Sie ein oder mehrere Schuljahre wiederholt? ☐ ja ☐ nein

Wenn ja, welche(s)? ____________________

1 © Psychotherapie-Ambulanz, FB 07, Westfälische Wilhelms-Universität Münster

Fragebogen zu Ausbildung und Beruf **Seite 2**

c) Wie sehr lagen Ihnen in Ihrer Schulzeit sprachliche Fächer?

[1] überhaupt nicht
[2]
[3]
[4]
[5] sehr

d) Wie sehr lag Ihnen in Ihrer Schulzeit das Fach Mathematik?

[1] überhaupt nicht
[2]
[3]
[4]
[5] sehr

e) Wie sehr lagen Ihnen in Ihrer Schulzeit naturwissenschaftliche Fächer im Allgemeinen?

[1] überhaupt nicht
[2]
[3]
[4]
[5] sehr

f) Bitte kreuzen Sie an: Was ist Ihr höchster erreichter Schulabschluss?

[1] kein Abschluss
[2] Grund-Primarschulabschluss
[3] Sonderschulabschluss
[4] Volksschulabschluss
[5] Hauptschulabschluss
[6] Realschulabschluss
[7] Polytechnische Oberschule
[8] Fachabitur
[9] Abitur
[10] Fach(hoch)schulabschluss
[11] Universitätsabschluss
[12] anderer Schulabschluss

g) Bitte tragen sie hier Ihre Durchschnittsnote bei Schulabschluss ein: __________

Fragebogen zu Ausbildung und Beruf **Seite 3**

h) Bitte schätzen Sie ein, wie sehr Sie sich für diese Note angestrengt haben:

[1] überhaupt nicht

[2]

[3]

[4]

[5] sehr

i) Bitte schätzen Sie ein, ob Sie Schwierigkeiten hatten, den Unterrichtsstoff zu verstehen:

[1] überhaupt keine Schwierigkeiten

[2]

[3]

[4]

[5] sehr große Schwierigkeiten

j) Hatten Sie in der Schule enge Freunde? ☐ ja ☐ nein

k) Waren Sie bei Ihren Mitschülern beliebt? ☐ ja ☐ nein

l) Bitte tragen Sie in diese Tabelle in chronologischer Reihenfolge Studienfächer bzw. Berufe und -orte ein:

Studium/Beruf			
Alter (von … bis …)	Studienfach/Beruf	Ort	Grund für den Wechsel

Fragebogen zu Ausbildung und Beruf **Seite 4**

m) Was waren nach dem Abitur Ihre Berufsziele?

n) Was sind heute Ihre Berufsziele?

o) Wie verbringen Sie den größten Teil Ihrer Freizeit?

- ☐ überwiegend alleine
- ☐ überwiegend mit anderen

p) Was sind Ihre persönlichen Interessen und Hobbies?

q) Würden Sie sagen, dass Sie von irgendetwas abhängig sind (z. B. Alkohol, Arbeit, Essen, Tabletten, Drogen, Beziehungen, Sexualität, Nikotin, Spiel, Fernsehen, Internet, Musik, ...)?

2. Angaben zur Problematik

a) Beschreiben Sie bitte mit eigenen Worten Ihre wichtigsten Probleme und Anliegen:

b) Wann genau begannen diese Probleme?

Fragebogen zu Ausbildung und Beruf **Seite 5**

c) Schildern Sie bitte kurz die Geschichte und die Entwicklung Ihrer Probleme (vom Zeitpunkt des Einsetzens bis heute):

____

____

____

d) Wie häufig treten diese Probleme auf?

____

____

____

e) Was sind die jeweiligen Folgen für Sie und/oder andere Personen?

____

____

____

f) Gibt es Zeiten/Situationen, in denen Ihre Probleme nicht oder nur selten auftreten?

____

____

____

g) Bitte schätzen Sie ein, für wie schwer Sie Ihre Probleme halten:

leicht störend									total unerträglich
☐ 1	☐ 2	☐ 3	☐ 4	☐ 5	☐ 6	☐ 7	☐ 8	☐ 9	☐ 10

h) Was haben Sie bisher unternommen, um Ihre Probleme zu bewältigen?

____

____

____

i) Wen haben Sie bis jetzt um Rat gefragt wegen Ihrer momentanen Probleme/Beschwerden?

____

____

____

Fragebogen zu Ausbildung und Beruf **Seite 6**

j) Bitte benennen Sie Ihre fünf größten Ängste:

1 ____________________

2 ____________________

3 ____________________

4 ____________________

5 ____________________

k) Bitte beschreiben Sie einen typischen Tag in Ihrer derzeitigen Lebenssituation:

Uhr-zeit	Aktivität	Uhr-zeit	Aktivität
7 Uhr		19 Uhr	
8 Uhr		20 Uhr	
9 Uhr		21 Uhr	
10 Uhr		22 Uhr	
11 Uhr		23 Uhr	
12 Uhr		24 Uhr	
13 Uhr		1 Uhr	
14 Uhr		2 Uhr	
15 Uhr		3 Uhr	
16 Uhr		4 Uhr	
17 Uhr		5 Uhr	
18 Uhr		6 Uhr	

l) Gibt es noch etwas, das Sie noch mitteilen möchten und bis jetzt noch nicht erwähnt haben?

____

____

____

Übersicht: Auswertung Prokrastinationsdiagnostik			
Fragebogen	**Skala**	**Rohwert**	**Perzentil**
APROF	Prokrastination[1]		
	Aufgabenaversivität[2]		
	Alternativen-präferenz[3]		
APSI+ (State-Prokrastination)	State-Prokrastination im engeren Sinne[4]		
	Angst und Unsicherheit[5]		
	Abneigung[6]		
APS (Trait-Prokrastination)	Zentrale Prokrastination[7]		
	Mangelnde Vorausschau		
	Unpünktlichkeit		

1 Aufschieben des Beginnens mit persönlich wichtigen Aufgaben
2 Widerwille gegen die zu erledigenden Aufgaben
3 Bedürfnis zur Ablenkung und relative Attraktivität von Alternativen
4 Anfangsschwierigkeiten, Konkurrenztätigkeiten, unrealistische Planung, Konzentrationsschwierigkeiten
5 Panikgefühle und Anspannung beim Lernen, Zweifel an den eigenen Fähigkeiten
6 Aversivität der Aufgabe, Langeweile, Hass
7 Hinauszögern von Tätigkeiten, Anfangsschwierigkeiten, auch bei dringenden Aufgaben

Tagebuch – Version: 1 Arbeitseinheit pro Tag (Module AB) **Seite 1**

Münsteraner Arbeitstagebuch[1]

Datum: ______________ | Mo | Di | Mi | Do | Fr | Sa | So | Code: ______________

Bitte beantworten Sie alle Fragen der Reihe nach. Wenn Sie eine Frage beantwortet haben, achten Sie auf die Anweisungen in Klammern. Diese fordern Sie auf, zu einer bestimmten Frage zu springen und dazwischen liegende Fragen zu vernachlässigen.

1. Wie sah Ihr Arbeitsplan für Ihre Arbeitseinheit aus?

☐ Ich hatte nicht vor zu arbeiten.

☐ Ich habe meine Arbeitseinheit von ___ ___ Uhr bis ___ ___ Uhr geplant.

☐ Ich hatte vor, heute zu arbeiten, habe mich aber zeitlich nicht festgelegt.

2. Haben Sie heute eine Arbeitseinheit durchgeführt?

☐ Nein. *[Gehen Sie bitte direkt zu Frage Nr. 9 auf der zweiten Seite]*

☐ Ja, ich habe heute in meiner Arbeitseinheit von ___ ___ Uhr bis ___ ___ Uhr gearbeitet.

	sehr unzufrieden	eher unzufrieden	eher zufrieden	sehr zufrieden
3. Wie zufrieden sind Sie mit dem Ergebnis Ihrer Arbeitseinheit?	☐	☐	☐	☐
4. Wie zufrieden sind Sie mit der Konzentration während Ihrer Arbeitseinheit?	☐	☐	☐	☐
5. Wie zufrieden sind Sie mit Ihrer Pünktlichkeit bei Arbeitsbeginn?	☐	☐	☐	☐
6. Wie zufrieden sind Sie mit dem Durchhalten während Ihrer Arbeitseinheit?	☐	☐	☐	☐

7. Wie viel Prozent des vorgenommenen Stoffes haben Sie geschafft? (auch über 100 %)

☐ Ich habe ________ % des Stoffes, den ich mir vorgenommen habe, auch geschafft.

☐ Ich hatte mir nichts vorgenommen.

8. Wie viel Zeit haben in Ihrer Arbeitseinheit Unterbrechungen gekostet?

☐ Ich habe weder das Arbeiten aufgeschoben, noch Unterbrechungen gemacht. *[Gehen Sie bitte direkt zu Frage Nr. 11]*

☐ Unterbrechungen innerhalb dieser Arbeitseinheit haben mich ________ Minuten gekostet.

☐ Ich habe zwar den Beginn des Arbeitens aufgeschoben, aber keine Unterbrechungen gemacht.

1 © Engberding und Rist, Münster

Tagebuch – Version: 1 Arbeitseinheit pro Tag (Module AB) **Seite 2**

9. Wie haben Sie die Zeit verbracht, in der Sie – abweichend von der Planung – nicht gearbeitet haben? *[Mehrfachantworten möglich]*

- ☐ Mit Entspannung/Abwechslung (z. B. Medien, Sport, soziale Kontakte)
- ☐ Mit der Befriedigung persönlicher Bedürfnisse (z. B. Essen, Trinken, Schlafen)
- ☐ Mit gedanklicher Ablenkung (z. B. Grübeln, Tagträumen)
- ☐ Mit unvorhersehbaren Störungen von außen (z. B. Telefonanruf, Besuch, Lärmbelästigung)
- ☐ Mit anderen Erledigungen (z. B. Putzen, Spülen, Besorgungen)
- ☐ Mit körperlichen Beschwerden (z. B. Krankheit, Kopfschmerzen, Unwohlsein)

10. Wären diese Unterbrechungen bzw. das Unterlassen des Arbeitens bei mehr Disziplin vermeidbar gewesen?

☐ Ja ☐ Teilweise ☐ Nein

11. Für wann planen Sie Ihre erste Arbeitseinheit am nächsten Arbeitstag?

- ☐ Ich plane sie für den ____.____.______, von ___ ___ Uhr bis ___ ___ Uhr.
- ☐ Ich lege mich nicht fest.

Tagebuch – Version: 2 Arbeitseinheiten pro Tag (Intervention C) **Seite 1**

Münsteraner Arbeitstagebuch[1]

Datum: ________________ | Mo | Di | Mi | Do | Fr | Sa | So | Code: ________________

1. Arbeitseinheit

Bitte beantworten Sie alle Fragen der Reihe nach. Wenn Sie eine Frage beantwortet haben, achten Sie auf die Anweisungen in Klammern. Diese fordern Sie auf, zu einer bestimmten Frage zu springen und dazwischen liegende Fragen zu vernachlässigen.

1. Wie sah Ihr Arbeitsplan für Ihre erste Arbeitseinheit aus?

☐ Ich hatte nicht vor zu arbeiten.

☐ Ich habe meine erste Arbeitseinheit von ___ ___ Uhr bis ___ ___ Uhr geplant.

☐ Ich hatte vor, heute zu arbeiten, habe mich aber zeitlich nicht festgelegt.

2. Haben Sie heute eine erste Arbeitseinheit durchgeführt?

☐ Nein. *[Gehen Sie bitte direkt zu Frage Nr. 9 auf der zweiten Seite]*

☐ Ja, ich habe heute in meiner ersten Arbeitseinheit von ___ ___ Uhr bis ___ ___ Uhr gearbeitet.

	sehr unzufrieden	eher unzufrieden	eher zufrieden	sehr zufrieden
3. Wie zufrieden sind Sie mit dem Ergebnis Ihrer ersten Arbeitseinheit?	☐	☐	☐	☐
4. Wie zufrieden sind Sie mit der Konzentration während Ihrer ersten Arbeitseinheit?	☐	☐	☐	☐
5. Wie zufrieden sind Sie mit Ihrer Pünktlichkeit bei Arbeitsbeginn?	☐	☐	☐	☐
6. Wie zufrieden sind Sie mit dem Durchhalten während Ihrer ersten Arbeitseinheit?	☐	☐	☐	☐

7. Wie viel Prozent des vorgenommenen Stoffes haben Sie in Ihrer ersten Arbeitseinheit geschafft? (auch über 100 %)

☐ Ich habe ________ % des Stoffes, den ich mir vorgenommen habe, auch geschafft.

☐ Ich hatte mir nichts vorgenommen.

8. Wie viel Zeit haben in Ihrer ersten Arbeitseinheit Unterbrechungen gekostet?

☐ Ich habe weder das Arbeiten aufgeschoben, noch Unterbrechungen gemacht. *[Gehen Sie bitte direkt zu Frage Nr. 11]*

☐ Unterbrechungen innerhalb der ersten Arbeitseinheit haben mich ________ Minuten gekostet.

☐ Ich habe zwar den Beginn des Arbeitens aufgeschoben, aber keine Unterbrechungen gemacht.

1 © Engberding und Rist, Münster

Tagebuch – Version: 2 Arbeitseinheiten pro Tag (Intervention C) **Seite 2**

9. Wie haben Sie die Zeit verbracht, in der Sie – abweichend von der Planung – nicht gearbeitet haben? *[Mehrfachantworten möglich]*

☐ Mit Entspannung/Abwechslung (z. B. Medien, Sport, soziale Kontakte)

☐ Mit der Befriedigung persönlicher Bedürfnisse (z. B. Essen, Trinken, Schlafen)

☐ Mit gedanklicher Ablenkung (z. B. Grübeln, Tagträumen)

☐ Mit unvorhersehbaren Störungen von außen (z. B. Telefonanruf, Besuch, Lärmbelästigung)

☐ Mit anderen Erledigungen (z. B. Putzen, Spülen, Besorgungen)

☐ Mit körperlichen Beschwerden (z. B. Krankheit, Kopfschmerzen, Unwohlsein)

10. Wären diese Unterbrechungen bzw. das Unterlassen des Arbeitens bei mehr Disziplin vermeidbar gewesen?

☐ Ja ☐ Teilweise ☐ Nein

11. Für wann planen Sie Ihre zweite Arbeitseinheit am heutigen Arbeitstag?

☐ Ich plane sie für den ____.____.______, von ___ ___ Uhr bis ___ ___ Uhr.

☐ Ich lege mich nicht fest.

2. Arbeitseinheit

Bitte beantworten Sie alle Fragen der Reihe nach. Wenn Sie eine Frage beantwortet haben, achten Sie auf die Anweisungen in Klammern. Diese fordern Sie auf, zu einer bestimmten Frage zu springen und dazwischen liegende Fragen zu vernachlässigen.

1. Wie sah Ihr Arbeitsplan für Ihre zweite Arbeitseinheit aus?

☐ Ich hatte nicht vor zu arbeiten.

☐ Ich habe meine zweite Arbeitseinheit von ___ ___Uhr bis ___ ___ Uhr geplant.

☐ Ich hatte vor, heute zu arbeiten, habe mich aber zeitlich nicht festgelegt.

2. Haben Sie heute eine zweite Arbeitseinheit durchgeführt?

☐ Nein. *[Gehen Sie bitte direkt zu Frage Nr. 9]*

☐ Ja, ich habe heute in meiner zweiten Arbeitseinheit von ___ ___ Uhr bis ___ ___ Uhr gearbeitet.

	sehr unzufrieden	eher unzufrieden	eher zufrieden	sehr zufrieden
3. Wie zufrieden sind Sie mit dem Ergebnis Ihrer zweiten Arbeitseinheit?	☐	☐	☐	☐
4. Wie zufrieden sind Sie mit der Konzentration während Ihrer zweiten Arbeitseinheit?	☐	☐	☐	☐
5. Wie zufrieden sind Sie mit Ihrer Pünktlichkeit bei Arbeitsbeginn?	☐	☐	☐	☐
6. Wie zufrieden sind Sie mit dem Durchhalten während Ihrer zweiten Arbeitseinheit?	☐	☐	☐	☐

Tagebuch – Version: 2 Arbeitseinheiten pro Tag (Intervention C) **Seite 3**

7. Wie viel Prozent des vorgenommenen Stoffes haben Sie in Ihrer zweiten Arbeitseinheit geschafft? (auch über 100 %)

☐ Ich habe ________ % des Stoffes, den ich mir vorgenommen habe, auch geschafft.

☐ Ich hatte mir nichts vorgenommen.

8. Wie viel Zeit haben in Ihrer zweiten Arbeitseinheit Unterbrechungen gekostet?

☐ Ich habe weder das Arbeiten aufgeschoben, noch Unterbrechungen gemacht. *[Gehen Sie bitte direkt zu Frage Nr. 11]*

☐ Unterbrechungen innerhalb der zweiten Arbeitseinheit haben mich ________ Minuten gekostet.

☐ Ich habe zwar den Beginn des Arbeitens aufgeschoben, aber keine Unterbrechungen gemacht.

9. Wie haben Sie die Zeit verbracht, in der Sie – abweichend von der Planung – nicht gearbeitet haben? *[Mehrfachantworten möglich]*

☐ Mit Entspannung/Abwechslung (z. B. Medien, Sport, soziale Kontakte)

☐ Mit der Befriedigung persönlicher Bedürfnisse (z. B. Essen, Trinken, Schlafen)

☐ Mit gedanklicher Ablenkung (z. B. Grübeln, Tagträumen)

☐ Mit unvorhersehbaren Störungen von außen (z. B. Telefonanruf, Besuch, Lärmbelästigung)

☐ Mit anderen Erledigungen (z. B. Putzen, Spülen, Besorgungen)

☐ Mit körperlichen Beschwerden (z. B. Krankheit, Kopfschmerzen, Unwohlsein)

10. Wären diese Unterbrechungen bzw. das Unterlassen des Arbeitens bei mehr Disziplin vermeidbar gewesen?

☐ Ja ☐ Teilweise ☐ Nein

11. Für wann planen Sie Ihre erste Arbeitseinheit am nächsten Arbeitstag?

☐ Ich plane sie für den ____.____.______, von ___ ___ Uhr bis ___ ___ Uhr.

☐ Ich lege mich nicht fest.

Arbeitsblatt 1

Problemstellung
Ich bin unzufrieden damit, dass ich …
Ich möchte erreichen, dass ich …
Ich hindere mich dadurch, dass ich …

Arbeitsblatt 2

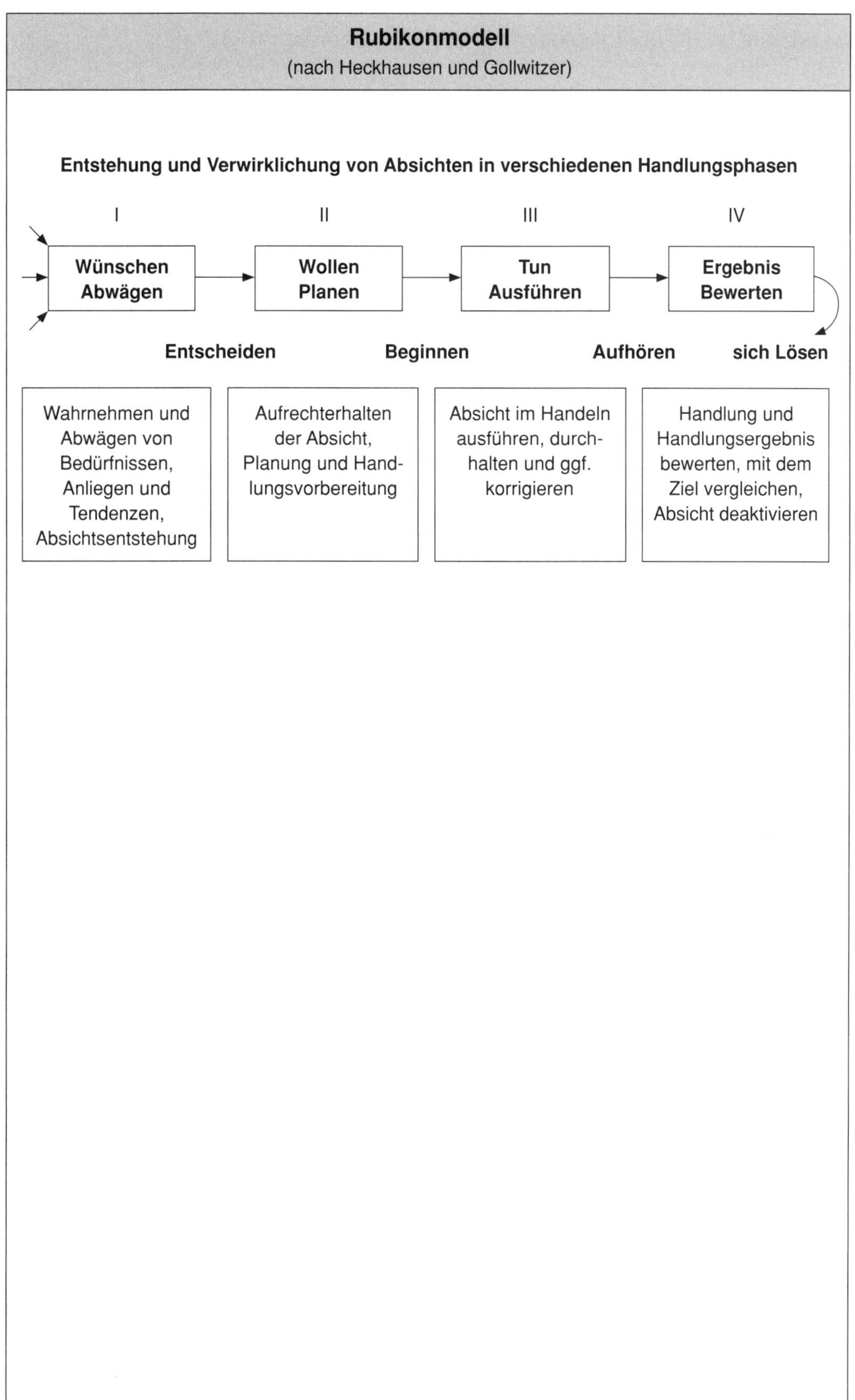

Arbeitsblatt 3

Prokrastinationsfördernde Gedanken und Überzeugungen

Arbeitsblatt 4 **Seite 1**

Überprüfung von Gedanken und Überzeugungen
Gedanke/Überzeugung:
Schritt 1: Prüfen Sie, ob der Gedanke vernünftig ist, im Sinn von wahr und realistisch! Beantworten Sie dazu die folgenden Fragen:
Was spricht für diesen Gedanken?
Was spricht gegen den Gedanken?
Ist der Gedanke vernünftig, also wahr und realistisch? Sicherheit meiner Überzeugung in %?

Arbeitsblatt 4 **Seite 2**

Ist dieser Gedanke die einzig mögliche Interpretation der Situation?

Schritt 2: Prüfen Sie, ob der Gedanke hilfreich für die Problemlösung ist! Beantworten Sie dazu die folgenden Fragen:

Ist der Gedanke hilfreich? Führt er dazu, dass ich mich so fühle, wie ich mich fühlen möchte? Motiviert er mich?

Ist der Gedanke hilfreich dafür, mich so zu verhalten, wie ich mich verhalten möchte? Oder ist er prokrastinationsfördernd (z. B. erlaubniserteilend oder demotivierend)?

Schritt 3: Überlegen Sie, ob es einen Gedanken gibt, der vernünftiger und hilfreicher ist und notieren Sie diesen.

Mein vernünftiger und hilfreicher Gedanke:

Arbeitsblatt 5 **Seite 1**

Meine Erfahrungen mit den alternativen Gedanken

Werten Sie Ihre bisherige Arbeit mit alternativen Gedanken aus, und notieren Sie anhand der folgenden Fragen Ihre Schlussfolgerungen:

Habe ich es geschafft, mir meine neuen Gedanken zu Beginn jeder Arbeitseinheit durchzulesen und zu vergegenwärtigen?

Wenn nein: Was hat gefehlt? Wie kann ich das in der nächsten Woche schaffen?

____

____

Wenn ja: Gibt es daran noch etwas zu verbessern?

____

____

Inwiefern haben meine hilfreichen, neuen Gedanken sich darauf ausgewirkt, wie ich mich gefühlt habe?

____

____

____

____

____

Inwiefern haben sich die alternativen Gedanken auf mein Arbeitsverhalten ausgewirkt?

____

____

____

____

____

Arbeitsblatt 5 **Seite 2**

Kann ich noch etwas tun, damit meine neuen Gedanken mir noch besser dabei helfen, mich so zu fühlen und mich so zu verhalten, wie ich es mir wünsche?

Sind mir in der letzten Woche weitere prokrastinationsfördernde Gedanken aufgefallen, die ich überprüfen und durch alternative Gedanken ersetzen will?

Arbeitsblatt 6

Schritte zum pünktlichen Beginnen

1. Bilden Sie einen Gelegenheitsvorsatz!

Wann beginne ich? ____________________

Wo werde ich arbeiten? ____________________

2. Erinnern Sie sich mit einem Signal daran, pünktlich zu beginnen!

Mein Signal: ____________________

3. Führen Sie ein Ritual ein, um sich auf die Arbeit einzustimmen!

Mein Ritual in den ___ Minuten vorher:

____

____

____

____

4. Motivieren Sie sich!

Mein motivierender Leitsatz:

____

____

____

Ich werde mindestens 20 Minuten konzentriert arbeiten.

Ort und Datum: ____________________ Unterschrift: ____________________

Arbeitsblatt 7

Standortbestimmung: Pünktlich beginnen

Kreuzen Sie bitte das zutreffende Kästchen an:

Wo stand ich in der ersten Sitzung?

1	2	3	4	5	6	7	8	9	10
Schlechter Umgang mit der Zeit (Aufschieben)									Pünktliches Beginnen

Wo stehe ich jetzt?

1	2	3	4	5	6	7	8	9	10
Schlechter Umgang mit der Zeit (Aufschieben)									Pünktliches Beginnen

Arbeitsblatt 8

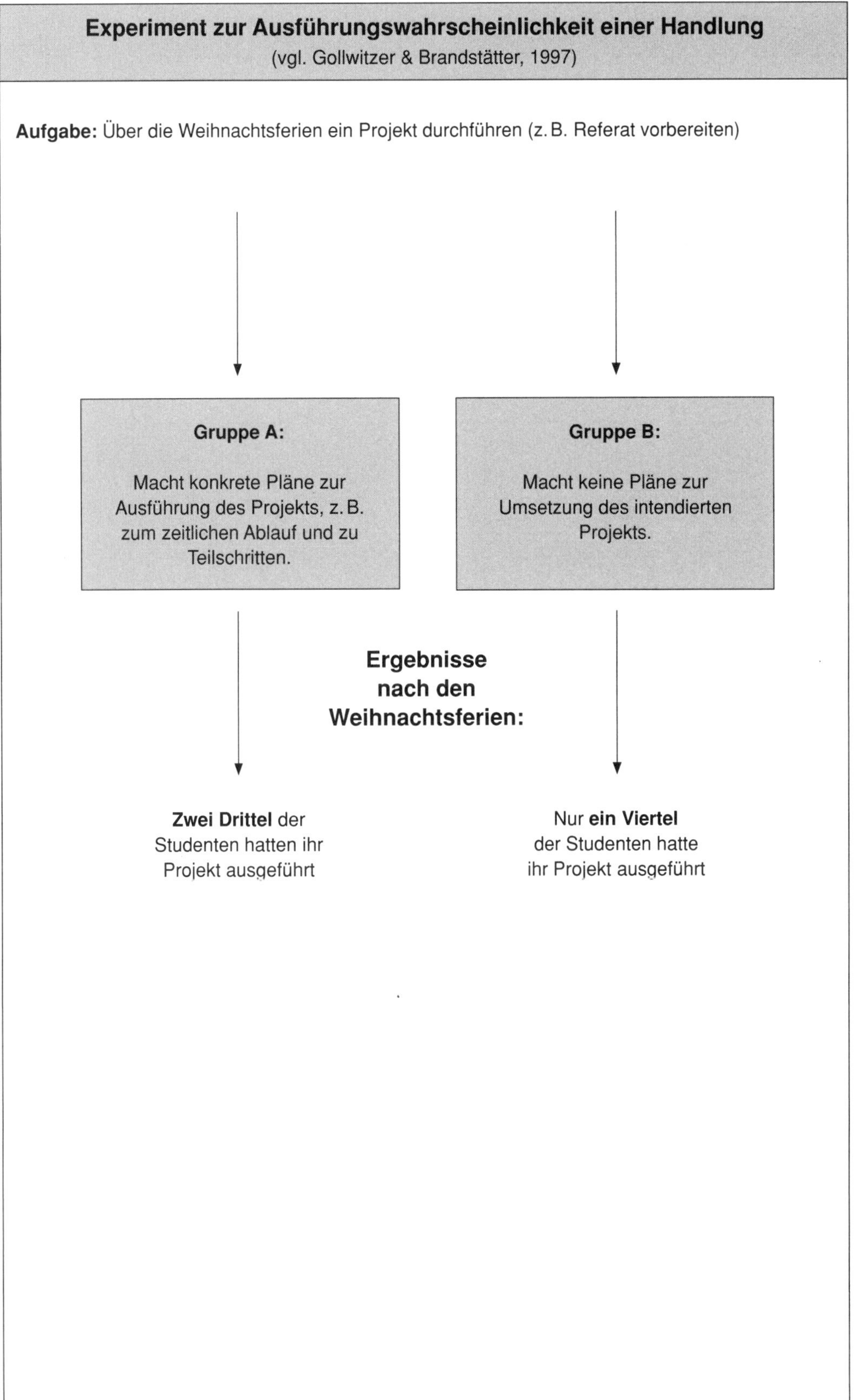

Arbeitsblatt 9

Realistisch planen

1. Wie lange will ich in dieser Arbeitseinheit arbeiten/lernen?

   _________ Minuten

2. Was will ich in der Zeit schaffen?

   ____

   ____

   ____

   ____

3. In welchen Schritten will ich vorgehen?

   ____

   ____

   ____

   ____

   ____

   ____

4. Wie viele Pausen will ich wann machen und wie lange?

   ____

   ____

   ____

   ____

5. Worauf will ich beim Vorgehen besonders achten?

   ____

   ____

   ____

   ____

Arbeitsblatt 10

Ausblick

1. Was sind (arbeitstechnisch, nicht inhaltlich) Ihre nächsten Ziele?

2. Was sind (arbeitstechnisch, nicht inhaltlich) Ihre nächsten Schritte?

3. Was kann Ihnen dabei helfen?

4. Was sind die zwei wichtigsten Erfahrungen, die Sie hier gemacht haben?

5. Woran wollen Sie festhalten?

Arbeitsblatt 11

Selbsthilfeliteratur

Höcker, A., Engberding, M. & Rist, F. (2017). *Heute fange ich wirklich an! Prokrastination und Aufschieben überwinden – ein Ratgeber.* Göttingen: Hogrefe.

Bünting, K.-D. et al. (2006). *Schreiben im Studium: mit Erfolg* (mit CD-ROM). Frankfurt: Cornelsen Scriptor.

Höge, H. (2006). *Schriftliche Arbeiten im Studium. Ein Leitfaden zur Abfassung wissenschaftlicher Texte.* Stuttgart: Kohlhammer.

Metzig, W. & Schuster, M. (2009). *Prüfungsangst und Lampenfieber. Bewertungssituationen vorbereiten und meistern.* Berlin: Springer.

Pabst-Weinschenk, M. (1995). *Reden im Studium: Ein Trainingsprogramm.* Frankfurt: Cornelsen Scriptor.

Rückert, H.-W. (2014). *Schluss mit dem ewigen Aufschieben. Wie Sie umsetzen, was Sie sich vornehmen* (8., erw. Aufl.). Frankfurt am Main: Campus.

Schuster, M. (2014). *Optimal vorbereitet in die Prüfung. Erfolgreiches Lernen, richtiges Prüfungsverhalten, Angstbewältigung* (2., akt. und erw. Aufl.). Göttingen: Hogrefe.

Wosnitza, M. (2000). *Motiviertes selbstgesteuertes Lernen im Studium. Theoretischer Rahmen, diagnostisches Instrumentarium und Bedingungsanalyse.* Landau: Verlag Empirische Pädagogik.

Kruse, O. (2004). *Keine Angst vor dem leeren Blatt – Ohne Schreibblockaden durchs Studium.* Frankfurt: Campus.

Arbeitsblatt 12 — Seite 1

Anleitung zur Berechnung der Arbeitszeitfenster I

Was war meine durchschnittliche tatsächliche Arbeitszeit in der vergangenen Woche?

Datum:															**Summe**
Arbeitseinheit	I	II	I	II	I	II	I	II	I	II	I	II	I	II	
Tatsächliche Arbeitszeit (in Minuten)															

Tatsächliche durchschnittliche Arbeitszeit pro Arbeitstag

$$\frac{\text{Summe tatsächliche Arbeitszeit}}{\text{Anzahl Arbeitstage}} = \frac{\square}{\square} = \square$$ Minuten pro Arbeitstag

Wie möchte ich meine Arbeitszeit in der kommenden Woche auf den Tag aufteilen?

1. Arbeitseinheit ______________ Minuten
2. Arbeitseinheit ______________ Minuten

Arbeitsblatt 12 **Seite 2**

Umrechnung: „Stunden : Minuten“ in Minuten

10:00 = 600				
9:55 = 595	7:55 = 475	5:55 = 355	3:55 = 235	
9:50 = 590	7:50 = 470	5:50 = 350	3:50 = 230	
9:45 = 585	7:45 = 465	5:45 = 345	3:45 = 225	
9:40 = 580	7:40 = 460	5:40 = 340	3:40 = 220	
9:35 = 575	7:35 = 455	5:35 = 335	3:35 = 215	
9:30 = 570	7:30 = 450	5:30 = 330	3:30 = 210	
9:25 = 565	7:25 = 445	5:25 = 325	3:25 = 205	
9:20 = 560	7:20 = 440	5:20 = 320	3:20 = 200	
9:15 = 555	7:15 = 435	5:15 = 315	3:15 = 195	
9:10 = 550	7:10 = 430	5:10 = 310	3:10 = 190	
9:05 = 545	7:05 = 425	5:05 = 305	3:05 = 185	
9:00 = 540	7:00 = 420	5:00 = 300	3:00 = 180	
8:55 = 535	6:55 = 415	4:55 = 295	2:55 = 175	1:55 = 115
8:50 = 530	6:50 = 410	4:50 = 290	2:50 = 170	1:50 = 110
8:45 = 525	6:45 = 405	4:45 = 285	2:45 = 165	1:45 = 105
8:40 = 520	6:40 = 400	4:40 = 280	2:40 = 160	1:40 = 100
8:35 = 515	6:35 = 395	4:35 = 275	2:35 = 155	1:35 = 95
8:30 = 510	6:30 = 390	4:30 = 270	2:30 = 150	1:30 = 90
8:25 = 505	6:25 = 385	4:25 = 265	2:25 = 145	1:25 = 85
8:20 = 500	6:20 = 380	4:20 = 260	2:20 = 140	1:20 = 80
8:15 = 495	6:15 = 375	4:15 = 255	2:15 = 135	1:15 = 75
8:10 = 490	6:10 = 370	4:10 = 250	2:10 = 130	1:10 = 70
8:05 = 485	6:05 = 365	4:05 = 245	2:05 = 125	1:05 = 65
8:00 = 480	6:00 = 360	4:00 = 240	2:00 = 120	1:00 = 60

Arbeitsblatt 13

Wochenplan

von ______________________ bis ______________________ Datum: ______________________

Zeit	Montag	Dienstag	Mittwoch	Donnerstag	Freitag	Samstag	Sonntag
07:00							
08:00							
09:00							
10:00							
11:00							
12:00							
13:00							
14:00							
15:00							
16:00							
17:00							
18:00							
19:00							
20:00							
21:00							
22:00							
23:00							
24:00							

* = Arbeit an meinem Projekt P = Pause F = Freizeit A = Arbeiten allgemein (nicht an meinem Projekt) G = Lerngruppe O = Organisation/Einkauf T = Termin S = Sonstiges

Arbeitsblatt 14

Seite 1

Anleitung zur Berechnung der Arbeitszeitfenster II

1. Was war meine tatsächliche Arbeitszeit in der vergangenen Woche?

Datum:															
Arbeitseinheit	I	II	I	II	I	II	I	II	I	II	I	II	I	II	**Summe**
Arbeitszeit innerhalb des Arbeitsfensters in Minuten (= tatsächliche Arbeitszeit)															
Größe des Arbeitsfensters in Minuten															

2. Berechnung der Arbeitseffizienz

Arbeitseffizienz = Tatsächliche Arbeitszeit innerhalb der Fenster × 100 / Größe des Arbeitsfensters = ____ / ____ = ____ %

Arbeitsblatt 14 **Seite 2**

3. Um wie viel % darf ich meine Arbeitszeit in der kommenden Woche erhöhen?

Erinnerung:

- bis zu einer Arbeitseffizienz von 50 % bleibt das Arbeitsfenster konstant
- bei einer Arbeitseffizienz zwischen 51 % und 75 % dürfen Sie um 25 % erhöhen
- bei einer Arbeitseffizienz größer 75 % dürfen Sie um 50 % erhöhen

☐ Ich behalte mein Arbeitsfenster bei, sodass meine Arbeitszeit pro Tag in der kommenden Woche bei ______________ Minuten bleibt

☐ Ich werde mein Arbeitsfenster um ______ % erhöhen, sodass meine Arbeitszeit pro Tag in der kommenden Woche ______________ Minuten beträgt

4. Wie möchte ich meine Arbeitszeit in der kommenden Woche auf den Tag aufteilen?

1. Arbeitseinheit ______________ Minuten
2. Arbeitseinheit ______________ Minuten

Arbeitsblatt 15

Sitzungsübersicht: Fortschritte

Teilnehmer/Patienten-Code: ____________________

Sitzung	**Dauer des 1. Arbeitszeitfensters** in der nächsten Woche	**Dauer des 2. Arbeitszeitfensters** in der nächsten Woche	**Arbeitsfreie Tage** in der nächsten Woche	**Arbeitseffizienz** in der vergangenen Woche
1				
2				
3				
4				
5				

Arbeitsblatt 16

Fragen zur Selbstbelohnung[1]

Wir möchten Sie anregen zu reflektieren, ob Sie sich für gewöhnlich nach getaner Arbeit belohnen und wie Ihre Einstellung dazu ist. Bitte versuchen Sie alle Fragen zu beantworten.

1. Kam es in den letzten 4 Wochen vor, dass Sie sich bewusst belohnt haben, wenn Sie ein bestimmtes Arbeitspensum erfüllt haben?

- ☐ Nein, ich habe mich nach dem Arbeiten nicht bewusst belohnt.
- ☐ Ich habe mich zwar nicht nach dem Arbeiten bewusst belohnt, aber nach anderen Erledigungen.
- ☐ Ja, ich habe mich bewusst nach dem Arbeiten belohnt.

2. Wie häufig haben Sie sich in den letzten 4 Wochen nach dem Arbeiten bewusst belohnt?

nie	ganz selten	manchmal	häufig	fast immer
☐	☐	☐	☐	☐

3. Womit haben Sie sich in den letzten vier Wochen für gewöhnlich nach dem Arbeiten belohnt?

____

____

____

____

4. Wie finden Sie es, sich bewusst nach dem Arbeiten zu belohnen?

motivierend			demotivierend
1	2	3	4
sinnvoll			sinnlos
1	2	3	4
unangenehm			wohltuend
1	2	3	4
übertrieben			angemessen
1	2	3	4

1 © Nieroba (2006) und Wildt (2006)

Arbeitsblatt 17

Arbeitsplatzcheckliste[1]						
	ja	meist	selten	nie	ändern	erledigt
Fester Arbeitsplatz						
Tisch hoch und groß genug						
Ausreichend Licht vorhanden						
Geeigneter Stuhl						
Schreibzeug griffbereit						
Arbeitsmaterialien in der Nähe – Bücher – ggf. PC – Hefte – Lexika						
Arbeitsutensilien griffbereit – Schere – Klebstoff – Locher – Lineal – Schmierzettel						
Papierkorb vorhanden						
Pinnwand in der Nähe						
Gemütliche Atmosphäre						
Kalender vorhanden						
Andere Gegenstände in der Nähe – Spiele – Bücher, Comics, Zeitschriften – Computerspiele – Fernseher, Radio – Gameboy – Handy						
Störungen vorhanden – Andere Personen – Lärm						

1 © Nieroba (2006) und Wildt (2006)

Arbeitsblatt 18 **Seite 1**

Realistische Planung und Bewertung

Datum: ____________________

Planung der Arbeitseinheit (vor Beginn eintragen bzw. lesen)

Geplante Dauer: ________ Min., von ____________ Uhr bis _____________ Uhr

1. Welches Teilziel will ich in dieser Arbeitseinheit verfolgen?

____

____

2. An welchen Ergebnissen werde ich erkennen, dass ich das Teilziel erreicht habe?

____

____

3. Wie werde ich vorgehen? Einzelschritte, Reihenfolge, Hilfsmittel?

____

____

____

____

____

____

4. Wie viele Pausen will ich machen und wie lange?

____

____

5. Worauf will ich bei meinem Arbeitsverhalten besonders achten?

____

____

6. Wenn es mir schwerfällt anzufangen oder durchzuhalten: Wie werde ich mich motivieren? Worin besteht der erste, allerkleinste denkbare Schritt?

____

____

Arbeitsblatt 18 **Seite 2**

Bewertung der Arbeitseinheit (vor Beendigung eintragen!)

Tatsächliche Dauer: ________ Min., von ____________ Uhr bis _____________ Uhr

1. Habe ich das geplante Ziel verfolgt? Wenn nein, welches dann? Bewertung (Sinnvoll? Realistisch?)

____

____

____

____

2. Was habe ich konkret erreicht? Vergleich mit der Erwartung?

____

____

____

3. Wie bin ich vorgegangen: Planbefolgung und Effizienz (+/0/–) sowie Zielerreichung (%)?

____

____

____

____

4. Ist es mir gelungen auf den ausgewählten Aspekt zu achten? Auswirkungen? Ergebnisse?

____

____

____

____

5. Gelingen der Selbstmotivierung? Zusätzliche Beobachtungen? Schlussfolgerungen für die nächste Arbeitseinheit?

____

____

____

Am besten jetzt vor Beenden dieser Einheit nächste Einheit planen!